专家推荐
读本

怀孕育儿

百科全书

清华大学第一附属医院妇产科主任
夏颖丽⊙编著

中国妇女出版社

图书在版编目（CIP）数据

怀孕育儿百科全书 / 夏颖丽编著. —— 北京：中国
妇女出版社，2014.9
ISBN 978-7-5127-0919-5

Ⅰ.①怀… Ⅱ.①夏… Ⅲ.①妊娠期—妇幼保健—基
本知识②婴幼儿—哺育—基本知识 Ⅳ.①R715.3

中国版本图书馆CIP数据核字（2014）第159200号

怀孕育儿百科全书

作　　者：夏颖丽　编著
责任编辑：晓　春
封面设计：胡椒设计
责任印制：王卫东
出版发行：中国妇女出版社
地　　址：北京东城区史家胡同甲24号　　邮政编码：100010
电　　话：（010）65133160（发行部）　65133161（邮购）
网　　址：www.womenbooks.com.cn
经　　销：各地新华书店
印　　刷：北京联兴华印刷厂
开　　本：170×240　1/16
印　　张：28
字　　数：400千字
版　　次：2014年9月第1版
印　　次：2014年11月第2次
书　　号：ISBN 978-7-5127-0919-5
定　　价：35.00元

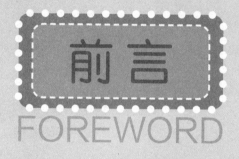

前言
FOREWORD

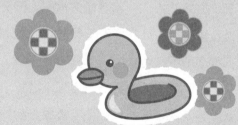

夫妻爱情的见证是婚姻，幸福生活的基础是和谐的家庭，而宝宝无疑是全家人的心头肉。从呱呱坠地的那一刻起，全家人的心思就都集中在宝宝身上了。虽然很辛苦，但是脸上洋溢的却是幸福、甜美的微笑。一个健健康康的宝宝会给全家人带来无尽的欢乐与喜悦，而一个有缺陷宝宝的降生却会给家庭带来痛苦与忧愁。所有人都希望自己的宝宝能够健康、聪明。

宝宝是父母爱情的结晶。要想让自己的宝宝健健康康，就要求夫妻双方在孕前、孕期做到优秀。但是期望与事实往往不会完全相符，因为在日常生活和工作中潜藏着许多可能危害胎宝宝健康的因素。

不是每一对夫妇都是营养学家、婴幼儿护理师或专业的医师，而许多现代女性也不可能从怀孕初期就辞职在家做专职主妇，每天必须接触电脑等有辐射性的物体，又要乘拥挤的可能潜藏着各种病菌的公交车或者地铁上下班，因此对于在城市生活的夫妇来讲，如何做到优生优育尤为重要。尽管如此，现实情况却是，迫于快节奏的工作和生活，许多夫妇都没有太多的时间去学习相关的专业知识，许多新婚夫妻甚至对于如何正确照料宝宝都不清楚，更不要提孕前和孕期的保健了。

现在社会上虽然有许多婚育培训班或者是胎教之类的学习班，但是这些却都需要准父母付出大量的时间和不菲的金钱，而对于即将拥有宝宝的家庭来说这无疑是给他们增加了一份不小的负担。参加这样的培训班对于许多上班族准父母来说，只能在好不容易可以休息的周末，而这又造成了与外出游玩、办事的人们一起挤车的情况。无疑这会使夫妇感觉身心疲惫，尤其是当准爸爸为了生计不得不在周末加班，只能由准妈妈一个人去上学习班的时候，那种辛酸不言而喻。

为了解决无数新婚夫妇对于婚育知识不了解的问题，为了使更多准备或者即将成为爸爸妈妈的朋友能够轻松地了解婚育知识，也为了使更多的家庭能够拥有健康的宝宝，本书编者综合了营养学、遗传学、妇产科学、儿科学、围生期医学等学科知识，本着认真负责的态度尽可能地做到内容科学合理、条理清晰明了、语言生动简洁，使其能够真正成为无数准备要宝宝或者即将为人父母的朋友的贴心好帮手、好老师、好伙伴。

本书的内容包括孕前准备、孕期 10 个月的保健、临产与分娩、产褥期保健、新生儿及 1~12 个月宝宝的养育。内容翔实、丰富，可给读者全面的指导。

本书的编者祝愿全天下的父母都能够拥有健康的宝宝，也希望本书的出版能够给准备要宝宝或者即将为人父母的朋友带来帮助。

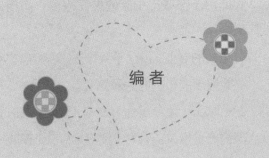

编 者

目录 CONTENTS

Part 1 孕前知识准备

Part 2 十月怀胎

孕早期　孕1~3月（1～12周）

目
录

孕中期　孕4~7月（13~28周）

孕晚期 孕8~10月（29～40周）

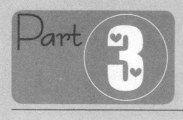

Part 3 临产与分娩

205

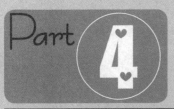

Part 产褥期妈妈的保健

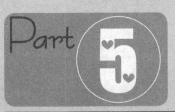

Part 5 新生儿喂养与护理

265

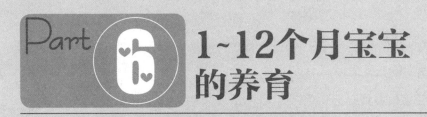

Part **6** 1~12个月宝宝
的养育

第5节 9~10个月宝宝的养育 366

附 录

Part 1

孕前知识准备

　　每对夫妇都希望有一个健康的宝宝，而每个小生命最初都是从精子和卵子的结合开始的，因此精子和卵子的质量是宝宝健康的前提。准父母的饮食、卫生、心情和受孕时间等也是孕育健康宝宝的关键因素。无论从哪个角度讲，准备孕育宝宝的夫妻都必须对孕前知识有充分的了解，做好怀孕前的一切准备工作，这样才能孕育出全家期待的健康宝宝。

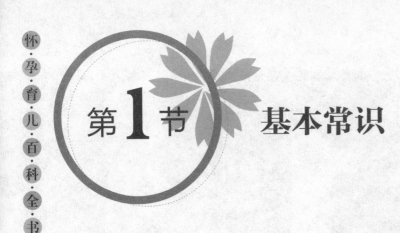

第1节 基本常识

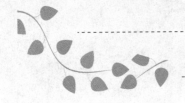

如何才能受孕

成功受孕必须具备以下几个条件：

❶ 女性要有排卵功能及健全的卵子。育龄女性有两个卵巢，每月排出一个卵子，卵子排到盆腔内被输卵管伞端吸入输卵管内。

❷ 男性要有排精功能及健全的精子。男方精液必须正常，如液化时间、精子数量、形态及活动能力。

❸ 卵子和精子必须有机会相遇。精子排出后存活2~3天，性交时间应安排在排卵期前后。性交体位要合适，卵子和精子经过的道路必须畅通无阻。

❹ 女方子宫颈正常。子宫颈黏液在排卵期变得清亮，精子才能钻到子宫颈黏液中，并储存于子宫颈管内，游向子宫腔内。如果子宫颈有炎症，子宫颈黏液很黏稠，则精子不易进入。

❺ 输卵管通畅，蠕动能力正常，盆腔内无粘连。

❻ 子宫内膜在排卵后增厚，有

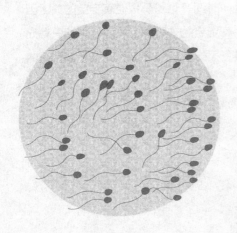

分泌期的改变。着床后胚胎是否能继续发育成长，取决于胚胎自身的生存能力及内膜分泌足够的营养。

如内膜有炎症或既往有炎症，尤其是子宫内膜结核形成瘢痕，内膜则犹如贫瘠的土壤，胚胎不能种植。

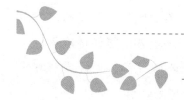

什么时候当妈妈好

生一个健康漂亮的宝宝，是每对年轻夫妇最大的希望。究竟什么时候是当妈妈的最佳年龄呢？

国外专家认为，健康青年男女在18～30岁之间为较好的生育年龄。我国专家认为，从优生优育的角度来讲，女性在23～29岁之间，男性在25～32岁之间生育最好。因为此阶段男女性器官发育完全成熟，睾丸、卵巢功能最活跃，加之其体格健壮，精力充沛旺盛，排出的精子和卵子质量最高。如果这个阶段怀孕，将会获得最佳胚胎。

然而，生育的理想年龄的选择，对于年轻夫妇来说，还往往受着诸如环境条件、伦理观念以及生理、心理等多方面因素的制约。当前，已有许多的年轻夫妇越来越重视主客观条件的综合考虑，以求得生育年龄的最佳"适宜值"。例如，有的年轻夫妇在事业上正处于双双攻关

的关键时刻，就不妨把生育年龄稍稍推迟；又如有的夫妇一方或双方生殖系统的功能需要诊治，也不妨等完全康复后再生育……这些做法可以视为另一种意义的最佳生育年龄的选择方式。

目前，最佳生育年龄的择定，还应考虑到孩子出生后的优育条件是否具备等。许多年轻夫妇已有这样的远见卓识，他们当中有些人为了创造这一条件，宁肯在避免高龄

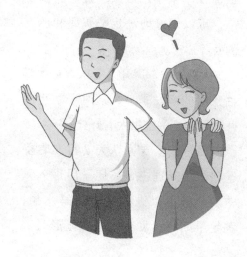

孕前知识准备

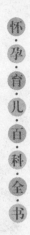

初产（女性超过 35 岁）的前提下适当推迟育龄，以求得事业上的发展和生育上的从容。

从近几年的统计资料来看，越来越多的职业女性要到 30 岁左右才结婚生育。这是因社会时代发展、人们传统意识改变和就业压力不断增加而造成的。在这个阶段，她们认为拥有稳定的工作和丰厚的经济收入，更有利于生养子女。虽然妇女分娩困难及胎儿畸形的发生率随年龄增大而升高，但是综合权衡各方面的因素，比如怀孕年龄、健康状态、经济收入、居住环境等，再决定什么时候生育，可能更有利于孩子健康成长。

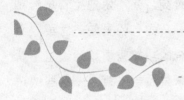

哪个季节适宜怀孕

现在，大多数专家认为在我国以 4 月受孕最为有利。其理由是：

4 月受孕正值春意盎然的时节，精卵细胞亦充满生机和活力。

斜射的春阳可减少对地球的高能离子辐射，这将有利于精卵细胞保持理想的活性及胚胎的健康发育。

受孕后的 3 ~ 4 个月是胎儿大脑和神经系统形成时期，而这时又正值秋季来临，瓜果、蔬菜大量上市，可以很好地满足准妈妈和胎儿的营养需求。

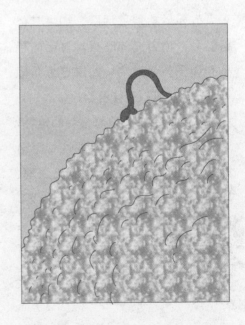

4 月受孕，避开了冬末春初病毒性疾病的高发季节，这对于防止胎儿畸形悲剧的发生大有好处。

也有很多专家认为 7 月左右受孕最好。其理由是：怀孕后进入秋季。孕妇可以进食更多新鲜水果，满足早期胚胎发育。腹部显形时进入冬季，厚厚的衣服可以遮挡臃肿的形体。孩子出生为 4 月左右，天气渐暖，利于产妇坐月子。另外，新鲜蔬菜水果多，利于产妇营养；对孩子来说，随着天气渐暖，可以多到户外活动，多晒太阳，防止小儿缺钙，让孩子认识春意盎然的大自然，利于孩子认识能力的培养。不过具体哪个季节更好，要依据个人的具体情况来定。

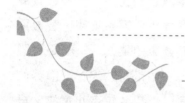

怎样选择受孕时机

俗话说："优良的种子只有撒在肥沃的土地上才能长出苗壮的秧苗。"只有当精子和卵子质量最好时结合，并在最好的环境中生长发育，才能孕育出一个最健康的胎儿。怎样选择受孕的时机呢？选择受孕时机应注意以下几个问题：

应在男女双方身体健康的情况下受孕。任何一点疾病、疲劳或情绪不佳均可对胎儿产生不利影响。

不要在寒冷的冬天或炎热的夏天受孕。因为冬季天气寒冷，室内外空气污染严重，孕妇易患病毒感染性疾病，胎儿畸形发病率高。夏季天气闷热，孕妇易情绪烦躁，休息不好，食欲较差，影响胎儿正常生长发育。

准备怀孕的前几个月要营养均衡合理，最好多食用一些高蛋白、高维生素的食物。严禁吸烟、喝酒和饲养小动物。

性生活不能太频繁，一般以每周 2 次为宜，最好在排卵期内（每次月经周期的第 12～16 天）性交怀孕。有些地区因落后的风俗习惯影响，讲究在女方经期同房，认为这样受孕会保险一些。其实这是不符合女方生理特点的，不但不会使女方怀孕，反而会使细菌乘虚而入，给女方生殖器官造成炎症，结果只能是影响正常排卵，根本不能受孕。

为保证胎儿健康，服避孕药的妇女必须在停用药物 6 个月以后才能怀孕。做人工流产者最好在 3～6 个月以后再怀孕。取避孕环者最好在 2 个月以后怀孕。曾接触过放射线或化学毒物者必须在停止接触两三个月以后再怀孕。

在男女双方生物钟曲线高峰期受孕也是最佳时机。

选择受孕时机要注意环境、心理因素。我国古代对受孕时双方的情绪和环境都很重视，指出在天气阴冷、风雨交加、电闪雷鸣、龌龊湿地、荒凉野地，或者是男女心情不佳、悲伤凄惨、惊恐痛苦之时，均不利于受孕。而夜深人静、居室清洁、心情愉悦、恩爱缠绵之时，则被认为是最好的受孕时机。这可能是因为良好的心境和外界条件能对夫妇产生较好的心理暗示作用，也可能是人的心理活动对外界的各种刺激和反应有时很微妙的缘故。总之，只要夫妻是在思维、语言、行为、情感诸方面都达到高度协调一致的时候同房受孕，生出的孩子就会集中双亲在身体、容貌、智慧等方面的优点。事实证明，智力活跃、身心健康的婴儿，一般不会脱胎于酗酒、嗜烟、吵架、没修养的家庭。同时，智商较高儿童的父母常常是文明的、彼此情投意合的、体贴关心的。在这种情况下孕育的胎儿，各方面自然就会很好。

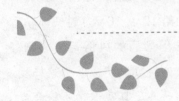

排卵前后几天易受孕

女性的排卵有一定的规律，每次月经后卵巢有数个卵泡同时发育，但通常只有一个卵泡发育成熟，其余处在不同发育阶段的卵泡自行退化。通常，排卵在一个月经周期中只发生于某一天。女性的排卵日期一般在下次月经来潮前的14天左右，每月有一个卵子排出，两个卵巢交替排卵，离开卵巢的卵子在24小时内受精能力最强。而男性的精子在女性的生殖道内可维持2～3天的受精能力，因此在卵子排出的前后几天里性交容易受孕。

可用测定基础体温的方法预测排卵日。基础体温是指人经过6～8小时睡眠后醒来未进行任何活动时所测得的体温。排卵前基础体温逐渐下降，相对较低，保持在36.4℃～36.6℃；在排卵日基础体温下降到最低点；排卵后基础体温升高，一般会上升0.3℃～0.5℃，一直维持到下次月经来潮前再开始下降。

还可根据阴道黏液变化判断排卵日。女性月经周期分为干燥期—湿润期—干燥期。在月经中间的湿润期，往往白带较多且异常稀薄，这种现象一般持续3～5天。当观察到分泌物像鸡蛋清样，清澈、透明、高弹性、有拉丝度的这一天，一般就是排卵日。

用排卵试纸测试非常方便。月经的第1天到下次月经的第1天为一个周期，从月经周期第11天开始测试，每天1次，以便择期安排受孕。

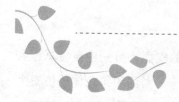

女性达到性高潮易受孕

研究表明，女性在达到性高潮时，阴道的分泌物增多，分泌物中的营养物质如氨基酸和糖增加，可使阴道中精子的运动能力增强，同时，可促使阴道充血，阴道口变紧，阴道深部皱褶伸展变宽，便于储存精液。平时坚硬闭锁的子宫颈口也会因此松弛张开，宫颈口黏液变得稀薄，使精子容易进入。

性快感与性高潮又可促进子宫收缩及输卵管蠕动，有助于精子上行，从而达到受精的目的。数亿个精子经过激烈竞争，强壮而优秀的精子胜出并与卵子结合，可孕育出高素质的后代。所以，恩爱夫妻生下来的孩子健康、漂亮、聪明的说法是相当有道理的。

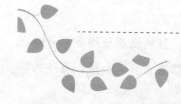

常见的遗传病有哪些

人体内大约有10万组成对的基因，这些基因是从父母那里遗传下来的，它在我们未来的健康中起着关键作用，一旦基因在数目和结构上发生异常就会导致胎儿先天畸形。遗传疾病可由基因（显性遗传、隐性遗传或连锁遗传）、染色体异常及多因素遗传3种原因之一而形成。

从世界范围来看，已认识到的遗传病和遗传缺陷有近4000种。

下面我们介绍一下常见的遗传性疾病。

1. 单基因病

单基因病主要是指由一对等位基因突变导致的疾病，分别由显性基因和隐性基因突变所致。所谓显性基因是指等位基因（一对同源染色体同位置上控制相对性状的基因）中只要其中之一发生了突变即可导致疾病的基因；隐性基因是指只有当一对等位基因同时发生了突变才能致病的基因。常见的单基因病有家族性高胆固醇血症、葡萄糖-6-磷酸酶缺乏症（俗称蚕豆病）、血友病A、Huntington舞蹈病、苯丙酮尿症、视网膜母细胞瘤、地中海贫血等。

2. 多基因病

顾名思义，这类疾病涉及多个基因起作用。与单基因病不同的是这些基因没有显性和隐性的关系，每个基因只有微效累加的作用。因此，同样的病不同的人由于可能涉及的致病基因数目上的不同，其病情严重程度、复发风险均可有明显的不同，且表现出家族聚集现象，如唇裂有轻有重，有些人同时还伴有腭裂。

多基因病除与遗传有关外，环境因素影响也相当大，故又称多因子病。很多常见病如哮喘、糖尿病、冠状动脉粥样硬化病、唇裂、精神分裂症、无脑儿、高血压、先天性心血管疾病、癫痫等均为多基因病。

　　多基因遗传病中的X连锁隐性遗传病及Y连锁遗传病均有一定的性别限制，或者男性发病率高，或者只有男性发病，女性仅为致病基因携带者。因此患有此类遗传病的夫妇可以选择性生育女孩，不生男孩，以保证孩子的健康。

3. 染色体病

　　遗传物质的改变在染色体水平上可见，表现为数目或结构上的改变。从本质上说，这类疾病涉及一个或多个基因结构或数量的变化。因此，其对个体的危害往往大于单基因病和多基因病。症状通常很严重，累及多器官、多系统的畸变和功能改变。

4. 体细胞遗传病

　　单基因病、多基因病和染色体病的遗传异常发生在人体所有细胞，包括生殖细胞（精子与卵子）的DNA中，并能传递给下一代。而体细胞遗传病只在特异的体细胞中发生，体细胞基因突变是此类疾病发生的基础。这类疾病包括恶性肿瘤、白血病、自身免疫缺陷病以及衰老等。

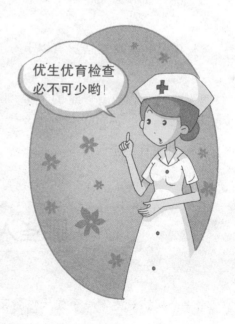

优生优育检查必不可少哟！

孕前知识准备

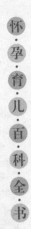

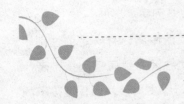

患遗传病不能生育吗

如果夫妻双方患有遗传性疾病，大多数不宜生育。有一些遗传性疾病患者，如严重的X连锁隐性遗传病，根据男方或女方患者及其家族中的发病情况，可以限制性别生育，但一定要在医生指导监护下，采取必要的措施，通过产前诊断作出性别预测。如果预测出的是不会患病性别的胎儿就可以生下来，如果是患病性别的胎儿就要选择流产来终止妊娠，以免遗传病一代一代传下去，给孩子和家庭带来不必要的痛苦。

常见的不宜生育的情况有以下4种：

男女任何一方患有严重的常染色体显性遗传病，如强直性肌营养不良、软骨发育不全、成骨发育不全、遗传性致盲眼病，如双侧性视网膜母细胞瘤、先天性无虹膜、显性遗传的视网膜色素变性、显性遗传的双侧性小眼球。

婚配双方均患有相同的严重常染色体隐性遗传病，如先天性聋哑。

婚配的任何一方为下列多基因病的高发家系患者，如精神分裂症、躁狂抑郁症等。所谓高发家系是指除患者本人外，其父母或兄弟姐妹中有一个以上患有同样的遗传病者。

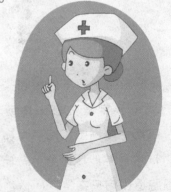

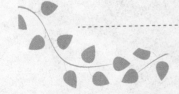

哪些人需要做遗传咨询

当一个妈妈已生下一个先天性异常儿时，下一胎会不会再生相同的异常儿呢？已经知道家族里有先天性异常的患者，自己会不会生一个一样的小孩呢？已经知道家族有遗传病史，自己会不会带有相同的基因而罹病呢？当对疾病的相关情况有所疑虑时，应进行遗传咨询。一般来说，有以下情形的应积极进行遗传咨询：

生育过一个有遗传病或先天畸形儿的夫妇。

夫妇双方或一方，或家族成员中患某种遗传病，或有遗传病家族史。

夫妇双方或一方已知是遗传病致病基因携带者、染色体平衡易位携带者和染色体结构异常患者。

有不明原因的不育史、不孕史、习惯性流产史、原发闭经、早产史、死胎史的夫妇或家族其他成员有类似病史。

有性腺或性器官发育异常、不明原因的智力低下、多发畸形、行为发育不正常的患者及家族。

近亲婚配的夫妇。

35岁以上高龄孕妇或高龄男女的生育。

有生物、物理、化学、药物和农药等有害物质接触史的夫妇。

通过遗传咨询可以解决如下问题：

进行遗传病的确认，确认咨询者是不是遗传病人。

该遗传病在家族中的发生、遗传传递的过程；对家族遗传病的发病或再发风险进行评估。

告知咨询者遗传病的诊断和治疗方法，如产前诊断、产前筛查及生育方法，并帮助咨询者选择最适合的处理措施。

对已经确认的遗传病，指导咨询者采取正确的预防治疗对策。

指导遗传病家庭如何选择最佳的生育措施。

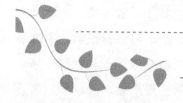

哪些情况不宜怀孕

为了保证准妈妈和胎儿健康，下列情况不宜怀孕：

新婚之夜应避免怀孕。新婚的操劳、疲惫、饮酒均可影响男女精子和卵子质量，极易造成胎儿发育不良或畸形。

蜜月旅行期间暂缓怀孕。蜜月旅行期间生活欠规律、各地生活习惯和气候差异较大，夫妇身心健康易受影响。

患有某些疾病时，应等痊愈或稳定后再怀孕。比如患有感冒发烧、

传染病（肝炎、结核等）或过敏性疾病（支气管哮喘），女方患有子宫肌瘤、心脏病、高血压、肾炎、甲亢、血液病等，均应认真听取医生意见后再做决定。

有放射线透视或拍片者，应在2～3个月后再怀孕。

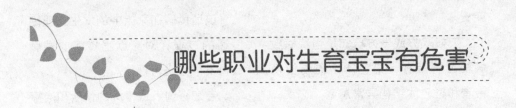

哪些职业对生育宝宝有危害

实践证明，人们在从事工农业生产、科学技术活动及其他职业活动的过程中，常会接触各类职业性有害因素（或称职业危害），而某些职业有害因素对女性的健康，特别是生殖健康会有极大的不良影响。

目前已知对月经有影响的职业有害因素就有百余种。常见的工业毒物如铅、汞、苯、甲苯、汽油等，物理因素中诸如强烈噪声、全身振动、电磁波等都可引起月经异常，从而影响受孕及其质量。长期接触有机溶剂、农药以及从事视屏作业的女性，不孕的概率更是非常高。

而在孕期接触高浓度铅、苯、甲苯、麻醉剂气体、抗癌药等有害物质，会增加自然流产的发生率。

现在电脑已相当普及，电脑辐射对人体的危害更是众所周知的，因此即将怀孕或已经怀孕的女性一定要避免长时间使用电脑，并要有一定的防护措施。应隔1～2小时到室外散散步、做做操，活动活动上下肢。而孕妇倘若长期从事电脑工作而又得不到休息和锻炼，所引起的后果会更严重，所以孕妇最好尽量少使用电脑。

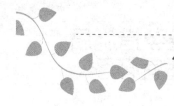

什么情况下可以带病怀孕

一般情况下，尽量不要带病怀孕。但是在某些特殊情况下，夫妻双方即使生病，仍然强烈地希望有一个自己亲生的小宝宝，这时就要视情况而定了。

如果夫妻双方患有遗传性疾病，大多数不宜生育，但有一些遗传性疾病患者，如严重的 X 连锁隐性遗传病，根据男方或女方患者及其家族中的发病情况，可以限制性别生育，但应通过产前诊断作出性别预测，要在医生的指导监护下，采取必要的措施。如果预测出的是不会患病性别的胎儿就可以生下来，如果是患病性别的胎儿就要选择流产来终止妊娠，以免遗传病一代一代传下去，给孩子和家庭带来不必要的痛苦。

一般而言，在患急性病期间最好不要怀孕，慢性病视病情轻重来决定。例如，轻度甲亢患者及经过治疗后能很好控制病情的甲亢患者可以怀孕，其在产科及内科医生的监护下大多可获得良好的怀孕结果。

患轻型糖尿病或经过积极治疗控制得很好、病情比较稳定的患者，多饮、多食、多尿等症状不明显，更没有酮症酸中毒的，可以妊娠。糖尿病病人一旦怀孕，就被产科列为高危妊娠，妊娠全过程要由产科、内分泌科共同监护，以保证顺利度过孕产期。患其他疾病期间是否可以怀孕，应该根据具体情况咨询专业医生的意见，千万不可一意孤行，造成不可挽回的后果，那时，悔之晚矣！

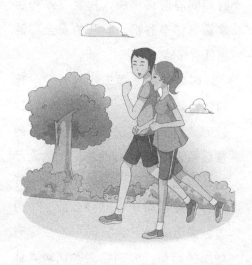

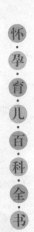

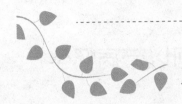

停止采取避孕措施后多长时间适宜怀孕

当今社会竞争激烈，许多年轻夫妇都选择婚后暂时不要孩子，等事业有成、经济稳定后，才考虑生育之事。这是值得提倡和鼓励的，但有些人却又因此产生了疑问：避免生育当然就得采取避孕措施，现在人们大多采用口服避孕药的方法避孕，很多人担心以后会怀上畸形胎儿，因而忧心忡忡，甚至有些人怀孕后要求做人工流产。

避孕药的致畸效应确实存在，但是也不必过于担心。研究表明，避孕药的致畸效应与停药后受孕的时间间隔密切相关，只要在停药后掌握好怀孕时机，胎儿的安全和健康就有保障。

国内外的医学工作者对避孕药的致畸效应进行了大量细致的研究。研究资料显示：在妊娠前3个月内曾服用避孕药的女性，其自然流产胎儿染色体畸变率有增高趋势；妊娠时误服避孕药以及停药后1个月内妊娠者其胎儿先天畸形发生率有增加的趋势；大剂量避孕药对人体细胞DNA有损伤作用，但停药后可以修复。

服避孕药刚停药后不宜受孕。停药后1～3个月，机体即可恢复排卵，但此时不宜妊娠。避孕药有抑制排卵和干扰子宫内膜生长发育的作用，怀孕后出现质量不高或畸形胎儿的可能性也增高，最好在怀孕前3个月就停用。一般3次正常的经期后，身体基本恢复正常周期，这时尝试怀孕，受孕成功率和质量会有保证。在这期间可以用避孕套等避孕措施防止怀孕。若在恢复正常周期前怀孕，胎儿的质量将难以保证，预产期的计算也较为困难。万一在此期间怀孕，应主动到医院就诊，向妇产科医生说明详情，咨询意见，必要的情况下可以进行染色体、羊水的检测及超声波检查，正确处理此次妊娠。

此外，有些药物对孕妇及胎儿的影响和伤害是极其巨大的，所以从孕妇自身和胎儿的角度考虑，为了安全起见，在服用药物前应咨询医生。

如孕妇患有需要长期服用药物的疾病，计划怀孕前应询问医生，在医生指导下确定能否怀孕和适宜受孕的时间，并在怀孕期间和医生密切配合。各种药物的作用时间、排泄时间及途径，以及对生殖细胞的影响及维持时间各不相同，怀孕前后的用药是复杂而危险的，需要有专业知识的医务工作者的指导。

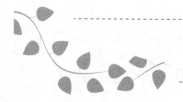

人工流产等手术后多长时间怀孕好

做人工流产、早产的女性应在至少3个月后才可以再次怀孕。因为人工流产或早产后子宫的恢复最少约需3个月，而有些器官的完全恢复时间还要更长一些，因此在1年后怀孕最好。

只要一开始妊娠，身体各器官都会为适应怀孕而发生一系列相应的变化，如子宫逐渐增大变薄；子宫峡部逐渐伸展拉长变薄，扩张成为子宫的一部分；卵巢增大，停止排卵；乳房增大，腺管发育；心肺负担和功能增强，心血排出量增加，血压变化，循环血容量增加；内分泌系统发生变化等。要使这一系列变化恢复到以前状况，机体需要长时间的调整。

妊娠是一个需要多方面、多系统协调和配合的复杂精密的生理过程，无论哪些方面不协调，都会影响妊娠的过程及质量。在机体，尤其是在卵巢功能、子宫内膜、激素和内分泌调整好之前妊娠，卵子质量、受精卵着床和胚胎的发育都有可能得不到很好的保障。

剖宫产的女性至少需要过两年才能怀孕。因为剖宫产会给子宫造成创伤、损害，子宫切开后，子宫壁留下瘢痕组织。不仅子宫内膜的功能恢复、瘢痕组织修复需要较长时间，而且子宫肌肉的弹性、韧性和厚度要恢复到正常状况也需要较长时间。在子宫瘢痕还没完全修复时怀孕，由于以上原因使得子宫正常的收缩节律性失调，在子宫扩大和（或）收缩的过程中肌纤维容易发生断裂，有子宫破裂的危险。

同时，在子宫功能恢复及内膜修复不好的情况下怀孕，将不能为受精卵的着床和胎儿的发育提供良好的生长环境。如果术后过早怀孕、分娩，极容易发生不协调性宫缩、子宫破裂、胎儿死亡等一系列严重并发症及后果，可威胁母婴生命。

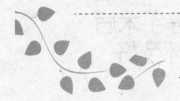

X光照射后多长时间适宜怀孕

放射性的光线有导致胎儿畸形、致癌和使遗传物质发生突变的作用。许多人认为人们照射X线每次射线量很少，照射的时间又很短，所以没什么问题。其实，医学早已证实，即使是这微小的照射量和短暂的照射时间，就能杀伤人体的生殖细胞，使卵细胞的染色体发生畸形变化和（或）基因突变。这样的卵子和精子结合后产生的受精卵将存在基因缺陷，如进一步发育将使胎儿发生畸形或有先天性身体和（或）智力缺陷。

因此专家指出，为了孕妇及后代的健康，凡接受腹部X线照射的女性在此后的4周后再怀孕较为安全。

怀孕时应避免照射X光，无论任何原因，如医生建议孕妇照X光，自己应该说明正在怀孕期，尽量采取其他方法。若在有接受放射线照射的岗位工作，应要求在怀孕期间调离。当然，在受孕之前最好不从事接触射线的工作，以确保后代不受影响。

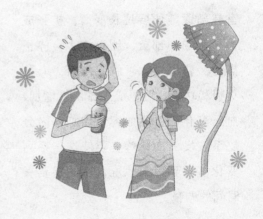

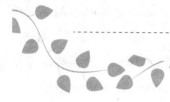

胎儿的性别是怎样决定的

根据科学界对性染色体的研究，普遍认为性染色体中来自男性的Y染色体是生男生女的决定因素，决定胎儿性别的基因是睾丸决定因子（TdF），TdF的异位或缺失会引起遗传性别和表现型之间的变态。这一研究成果具有划时代的意义，为人类提供了发展性别控制和基因治疗技术的理论基础。但是，对性别决定因子的真实面目仍有待进一步研究。

人类的生殖细胞中，有23对即46条染色体，其中22对为常染色体，1对为性染色体。女性的性染色体为XX；男性的性染色体为XY。生殖细胞在发育成熟时经过两次减数分裂，46条染色体减少为23条。其中由于女性的性染色体为XX，故分裂后卵子只含有X性染色体，而男性的性染色体为XY，分裂后精子可分别含X或Y性染色体。胚胎的形成要求精子与卵子结合，受精后受精卵内来自父母双方的染色体融合，又恢复成23对，其中性染色体配对表现为XX或XY。含X染色体的精子与卵子结合，受精卵为XX型，胎儿发育为女性；含Y染色体的精子与卵子结合，受精卵为XY型，胎儿发育为男性。由此可见，胎儿的性别是由男性参加受精的精子是X精子，还是Y精子来决定的。男性一次射出含有大量X精子和Y精子的精液，而精子与卵子的结合是随机的，不以人的意志为转移。

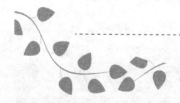

胎儿的性别能控制吗

随着科学技术的发展，特别是遗传工程的深入研究，人们逐渐认识到，为了保护人种质量，阻断某些对民族素质影响较大的遗传病，对性别的研究是很必要的。因为有些遗传病与性别有很大关系，称为伴性遗传病，如血友病，患者多是男性，女性带有致病基因，可以把致病基因传给她的子女，使她的儿子发病，女儿则成为又一代致病基因的携带者；如果胎儿是男性，最好做流产手术。所以，家族中有某些遗传病的未婚男女，一定要在医生指导监护下生育，并且要控制胎儿的性别，避免遗传病在下一代身上发生，给孩子和家庭带来不必要的痛苦。

通过长期的研究和实验发现：男性的X型精子和Y型精子，具有不同特性。X型精子活动力弱，生存时间较长，喜酸性环境；Y型精子活动力强，存活时间较短，喜碱性环境。根据它们的这些特征，可以在怀孕前采取某些措施，来影响胎儿的性别。此外研究表明，性别也受其他因素影响。

❶ 掌握女性排卵期，在接近排卵的时候性交，由于Y型精子活动力强、游动快，可以抢先与卵子相遇，生男孩的可能性增加。反之，排卵期后性交，生女孩的概率增加。

❷ 长期控制饮食可以改变人体内的酸碱度。从准备怀孕的前1个月开始，女性多摄入酸性或富含钙、镁的食物，如不含盐的奶制品、牛肉、鸡蛋、牛奶以及花生、核桃、杏仁、五谷杂粮、水产品等，可使体内环境偏酸性，适宜X型精子生存，生女孩的可能性较大。相反，Y型精子喜碱性环境，可以多摄入偏碱性或含钾、钠多的食物，如苏打饼干以及水果和蔬菜等。同样也可以用房事前改变阴道的酸碱度的方法来选择生男孩或是生女孩，这是一个更直接的方法。具体做法是，房事前，采用配制2%或2.5%的苏打水冲洗阴道，可以增加生男孩的机会；用30%或50%的食醋或1%的乳酸钠冲洗阴道后同房，能够增加生女孩的概率。

❸ 大量的统计和调查显示：在女性性高潮时射精，易生男孩；在此之前射精或女性未达到性高潮时射精，易生女孩。短期内频繁性交，生女孩的可能性大。在阴道浅处射精易生女孩；在靠近子宫口处射精易生男孩。

❹ 受运动的影响。性别与运动也有一定的关系，如剧烈运动后血中肌酸、肌酐、乳酸等酸性物质增加，不利于Y精子活动，造成生女孩的概率大一些。

❺ 受某些病毒和金属元素的影

响。性别与某些病毒和金属元素相关，麻疹流行地区出生的男孩多于女孩；水含镉量高的地区出生的女孩多于男孩。

精子分离术可在妊娠前选择胎儿性别。美国遗传与辅助生育研究所精子分离部的研究员发现了这一技术，但仅限于预防伴性遗传性疾病的使用。

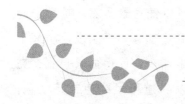

如何知道自己怀孕了

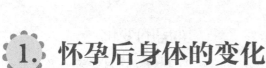

1. 怀孕后身体的变化

判断是否怀孕，只要能够注意以下几个方面，自我诊断并不是困难的。当然在医生详细询问病史和检查后就更可确诊了。

月经停止

正常情况下是每一个月来一次月经，女性在有性生活后伴有月经不来潮，怀孕的可能性就很大了。但是有些妇女的月经周期不准，或者是因为劳累健康不佳，或是过度紧张，也会使月经不准时来潮甚至短期闭经。所以也不可以认为月经不来就肯定是怀孕了。

基础体温不下降

最简单而可靠的自我诊断方法是基础体温的测定。基础体温的测量方法很简单，每天早上刚睡醒之后，不起床，也不进行任何活动，首先把体温表放在自己的舌头下面，3分钟后取出，看温度是多少，这样把每天的测量结果记录下来。正常情况下，没有怀孕的时候，体温上升12～14天又该来月经了。如果这个月的体温升高，已经17～18

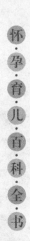
天还没有来潮，就可能怀孕了。

恶心或呕吐、偏食

妊娠早期，尤其是在妊娠40多天到两个多月这一阶段，因为身体内的绒毛膜促性腺激素增加，孕妇会有恶心或呕吐及口水增多和不愿进食等现象。一般早晨的症状比较明显，也叫做"晨吐"，症状严重的叫"妊娠剧吐"。这些变化一般在妊娠3个月以后就逐渐好转。当然，如果症状非常严重，一定要及早去请医师诊治。但是也有一些孕妇，虽然已妊娠了，却没有出现这些症状。

排尿次数增多

怀孕以后，子宫逐渐增大，到妊娠3个月时，膀胱受到明显的压迫，就会出现排尿次数增多的现象。另外，由于直肠受到子宫的压迫会有大便秘结的情况出现。

阴道的变化

怀孕以后，身体的内分泌激素增多，可以使色素沉着，特别是外阴部的颜色加深，甚至发黑。又因为孕激素增多，使得血管扩张、充血，所以阴道可呈红色或暗红色，并且更柔软和润滑。

乳房的变化

很多妇女在月经来前几天感到乳房胀痛或乳房发硬，而在怀孕初期也有这样的现象，乳头和乳晕也因为内分泌的关系而有色素沉着、发黑。随着怀孕月份的增加这种特征更加明显。

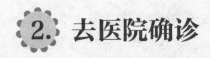 2. 去医院确诊

月经过期、呕吐等症状一般是怀孕的征兆，但并不是怀孕的诊断标准，妊娠的确定需要进行专门的医学检查才能确诊。

在确诊是否怀孕前，医生会提出各种问题并记录在病历上，如本人、丈夫及家族健康史；妊娠及分娩史；月经周期，月经情况，末次月经日期；有

无恶心、呕吐、尿频等症状；有无不正常的出血和下腹疼痛等。就诊者应如实、准确、具体地回答这些问题。

确定是否妊娠的检查，首先是检查子宫是否隆起，乳房的发育和颜色等状况。医生会观察子宫、阴部的颜色及白带等情况，于妊娠8周之后会用手指进行内诊，检查子宫的形状、大小、硬度及周围的情况，然后作出判断。初次妊娠的人对这种诊断常常难以接受，甚至会妨碍检查，这是不应该的。

一般妊娠经过身体检查都能确诊，但妊娠初期，即妊娠1～2周时机体反应和变化尚未表现出来，因此很难判断。这时通过尿液检查帮助诊断，通常能够确诊。尿检是检查尿液中的激素含量以判断是否妊娠，可以采用生物学和免疫学两种方法。生物学方法比较复杂，所需时间较长；免疫学方法简单方便，所需时间短，而且结果准确度接近100％，是近年来广泛采用的方法。

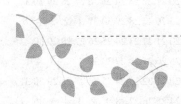

怎样推算预产期

1. 以末次月经推算预产期

"医生，我的孩子哪天出生？"这是孕妇最常询问的问题。当医生回答这个问题时，首先要向孕妇询问："你最后一次月经是哪天来的？"假设某位孕妇的末次月经是3月18日，医生会马上告诉她："可能在圣诞节出生。"这个日子是怎样算出来的呢？其实极其简单。

对一位月经周期规律，末次月经来潮日期又记忆清楚的孕妇来说，只要在末次月经的月数减3(或加9)，日数加7即可推算出预产期。例如，

PART

1

2

3

4

5

6

孕前知识准备

21

末次的月经是1990年8月25日，那么预产期将是1991年5月1日。末次月经是1990年1月1日，预产期是10月8日。

　　这里必须强调的是：预产期仅仅是个大概日期，实际上只有少部分孕妇是在预产期分娩。有人对1.7万例怀孕27周以上的妇女进行调查，其中，54%在280天以前分娩，4%在预产期分娩，42%在预产期后分娩。46%在推算日期前后1周内分娩，74%在其前后两周内分娩。双胎的孕期比单胎要短，往往提前3周分娩。3胞胎提前约5周，4胞胎提前约6周分娩（见下表"以末次月经推算预产期表"）。

以末次月经推算预产期表

```
一月   1 2 3 4 5 6 7 8 9 10 11 12 13 14 15 16 17 18 19 20 21 22 23 24 25 26 27 28 29 30 31
10月   8 9 10 11 12 13 14 15 16 17 18 19 20 21 22 23 24 25 26 27 28 29 30 31 1 2 3 4 5 6 7
二月   1 2 3 4 5 6 7 8 9 10 11 12 13 14 15 16 17 18 19 20 21 22 23 24 25 26 27 28
11月   8 9 10 11 12 13 14 15 16 17 18 19 20 21 22 23 24 25 26 27 28 29 30 1 2 3 4 5
三月   1 2 3 4 5 6 7 8 9 10 11 12 13 14 15 16 17 18 19 20 21 22 23 24 25 26 27 28 29 30 31
12月   6 7 8 9 10 11 12 13 14 15 16 17 18 19 20 21 22 23 24 25 26 27 28 29 30 31 1 2 3 4 5
四月   1 2 3 4 5 6 7 8 9 10 11 12 13 14 15 16 17 18 19 20 21 22 23 24 25 26 27 28 29 30
1月    6 7 8 9 10 11 12 13 14 15 16 17 18 19 20 21 22 23 24 25 26 27 28 29 30 31 1 2 3 4
五月   1 2 3 4 5 6 7 8 9 10 11 12 13 14 15 16 17 18 19 20 21 22 23 24 25 26 27 28 29 30 31
2月    5 6 7 8 9 10 11 12 13 14 15 16 17 18 19 20 21 22 23 24 25 26 27 28 1 2 3 4 5 6 7
六月   1 2 3 4 5 6 7 8 9 10 11 12 13 14 15 16 17 18 19 20 21 22 23 24 25 26 27 28 29 30
3月    8 9 10 11 12 13 14 15 16 17 18 19 20 21 22 23 24 25 26 27 28 29 30 31 1 2 3 4 5 6
七月   1 2 3 4 5 6 7 8 9 10 11 12 13 14 15 16 17 18 19 20 21 22 23 24 25 26 27 28 29 30 31
4月    7 8 9 10 11 12 13 14 15 16 17 18 19 20 21 22 23 24 25 26 27 28 29 30 1 2 3 4 5 6 7
八月   1 2 3 4 5 6 7 8 9 10 11 12 13 14 15 16 17 18 19 20 21 22 23 24 25 26 27 28 29 30 31
5月    8 9 10 11 12 13 14 15 16 17 18 19 20 21 22 23 24 25 26 27 28 29 30 31 1 2 3 4 5 6 7
九月   1 2 3 4 5 6 7 8 9 10 11 12 13 14 15 16 17 18 19 20 21 22 23 24 25 26 27 28 29 30
6月    8 9 10 11 12 13 14 15 16 17 18 19 20 21 22 23 24 25 26 27 28 29 30 1 2 3 4 5 6 7
十月   1 2 3 4 5 6 7 8 9 10 11 12 13 14 15 16 17 18 19 20 21 22 23 24 25 26 27 28 29 30 31
7月    8 9 10 11 12 13 14 15 16 17 18 19 20 21 22 23 24 25 26 27 28 29 30 31 1 2 3 4 5 6 7
十一月 1 2 3 4 5 6 7 8 9 10 11 12 13 14 15 16 17 18 19 20 21 22 23 24 25 26 27 28 29 30
8月    8 9 10 11 12 13 14 15 16 17 18 19 20 21 22 23 24 25 26 27 28 29 30 31 1 2 3 4 5 6
十二月 1 2 3 4 5 6 7 8 9 10 11 12 13 14 15 16 17 18 19 20 21 22 23 24 25 26 27 28 29 30 31
9月    7 8 9 10 11 12 13 14 15 16 17 18 19 20 21 22 23 24 25 26 27 28 29 30 1 2 3 4 5 6 7
```

2. 以性交及胎动推算预产期

有人对经过挑选的 425 名孕妇的预产期进行调查发现，她们的平均分娩日期在该次性交后的 270 天，其变化范围在 231 ～ 329 天之间，可见，以性交日计算预产期亦有很大误差。

以胎动计算预产期的方法，是从孕妇第一次感觉到胎动向后数 18 ～ 20 周。这种方法的准确性比由末次月经和性交日期推算的方法误差更大。

在月经周期不准或末次月经来潮记不清的情况下，可根据性交日期、出现早孕反应时间、查出尿妊娠阳性时间、B 超检查时的孕周及胎动首次出现时间等情况，综合推算孕周及预产期，以便做好分娩准备。

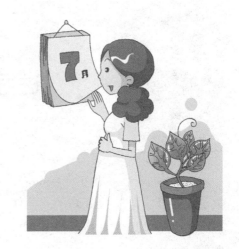

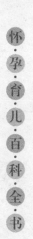

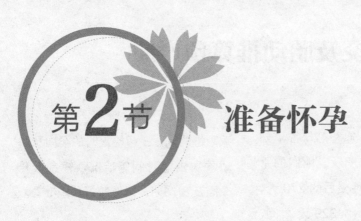

第2节 准备怀孕

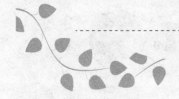

进行一次孕前体检

怀孕前夫妻双方很有必要进行一次孕前检查。孕前检查除了一般体检时的一些常规项目外，很多项目是针对遗传和生育的专项检查，如常见遗传病和传染病的筛查、生殖内分泌功能、免疫功能的检查等。孕前检查可以帮助夫妻双方在怀孕前发现异常，及时治疗和避免潜在的问题，在医生指导下有计划地怀孕，减少宝宝的出生缺陷，保证准妈妈平安度过孕期并顺利分娩。

在孕前检查的时候医生会常规性地对夫妻双方的整个身体情况和家庭情况进行详细的询问，主要内容包括月经是否规律、最近的一次月经是什么时候来的、以前是否做过流产手术、有无流产史、有没有分娩过畸形儿或者有遗传疾病的新生儿、以前得过哪些病、准备怀孕期间是否接触过有害物质以及婚姻史和家族史等。千万不要因为医生的这些问题涉及隐私，或者感到不好意思而拒绝回答，或提供不真实的答案。了解真实、准确的情况是医生作出正确诊断的重要前提，医生只是从医学优生的角度进行判断，并且会为就诊者保密。

孕前检查的主要内容还包括：

妇科检查，以确定是否适合妊娠、分娩；

血常规检查，了解有无贫血、感染及其他血液系统疾病；

尿常规检查，了解肾脏和全身营养情况，确认有无泌尿系统感染、肾脏疾病和糖尿病；

肝、肾功能检查，了解有无肝脏、肾脏疾病；

孕期致畸5项病毒（TORCH）检查，主要是检查是否有弓形虫、风疹病毒、巨细胞病毒、单纯疱疹病毒，体内是否有抗体。特别是对喜欢养宠物的生育期女性来说，这项检查意义重大。因为当准妈妈感染以上病毒时，病原体可经过胎盘引起母婴垂直传播，从而导致流产、死胎、早产、胎儿先天畸形等，甚至可影响到出生后宝宝的智力发育。

抗感染筛查，了解夫妻双方是否患有感染性疾病，如乙肝、丙肝、梅毒、艾滋病等。如果检查出夫妻双方或者一方有传染病要暂缓怀孕，因为病原微生物也是一种重要的致畸因素，这些病原体会直接把自己的遗传信息整合到人类的染色体上，造成宝宝的DNA出现微小的异常。

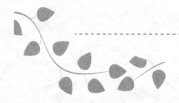

提前做好防疫接种

怀孕期间感染疾病是每个孕妇最害怕的事情之一。要做到怀孕期间平平安安、健健康康，加强锻炼、增强体质是最根本的办法。但对一些疾病，最直接有效的办法就是孕前注射疫苗。

目前，我国还没有专为孕前女性设计的免疫计划。但专家建议计划怀孕的女性最好于孕前注射风疹疫苗和乙肝疫苗。因为这两种病毒可通过胎盘垂直传播给胎儿，造成胎儿畸形、死亡或感染后代等后果。但这两项疫苗在注射之前都应先化验一下，确认被注射人未感染风疹和乙肝病毒才能注射，如果目前体内已有感染，则不用注射疫苗。另外，有些疾病在哺乳期可通过乳汁传播给婴儿，注射一些疫苗对母子都是有百利而无一害的。

医学专家建议女性在怀孕前可注射以下疫苗进行预防。

1. 风疹疫苗

风疹病毒通过呼吸道传播。风疹病毒会导致胎儿先天性畸形、先天性耳聋等；早孕期感染风疹病毒会导致先兆流产、流产、胎死宫内等严重后果。因此，为了避免妊娠初期感染风疹病毒，可在怀孕前注射风疹疫苗。

如果妊娠初期感染风疹病毒，专家建议做人工流产以结束此次妊娠。风疹疫苗注射后大约需要3个月的时间人体内才会产生抗体，所以应在怀孕以前至少3个月时注射。疫苗终身免疫，注射有效率在98%左右。

2. 乙肝疫苗

母婴垂直传播是乙型肝炎的重要传播途径之一。如果既往没有注射过疫苗或做乙肝五项化验检查体内没有感染过，孕妇可考虑在计划怀孕前9个月注射，注射按照0、1、6程序。第1针后1个月时注射第2针，6个月时注射第3针以预防孕产期感染乙肝病毒而传染给胎儿。免疫率可达95%以上，有效期在7年以上。一般在注射后第5～6年时可加强注射一次，可以有效地延长免疫时间。如果孕妇是病毒携带者，则要在孩子出生以后，马上给孩子注射疫苗，注射也采用0、1、6程序。

3. 甲肝疫苗

甲肝病毒通过水源、饮食传播。妊娠期抵抗力减弱极易感染。专家建议高危人群（经常出差或经常在外面吃饭的人）应该在孕前至少3个月注射甲肝疫苗，其免疫时效可达20~30年。

4. 水痘疫苗

国外的免疫计划规定13岁以下的儿童、未怀孕的育龄女性以及从事教师和医疗保健行业的人都应注射水痘疫苗。早孕期感染水痘可导致胎儿先天性水痘或新生儿水痘，怀孕晚期感染水痘可能导致孕妇患严重肺炎甚至致命。女性应在受孕前至少3个月注射水痘疫苗，其免疫时间长达10年以上。

5. 气管炎疫苗、肺炎疫苗

患有慢性气管炎及抵抗力较弱的计划怀孕女性可以注射气管炎疫苗、肺炎疫苗，且都应至少在受孕前3个月注射。

已纳入免疫计划的卡介苗、脊髓灰质炎糖丸疫苗、百白破三联疫苗、乙型脑炎疫苗（简称乙脑疫苗）、流行性脑脊髓膜炎疫苗（简称流脑疫苗）应该在成年前注射完毕。

孕前知识准备

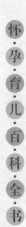

怀·孕·育·儿·百·科·全·书

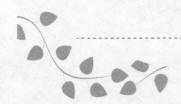

孕前应慎服药物

研究表明，许多药物会影响精子与卵子的质量，致使胎儿畸形。有些药物，如激素、某些抗生素、抗癌药、止吐药、安眠药等，都会对生殖细胞产生一定程度的影响。需要长时间服用某种药物的女性及准备生育的男性都需经医生指导，才能确定何时准备要宝宝。

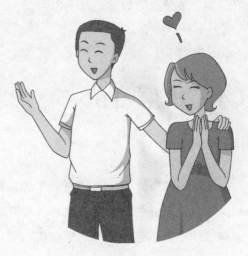

卵子从初期卵细胞到成熟卵子约14天，在此期间卵子最容易受药物的影响。

一般来说，女性在停药20天后受孕比较安全，但有些药物的影响时间可能更长，因此有长期服药史的女性一定要咨询医生，才能确定安全的受孕时间。在计划怀孕期内需要自行服药的孕妇，应避免服用药物标识上有"孕妇禁服"字样的药物。

另外，很多药物对男性的精子质量会产生不良影响，如吗啡、抗组织胺药、利尿药、类固醇、抗癌药等，这些药物不仅可致新生儿缺陷，还可导致婴儿发育不良、行为异常等。因此，准备生育的男性一定要在医生指导下服药。

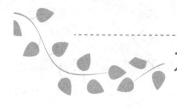

为什么孕前应慎服中药

孕前因病或其他原因服药时应特别注意，因为一些药在体内停留和发生作用的时间比较长，有时会对胎儿产生影响，所以在计划怀孕前3个月就应当慎重地服药，用药前要了解药物在体内的影响和停留时间，以及是否会对数月后的怀孕、胎儿的形成及发育带来影响，应该认真地请教医生或有关专家。

有许多孕妇认为，身体不适时吃西药不行，而吃中药对胎儿没有影响。这是非常错误的认识。中药是复方药物，对于生殖细胞的影响不容易被察觉，因此许多人认为中药性温，补身无害，甚至随便去药房抓药进服，这是不正确的。许多中药所含的生物碱及化学成分十分复杂，特别是各味中药相互配合以后产生的作用差异较大，有的可直接或间接地对数月后孕育的胎儿造成影响。

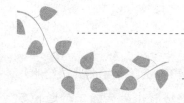

孕前应戒掉不良嗜好

有吸烟嗜好的妇女在怀孕前和怀孕期间应戒烟。烟草中含有400余种对人体有害的化合物，尼古丁可谓是罪魁祸首。孕妇吸烟或在烟雾缭绕的环境中生活，可导致流产、胎儿发育不良、早产，甚至畸形。吸烟妇女所生的孩子，其体重也低于不吸烟的妇女所生的孩子。准备怀孕的妇女既应做到自己不吸烟，也要注意不被动吸烟。因此，要注意周围的环境，不要去人多嘈杂的公共场所。

烟中的尼古丁可以使血管收缩，在孕期使胎盘的血管收缩，减少胎儿的血液供应，对胎儿的发育会造成不良影响。如果妇女在哺乳期吸烟，尼古丁

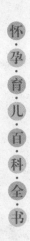

可能通过乳汁影响婴儿，使其腹痛，还可能引起呼吸系统疾病。

男性吸烟过多会影响精子的质量，精子比卵子更易受损害，并且吸烟还会损害自身细胞中的染色体。因此，丈夫在妻子怀孕前3个月应戒烟，孕期也不要在家中吸烟。

酒精对人体的危害已引起人们的广泛重视，无论男性还是女性酗酒，都会使发育中的精子和卵子发生畸变。这种畸变的生殖细胞相结合，就会把有病的遗传基因传给后代，导致胎儿发生"酒精中毒综合征"。患儿表现为：生长迟缓、中枢神经系统发育障碍、面容不正常、头小、前额突出、眼裂小、心脏及四肢畸形等。这些症状在经常酗酒的妇女所生胎儿中可占30%～40%，特别是酗酒后有性生活而受孕的胎儿的概率更高。因此，为了后代的健康，妇女在孕期、哺乳期应禁烟酒。当然，孕妇也不必为以往的某次饮酒或吸烟而担心，因为只有过度饮酒或吸烟才会危及胎儿的发育。

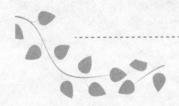

不要饲养小动物

近些年来，随着人们生活水平的普遍提高，城市中养猫、养狗、养鸟的家庭日益增多，当然饲养小动物并不是不良嗜好，而且对一般人也不会有健康的危害，但是对于孕妇来说，如果感染上病毒，就会给胎儿发育带来不良影响。猫是所有动物中最易感染弓形体病的动物，通过猫的粪便会将此病传染给孕妇，再感染给胎儿。孕妇感染后约有30%～40%会传染给胎儿，给胎儿造成畸形或其出生后随年龄增长逐渐出现眼、耳功能低下。因此家中已有猫、狗等小动物的，最好送到别处寄养，更不要新添小动物。

现在涮、烤饮食大受欢迎，吃不熟的猪、牛、羊肉而患弓形体病的人也逐渐增多。如果孕妇有何疑虑，可到医院检查弓形体抗体，必要时做B超检查。

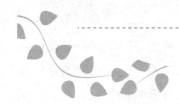

在计划受孕前
为什么要补充叶酸

叶酸是一种水溶性 B 族维生素，因最初是从菠菜叶中提取得到的，所以称为叶酸。食物中的叶酸进入人体后转变为四氢叶酸，在体内能发挥生理作用。如果体内缺乏叶酸，会直接影响细胞的分裂和增殖。在血液系统则表现为血红蛋白合成减少，红细胞不能成熟，从而导致巨幼细胞性贫血。

如果在妊娠早期缺乏叶酸，会影响胎儿大脑和神经系统的正常发育，严重时将造成无脑儿和脊柱裂等先天畸形，也可因胎盘发育不良而造成流产、早产等。新生儿的唇腭裂畸形及先天性心脏病，也与叶酸缺乏有关。目前已经证实，准妈妈孕早期缺乏叶酸可造成胎儿神经管畸形。因此，准妈妈在怀孕前后补充叶酸，可以预防胎儿神经管畸形的发生。

在蔬菜中，如菠菜、油菜、小白菜、甜菜、生菜、芦笋、龙须菜等都富含叶酸；水果中，如香蕉、草莓、橙子、橘子等富含叶酸；谷类食物中，如麦芽、酵母、麸皮面包等，以及动物肝中均富含叶酸。叶酸遇热会被破坏，因此建议烹饪蔬菜时不要长时间加热，以免破坏其中所含的叶酸。营养家学推荐准妈妈每天吃一根香蕉，因为香蕉富含叶酸与钾元素。另外，也可以口服含有叶酸的药剂，如斯利安，0.4 毫克 / 日，应在孕前 3 个月和孕后 3 个月口服。

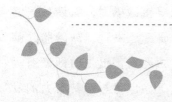

孕前补充营养对胎儿的
早期发育十分重要

女性怀孕之后，胎儿发育最重要的时期是前 3 个月。在这个时期内，胎儿的各个重要器官——心、肝、肾等都已分化完毕并初具规模，而且大脑也

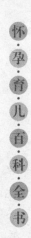

在急剧发育。因此，在这一关键时期，胎儿必须从母体内获得足够而齐全的营养，特别是优质蛋白质、脂肪、矿物质、维生素。

如果这些营养物质不足，势必会影响胎儿的正常发育。而怀孕1~3个月这一关键时期，正是准妈妈容易发生妊娠反应的时期，有很多准妈妈会出现不想进食、恶心、呕吐等早孕反应，因而会影响到营养的摄取。因此，妊娠早期胎儿的营养来源很大一部分要依靠准妈妈体内

的储备，即孕前的饮食。不过，有许多营养素可以提前摄取并在人体内储存很长时间，可弥补准妈妈在孕早期摄取营养的不足。比如，钙能储存2500天，铁能储存125天，维生素C能储存60~120天，维生素A能储存90~365天，脂肪的储存时间可达20~40天，碘能储存1000天。这就给女性在孕前摄取营养为孕育胎儿做准备创造了有利条件。因此，女性在怀孕前就应注意补充营养，这对优生大有裨益。

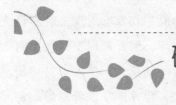

碘缺乏对生育有什么影响

新婚育龄妇女、孕妇、哺乳期妇女和婴幼儿，是碘营养素需求最多的人群。孕妇和哺乳期妇女，不仅要满足自身对碘的生理需要，还要通过胎盘和乳汁供给胎儿和婴幼儿碘营养素。

人体内约含有25毫克的碘，其中10毫克在甲状腺中。碘是甲状腺素的重要组成成分，甲状腺素能促进蛋白质的生物合成，促进胎儿的生长发育。妊娠初期孕妇甲状腺功能活跃，碘的需要量增加。妊娠期

碘摄入量不足或缺乏，孕妇易发生甲状腺肿大、功能减弱，这会影响胎儿的发育。

孕妇缺碘还会造成流产、死胎、新生儿聋哑和先天性畸形。胚胎期和婴儿期严重缺碘时，可使孩子终生呆傻。研究还发现，缺碘胎儿脑的损害最为严重，出生时即使有轻度的碘缺乏，也可影响其智力的发育，导致长大后学习困难和工作无能。

成人每日碘供给量为150微克，

孕妇每日应再加25微克～50微克。

富含碘的食物有海带、紫菜、海虾、海鱼及海盐等，而谷类、豆类、根茎类和果实中碘的含量均较低。

但长期摄入过量的碘可影响甲状腺对碘的利用而造成甲状腺肿大。故对碘的摄入与对其他营养素的摄入一样，应平衡、合理。

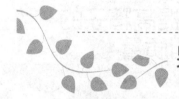

男性在饮食上应注意什么

在准备要宝宝前，男性也应该注意饮食，应多补充锌和维生素A。

正常人的血浆中锌含量为0.6微克／毫升～1.33微克／毫升。而精液中锌含量比血浆含锌量高百倍。锌直接参与精子内的糖酵解和氧化过程，保持精子细胞膜的完整性和通透性，维持精子的活力。如果缺锌，睾酮、二氢睾酮（雄激素）减少，不利于精子生成。缺锌易使前列腺炎、附睾炎不愈。这些都可造成男性不育。所以，男子不可缺锌。如果发现精液中锌过低，可以采取以下疗法：

❶ 增加锌的摄入量：在膳食中可多吃富含锌的食物，如牡蛎、猪肝、蛋黄、瘦肉、核桃、苹果、花生等。如果男子有消化道疾病应认真治疗，以增加锌的吸收。

❷ 可用补锌药物：最常用的是硫酸锌糖浆或片剂，成人每天300毫克，1～3个月为1个疗程，然后复查血与精液中的锌含量和精子数量、活力。如锌含量仍不足，可再加1个疗程。但应注意，补锌不可太过，锌含量过高反而会抑制精子的生成。要注意应在医生指导下补锌。

如果男性缺乏维生素A，其精子的生成和精子的活动能力都会受到影响，甚至易产生畸形精子，影响生育。一般来说，正常成年男人，每日需要供给维生素A 2200国际单位。青春期男孩要多一些，为2500国际单位。

维生素A及维生素A原主要来源于动物肝与肾、乳汁、蛋黄、辣椒、胡萝卜、杏、柿子、南瓜、苜

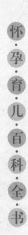
蓿及鱼肝油等。

保证男性持续生产健康的精子，以及产生伴精子游动的各种营养分泌液都需要养分，而这一切都需要高质量的食物。因此，夫妇在计划怀孕时，都要注意补充营养，男性也不可忽视。

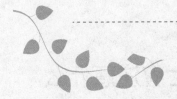

哪些食物能提高精子的数量和质量

一般来说，能提高精子的数量和质量的食物有牡蛎、猪肝、蛋黄、瘦肉、鳝鱼、泥鳅、鱿鱼、带鱼、鳗鱼、海参、墨鱼、蜗牛，其次有山药、银杏、冻豆腐、豆腐皮、核桃、苹果、花生、胡萝卜、辣椒、杏、柿子、南瓜、苜蓿及鱼肝油等。

下面介绍两个能让精子保持活力、提高性生活质量的日常食疗法：

❤ 海参适量，糯米100克。先将海参泡发，收拾干净后切片，加水煮烂，再加入糯米，煮成稀粥，然后调味服食。此方适用于肾精亏损者。

❷ 鲜虾仁150克，韭菜50克。将韭菜切成寸段，先将虾仁放入油锅内大火急炒，随即放入韭菜同炒，下酱油、盐、味精少许即成。1周食2~3次，连食数周。

对于阳虚体质出现少精者，亦可食动物的睾丸，如羊睾丸之类。也可同服鹿茸，或加服食用蚁，以温阳补肾。

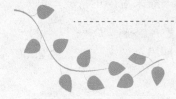

准备生育的男性为什么应慎洗桑拿浴

据研究表明，桑拿浴可以促进血液循环，使全身各部位肌肉得到完全放松，达到消除疲劳、焕发精神的目的。

但是未婚男性和已婚未生育的男性最好不要洗桑拿浴，因为男性的精子产生于睾丸，而精子对温度的要求比较严格，必须在34℃~35℃的条件下才能存活。隐睾的患者，只是因为异位的睾丸温度比正常人高2℃~3℃，精子便不能生成。而桑拿浴室内的温度一般可以达到80℃左右。因此，未婚男性和婚后希望生育的男性应避免洗桑拿浴。

1. 妻子孕前营养食谱

大蒜鸡丝粥

材料： 鸡胸肉，大蒜，大米。

调料： 盐，油，太白粉。

做法：

（1）将大米清洗干净，加入清水煮成粥。接着将鸡胸肉清洗干净，切成丝状，将太白粉和匀。

（2）大蒜切成细丝，入油锅爆香，用文火炒至金黄色，捞起沥油备用。

（3）等到粥快熟的时候，放入鸡丝，加上盐调味，盛碗内，撒上大蒜丝即可食用。

特点及营养： 大蒜鸡丝粥能够改善脸色苍白、身体虚弱等症状，提高人体免疫力。

腐竹烧胡萝卜

材料： 胡萝卜100克，腐竹50克。

调料： 生姜、葱、生抽、高汤各适量。

做法：

（1）将腐竹泡好后切成段，胡萝卜切成片。

（2）待油热后用葱花炝锅，将胡萝卜倒入煸炒，接着倒入腐竹煸炒片刻，加入适量的生姜、高汤、生抽。煮到腐竹熟透即可食用。

特点及营养： 腐竹不仅含有高达42%~50%的蛋白质，还富含磷、钙、铁、锌和赖氨酸，同时具有降低血液中胆固醇含量的功能。

孕前知识准备

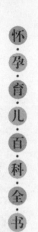

当归生姜羊肉汤

材料： 羊肉500克，生姜100克，当归50克。

做法：

（1）将羊肉清洗干净，切成块，用开水余过，沥干水分；当归、生姜分别用清水清洗干净；生姜切成片。

（2）将当归、羊肉、生姜放入锅内，加入适量的清水，用文火炖烂熟，加入调味料即可食用。

特点及营养： 羊肉、生姜皆可温中散寒、温中补血，当归补血益子宫。身体急性发炎（如咽痛、急性肠炎）时停用。当归生姜羊肉汤有调经散寒的功效。

菠菜香菇

材料： 菠菜500克，猪五花肉50克，大蒜2粒，胡萝卜1个，小沙丁鱼干少许，香菇2个。

调料： 麻油少许，料酒少许，盐少许，太白粉少许。

做法：

（1）将菠菜叶分开，放于滤水盆内排好，红色根部不要扔，清洗干净备用。洗完之后放在滤水盆内沥干水分。

（2）把菠菜红根用菜刀切末。猪五花肉、胡萝卜、香菇（去柄）切末（香菇泡汤，要使用上面澄清部分），菠菜叶折断。

（3）将太白粉、盐、料酒混合，大蒜约1人1片的量。

（4）锅内下麻油加热，放大蒜炒成浅褐色，拿出来放在一边，把香菇、小沙丁鱼干充分炒过，置于锅边。再将肉与胡萝卜下锅同炒，炒熟的东西，不要一直搁在锅边，还是要不时地放入锅里炒。

（5）把菠菜茎、叶放入锅内炒，炒时要把刚才置于锅边的材料放入锅内充分混合。加上调味料及香菇泡汤煮沸即可食用

特点及营养： 菠菜香菇清淡鲜香，含有多种维生素和叶酸。

奶油牛舌

材料： 牛舌（或猪舌）400克，马铃薯400克，胡萝卜200克，海带1片，大蒜1个，豌豆荚100克。

调料： 香油1大匙，清水4杯，味精、盐、奶油均适量。

做法：

（1）将牛舌用刷子清洗干净，放入足量的热水中煮，外皮呈白色后取出，用菜刀把白色外皮刮干净，切成2.5厘米左右的丁。

（2）马铃薯、胡萝卜切成较大块的丁；大蒜切薄片。

（3）平底锅下麻油加热，按顺序放入牛舌、马铃薯和红萝卜翻炒，炒毕取出置于容器。

（4）锅内放少量的清水煮沸后，加入海带、牛舌、马铃薯、胡萝卜，用文火煮2小时，要不时搅拌一下。

（5）加入豌豆或豆荚煮熟，下盐和味精调味即可食用。

特点及营养： 奶油牛舌具有强腰补肾的功效，并且含有丰富的优质蛋白质、脂肪。

菟丝炖鹌鹑

材料： 菟丝子15克，鹌鹑3只，川芎10克，艾叶30克。

做法：

（1）将鹌鹑宰杀后用沸水汆烫，去毛和内脏，清洗干净备用。

（2）把菟丝子、川芎、艾叶清洗干净，用清水3碗煎至1碗，用干净的纱布滤渣，备用。

（3）将鹌鹑及药汁放入大汤碗内，置于火上，隔水蒸至熟烂，食肉喝汤。

特点及营养： 菟丝炖鹌鹑具有补虚壮体的功效。平日经常食用可以增强体质，对女性子宫寒冷也有一定疗效。

莲藕干贝排骨

材料： 体重每1000克用10克莲藕，排骨肉为莲藕量的2倍，干燥的干贝为莲藕和排骨总量的1／10。

调料： 盐适量。

做法：

（1）莲藕尽量选粗大的，不削皮，于两端有节处切下，大块地放入锅内。

（2）干贝用铁槌敲开，弄细，泡于10倍量的清水中一晚，所用泡汤倒入锅内。

（3）锅内放入莲藕和排骨肉，加入其总重量8倍量的清水，放少量的盐煮沸后，用小火加盖煮约2小时（煮到用手抓排骨肉时，肉会掉下来的程度）。若排骨肉还是硬的，再继续煮1~2小时（用萝卜汁或冬瓜汁代替8倍量的水也可）。

特点及营养： 莲藕干贝排骨中的鲜藕含有高达20％的糖类（碳水化合物）、蛋白质、各种维生素及矿物质含量也很丰富，排骨中富含蛋白质和钙。

益母当归煲鸡蛋

材料： 鲜益母草60克，当归15克，鸡蛋2个。

做法：

（1）将益母草去杂，与当归一起放入清水中清洗干净，用水3碗煎制成1碗，用纱布滤渣，备用。

（2）把鸡蛋清洗干净，入锅煮熟，去外壳，用牙签扎小孔数个，加入药汁煮半小时，吃蛋、喝汤，每日2~3次，1个月为一个疗程。

特点及营养： 益母当归煲鸡蛋具有调经养血的功效，饮用此汤，可增加卵子的排出，提高受孕的机会。

2. 丈夫育前营养食谱

炝胡萝卜丝

材料：胡萝卜200克。

调料：香油、花椒、盐均适量。

做法：

（1）将胡萝卜去皮，清洗干净后切成细丝。

（2）将胡萝卜丝在沸水中焯一下，捞出来沥干水分，放入盘中备用。

（3）炒锅中倒入香油，待香油烧热，放入花椒炸出香味后将花椒拣出，趁热将油浇在胡萝卜丝盘中，加上盐搅拌均匀即可食用。

特点及营养：胡萝卜能提供丰富的膳食纤维、维生素A和胡萝卜素，与西芹等菜一起烹调食疗效果会更加明显。

糯米香菇饭

材料：猪里脊肉100克，糯米100克，鲜香菇6朵，虾米。

调料：姜、油、盐、酱油、料酒各适量。

做法：

（1）将糯米清洗干净，用清水浸泡8小时。

（2）把香菇和猪肉切成细丝，虾米泡软。

（3）生姜带皮拍软后切成末。

（4）倒少量的色拉油在电饭煲中，接通电源，待油热后放入姜末和猪肉丝，微炒至变色，放入香菇、虾米、酱油、料酒、盐，再把泡发好的糯米倒入锅中，加上清水，蒸熟即可食用。

特点及营养：糯米是谷物中锌含量较高的，每100克中含锌1.54毫克，是准爸爸补锌的好选择。

五花肉烧马铃薯

材料： 带皮五花肉500克，马铃薯300克。

调料： 盐、料酒、酱油、糖、葱段、姜片各适量。

做法：

（1）将带皮五花肉清洗干净，切成方块。

（2）马铃薯清洗干净，去皮，切成滚刀块。

（3）炒锅加热，倒入半锅油烧至七成热，放入马铃薯块炸至表面呈金黄色，捞出控油。

（4）锅中留少量的油加热，放入带皮五花肉块翻炒至肉色变白，放入酱油和糖翻炒，使肉块均匀沾裹酱汁，然后加入料酒、葱段和姜片，倒入清水至与肉面平，用武火烧沸后改用文火炖煮至八成熟时加盐调味。

（5）拣出葱段和姜片，放入马铃薯块，用文火将五花肉和马铃薯烧至熟烂即可食用。

特点及营养： 马铃薯营养丰富，不仅含有淀粉、脂肪和蛋白质，还含有人体所需的氨基酸和维生素。经常食用有补精益气的功效。

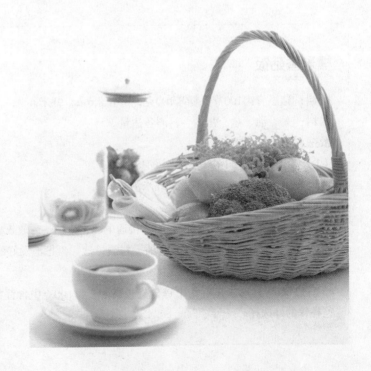

清烹牡蛎

材料：牡蛎10只。

调料：海鲜酱油、老抽、盐、胡椒粉各适量。

做法：

（1）将牡蛎放入清水中，使其吐完泥沙，取出后将其外壳表面清洗干净。

（2）用刀敲开牡蛎壳，将牡蛎肉取出来，牡蛎壳清洗干净，留着备用。

（3）用海鲜酱油、盐、老抽、胡椒粉调好料汁。

（4）将牡蛎肉中的沙袋取下后清洗干净，控干水分后放在调好的味汁中腌制15分钟。

（5）将腌制好的牡蛎肉放入清洗干净的蚝壳内，上锅隔水蒸10分钟，蒸至熟透即可食用。

特点及营养：牡蛎可以说是含锌量最高的食物。食用牡蛎可以缓解由缺锌引起的生长障碍、味觉障碍、精子减少、不孕等病症。

童子鸡露

材料：童子鸡1只（250克~300克）。

调料：料酒、生姜、精盐、白糖各适量。

做法：

（1）将鸡宰杀、剖洗干净，切成块，沥干水分备用。

（2）把生姜去外皮，清洗干净，切成片备用。

（3）将鸡放入大碗内，酌加料酒、生姜片、精盐、白糖，不放水，在蒸锅内清蒸4小时，每晚睡前食用。

特点及营养：童子鸡露具有益肾填精、大补元气的功效。适用于肾虚精亏、面色萎黄、形体消瘦、心悸失眠、饮食减少、疲惫劳乏、自汗盗汗，男性阳痿早泄、精液清冷，女子月经不调、久不孕育。

银耳鹌鹑蛋

材料： 鹌鹑蛋100克，冰糖70克，银耳20克。

做法：

（1）将银耳泡发，除去杂蒂，放入碗中加入清水，上锅蒸熟透。

（2）将鹌鹑蛋煮熟后剥皮。

（3）砂锅中放入清水和冰糖，煮开之后，放入鹌鹑蛋和银耳即可食用。

特点及营养： 银耳能提高肝脏的解毒功能，从而起到保肝的作用；银耳中的维生素A和维生素D能防止钙的流失。银耳鹌鹑蛋对准备生育宝宝的男性来说是养精蓄锐的补养佳品。

黑豆炖羊肉

材料： 羊肉500克，黑豆50克，枸杞数粒。

调料： 料酒、花椒、盐、姜各适量。

做法：

（1）将羊肉洗净切块，放入冷水锅中烧开，捞出冲净；黑豆洗净，用清水浸泡4小时；枸杞洗净。

（2）锅置火上，放入羊肉块、姜片、黑豆、料酒、花椒和适量水，武火烧开后，改用文火炖至八成熟，加入枸杞和盐炖熟即可。

特点及营养： 黑豆性味甘平，可治肾虚；羊肉性干温，益气补血，二者搭配可以温肾壮阳，补益精子。这道菜最适合在冬天食用，夏季不宜食用过频、过多，以免上火。

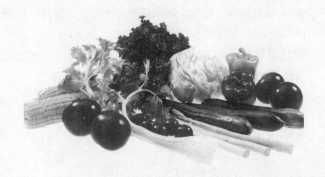

十月怀胎

从生命的最初形态受精卵开始，胎儿在母体子宫内要经过10个月的生长发育，才会成为人类社会的一员。准妈妈要为新生命的孕育度过一段快乐而又难忘的岁月。宝宝的出生带给年轻父母的不仅是惊喜，还有很多操劳。

从女孩成为妻子，从怀孕到做母亲，所有的变化都是人生经历的自然过程。怀孕对女性来说是一个奇妙又甜蜜的负担，怀孕的过程中，生理和心理都需要保持健康、良好的状态。因此，无论是新婚夫妇，还是结婚数载的夫妇，只要以自然与平和的心态，接受这个事实与变化，那么，每对夫妇都会相互支持并顺利、安全地度过这个阶段。

▶孕早期

孕1~3月（1～12周）

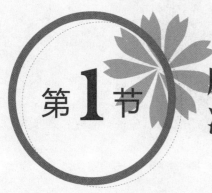

第1节 胎儿的生长发育和准妈妈的身体变化

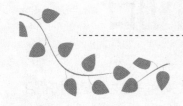

胎儿的生长发育

 1. 妊娠1个月

怀孕的第 1 个月为胎芽期，新生命在此期的成长速度是其一生中最快的。妊娠第 2 周末精卵结合，受精后约 4 天，分裂成细胞团的受精卵沿着输卵管到达子宫。第 3 周，细胞团脱去外膜，为着床做准备。第 4 周，胚泡已牢固地植入子宫里。在这个时期，胎儿神经系统、血液循环器官的原型（形成基础的组织）几乎都已出现，肝脏从此时开始有

明显发育；眼睛和鼻子的原型还未生成，但嘴和下巴的原型已能看到；与母体相连的脐带也从这一时期开始发育。

2. 妊娠2个月

怀孕 7 周左右，胎芽已大体形成人形，2 厘米~3 厘米长，4 克左右重。此时，胎儿骨骼钙化差，有弹性，仍为软骨状态。骨骼及内脏已初具规模，特别是肝脏、神经管、大脑正在急速发育之中。从外部来看，胚胎的尾巴逐渐缩短，头和躯干已能清楚地分辨，手、脚，甚至手指及脚趾都很分明，有的胎儿还能见到指甲部分。头部分化、发育，眼睛、耳朵、嘴大致出现了，颜面基本可以辨别，但两眼距离还很宽，分别长在头的两个侧面；内外生殖器官原基已可辨认。子宫底蜕膜绒毛不断繁殖，准备制造胎盘，脐带组织开始出现。胎儿漂浮在羊膜腔羊水内，母体和胎儿联系紧密。

3. 妊娠3个月

怀孕到 3 个月，胚胎期已结束，进入胎儿期。胎儿已长成人形，约 9 厘米长，20 克~25 克重，其体形已达到胚芽期的 3~4 倍以上。此时，胎儿骨的钙化明显，原来的软骨组织逐渐骨化（变硬）；心脏、肝脏、胃、肠等内脏器官更加发达；肾脏逐渐发达，输尿管形成，胎儿可进行微量排泄；皮肤呈透明状态，可见到皮下血管和内脏等。从外观上看，胎儿尾巴完全消失；头约占体长的 1/3；四肢形成；指甲、毛发开始生长；下颌和脸颊成形；眼睑（闭合）、鼻子、双唇、牙根和声带等已发育；可清楚地区分胎儿的性别。内

十月怀胎

生殖器的分泌机能活跃，脐带渐渐延长，胎儿在羊水中可以自由转动。胎儿在第11周时的动作具有代表性，出现两脚交替伸出，作出类似"走"或"蹬车"的动作。

胎儿的外表、四肢、器官塑造和成形都在妊娠第12周，即妊娠3个月以内。这时，胚胎与母体的联系极为密切，而且对致畸因素敏感，母体或外界环境对其影响尤为显著，常导致胎儿畸形与功能障碍。胚胎受损发生在第8周以前，易产生中枢神经系统缺陷等后果，如大脑发育不全、脊柱裂、小脑畸形和脑水肿、心脏畸形、肢体畸形等；胚胎受损发生在第8～12周内，容易发生中枢神经系统缺陷以及耳畸形、腭裂、腹部问题等。

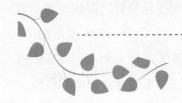

准妈妈身体的变化

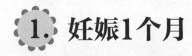

1. 妊娠1个月

怀孕1个月指从末次月经开始起的4周时间。这一时期子宫形态变化不大，与未怀孕时一样大小，但子宫内膜发生了明显变化。此期孕妇基本感觉不到身体有什么变化和异常，但也有人出现浑身无力、发烧或发冷等类似感冒的症状，或嗜睡、无力等症状。

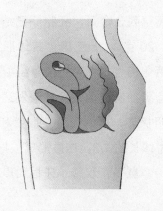

2. 妊娠2个月

孕妇怀孕症状明显，持续停经，感到疲乏、嗜睡、头晕、食欲不振、挑食，嗅觉变得敏感，怕闻油腻味，早起恶心，甚至呕吐，严重时还有头晕、疲乏无力、倦怠等症状。子宫逐渐增大，腹部仍看不出变化，但已经可在盆腔内压迫膀胱引起尿频，因其并非尿路感染，故不出现尿急和尿痛症状。乳房发育，乳头、乳晕颜色加深，乳头增大且变得敏感，乳头周围出现小结节，且有些人的乳房有轻度刺痛和胀痛，偶尔还可挤出少量乳汁。另外，基础体温持续高温；有下腹部、腰部不适感；外阴湿润，有白色黏稠的分泌物。

3. 妊娠3个月

随着怀孕时间的延长，在第3个月早孕反应更加剧烈。疲乏、嗜睡、倦怠、头晕、食欲不振、挑食、嗅觉敏感、恶心、呕吐等反应加重。乳房发育也更加明显，乳房迅速膨胀，乳头、乳晕色素沉着明显，甚至颜色发黑。

从这时起，孕妇口腔出现变化，如有牙龈充血、水肿以及牙龈乳头肥大增生，易出血等病症。遇到这类情况，孕妇不要害怕、担心，这在医学上称为妊娠牙龈炎，是由于体内大量雌激素的影响而产生的，并不是异常反应。

子宫继续增大，到此时已有拳头大，虽然腹部仍看不出大的变化，但从腹部按压子宫周围，能感觉到其存在。一般在妊娠第8周时，耻骨上刚刚可以摸到宫底。增大的子宫继续压迫膀胱底部，引起排尿频繁。等到妊娠12周左右，子宫增大到超出盆腔，当子宫进入腹腔后对膀胱压力减轻，尿频现象开始好转。

十月怀胎

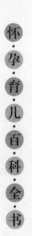

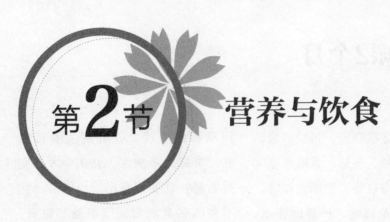

第2节 营养与饮食

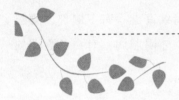

平衡膳食很重要

怀孕后吃什么好？吃什么最有营养？大多数人以为，准妈妈多吃最有营养的食物就可以获得最好的营养。因此，很多准妈妈食用海参、鲍鱼、燕窝、鱼翅之类的"大补"食品。其实，这种认识是错误的，根本就不存在什么"最有营养的食物"。每种食物在营养方面都不完美，既有优点也有缺陷。营养学专家一直强调，要获得良好的营养不能依靠某种或某几种食物，而是应该依靠不同种类食物的合理搭配。营养的好坏不取决于某单一品种的食物，而取决于整体的膳食结构，或者说首先取决于膳食结构。因此，

在营养学中有一句著名的话："没有不好的食物，只有不合理的膳食结构。"孕期饮食安排也必须首先注重膳食结构的合理性。但与普通人不同的是，孕妇对平衡膳食结构的要求更高。

对普通人而言，平衡膳食的要求是比较宽松的，只要在一段时间（比如 1~2 周）内各种食物搭配合理，平均摄入符合上述膳食指南中的推荐量就可以了，并非每天都要吃这些食物才行。假如今天吃肉多了一点儿，那明天就少吃或不吃肉；昨晚有应酬，吃了较多高蛋白的美食，那么今天的早餐就别进食鸡蛋和牛

奶了，只吃一些粮食和蔬菜。

　　然而，孕期的情况有所不同。对准妈妈膳食平衡的要求更为严格。因为胎儿的发育速度是非常快的，日新月异。胎儿每天都需要全面的营养，这些营养都必须通过准妈妈的血液提供。尽管准妈妈体内或血液中有一定的营养储备，以供胎儿不时之需，但我们仍希望准妈妈的饮食每天都能提供胎儿所需全部的营养。所以，准妈妈每天的饮食都应达到平衡膳食的要求。换言之，孕期的膳食平衡应该按"一日"来建立，而不是按"一段时间"来建立。尤其是怀孕中期和晚期，更要如此。

　　每天都达到平衡膳食的要求，各类食物的摄入都完成膳食指南推荐

的数量，这并非易事。尤其是很多女性在未怀孕时饮食习惯与平衡膳食的原则相差甚远，在孕期必须对原有的饮食进行大幅度的修正，这无疑增加了孕期实现膳食结构平衡的难度。比如，有些女性平时几乎是不喝奶的，怀孕后每天要喝奶2次，这是很难做到的；而有些女性平时就有天天喝奶的习惯，怀孕后每天再多喝1次，这就比较容易做到了。说到底，孕期饮食不过是平时饮食的继续和提升。所以，平时即有良好的饮食习惯始终是非常重要的。无论怀孕之前的饮食习惯如何，在怀孕之后，为了自身及胎儿的健康，都应该达到膳食结构平衡，而且是按日建立的膳食平衡。

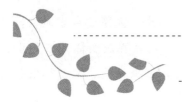

注意补充叶酸

　　孕妇在孕期，尤其是在怀孕前3个月补充叶酸是非常重要的。因为叶酸是细胞分裂和组织形成的必需营养素，它参与遗传物质的合成，对胎儿的生长发育有非常重要的作

用。孕期缺乏叶酸，容易造成小儿出生缺陷，如无脑儿和脊柱裂等神经管畸形。无脑儿和脊柱裂是我国较常见的一种小儿出生缺陷。

　　神经管畸形常发生于受孕后的

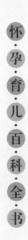

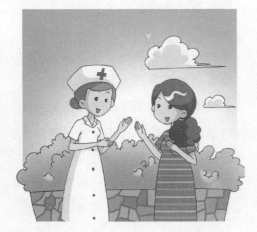

第 3 周和第 4 周。如胎儿无头盖骨，大脑组织一部分或全部缺少，即为无脑畸形；如脊椎骨出现裂口，里面的骨髓组织突出来，即为脊柱裂。无脑儿常常在出生前死于子宫内或于出生后数日死亡；脊柱裂婴儿常下肢瘫痪或大脑有问题。

服用叶酸时要注意的是量不可过多。过多服用叶酸可掩盖维生素 B_{12} 缺乏的症状，维生素 B_{12} 的缺乏可导致不可逆转的神经损害。同时过多的叶酸摄入可干扰锌的吸收和利用，同样导致胎儿发育障碍。所以，每天服用叶酸不应超过 1 毫克。

对孕妇来讲，适当补充叶酸的同时，还要注意每天多吃些富含叶酸的食物，如肝、肾等动物内脏，以及绿叶菜、牛肉、菜花等。

在此期间，孕妇常常在饮食嗜好方面会有轻重不同的改变，如怕闻油腻味，喜食酸味食物等，所以在饮食上应注意搭配，少量多餐，少吃油腻食品，以清淡口味为主，并注意吃适量的带酸味食品，以增进孕妇的食欲。但应避免饮浓茶、浓咖啡及可乐型饮料，白开水是最理想的。许多初孕者晨起呕吐，常常是空腹造成的。在床头放些食物，早上醒来食用可缓解恶心症状。如频繁呕吐要注意补充水分，防止脱水，可多饮水或吃些水果、蔬菜，喝牛奶、汤等饮品。

近几年来，世界各国对神经管畸形的病因和预防措施进行了大量研究。研究结果表明，孕前及孕期补充叶酸可使神经管畸形的发生率降低至少一半。大量研究表明，我国约 30% 的育龄妇女体内缺乏叶酸。因此，专家认为，育龄妇女每天都要服用叶酸 0.4 毫克，尤其是怀孕前的 3 个月和怀孕的头 3 个月服用，能有效地预防小儿神经管畸形的发生。

以下是富含叶酸的食谱：

1. 三花汤

材料：猪腰100克，鱼片100克，菜花200克，鸡蛋一个。

调料：盐、姜、葱、鸡汤、菱角粉、油各适量。

做法：

（1）将猪腰剔去薄膜，横切数刀、竖切数刀成花状，再切成1寸长、0.5寸宽的小块，洗净；鱼片洗净，如前切成花状。将腰花和鱼片分别放在碗内，加入蛋清、盐、菱角粉，搅拌上浆待用。

（2）锅中放少许油，烧至八成热，放姜、葱炒出香味，再放菜花快炒，放盐少许，待菜花八成熟时放入鸡汤烧开。再放入鱼片、腰花，用勺子划开，烧开后撇去浮沫，倒入汤碗中即成。

特点：此汤清淡可口，营养丰富。特别是猪腰含叶酸、锌均较丰富。孕妇于孕前和孕早期可经常食用。

2. 软炸鸭肝

材料：鸭肝250克，鸡蛋清2个量，面包渣100克。

调料：植物油、盐、水淀粉。

做法：

（1）将鸭肝洗净，切成薄片，放在碗里，加盐腌渍15分钟；蛋清打碎，放水淀粉、盐调成糊；将鸭肝一片片地挂匀蛋糊，底部蘸上一层面包渣。

（2）炒锅上火，放油烧至六七成热，将挂糊蘸面包渣的鸭肝下入油锅（面包渣一面朝下），用小火炸3分钟。炸至底部发黄变脆，上部嫩熟乳白时，捞出沥油，放在盘内即可。

特点：此菜香脆软嫩，鲜而不腻。也可将鸭肝换成其他动物肝脏调剂食用。

什锦蛋羹

材料： 鸡蛋2个，莴笋叶末50克，海米末5克。

调料： 盐、番茄酱（或西红柿丁）、淀粉、香油各少许。

做法：

（1）鸡蛋打碎加盐，加上多半杯凉开水搅匀，蒸8分钟左右。

（2）炒锅上火，加少许香油烧热，锅内放一杯清水，水开后放海米末、莴笋叶末、盐、番茄酱或西红柿丁，再勾芡成什锦汁。

（3）将什锦汁倒在蛋羹上即可。

特点： 此菜做法简单，色彩鲜艳，味道鲜美，营养丰富。鸡蛋和绿色蔬菜的叶酸含量均较丰富。

4. 炒木须肉

材料： 猪肉250克，鸡蛋2个，木耳25克，黄花菜25克，油菜150克。

调料： 酱油、糖、葱、盐各适量，淀粉10克。

做法：

（1）将猪肉切成细丝，用淀粉、酱油拌匀；锅上火，放少许油烧热，放入肉丝炒熟，出锅备用。

（2）在热油锅内放入鸡蛋和盐，炒熟，出锅备用。

（3）将发好的木耳和黄花菜分别切小块和小段；将其用热油锅炒片刻后，加酱油、糖、油菜和炒好的肉、蛋共同煸炒。加葱花，勾薄芡，搅匀即可出锅。

特点： 这是道家常菜，做法简单，且有肉、有蔬菜，其中木耳含铁丰富，鸡蛋和绿叶蔬菜含叶酸丰富。

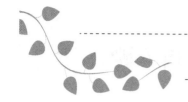

要摄入足够的蛋白质

蛋白质是保证准妈妈乳腺发育和胎宝宝健康最重要的原材料，也是脑细胞的主要成分之一，占脑比重的30%～35%，在促进语言中枢发育方面起着极其重要的作用。如果准妈妈蛋白质摄入不足，不仅会使胎宝宝脑发育出现障碍，还会影响到乳汁蛋白质含量及氨基酸组成，导致以后乳汁减少。

妊娠期间，胎宝宝、胎盘、羊水、血容量增加及母体子宫、乳房等组织的生长发育共需925克蛋白质。

虽然孕早期胎宝宝还很小，但大脑和神经系统已经开始发育。而且早期胚胎自己不能合成氨基酸，全部需由准妈妈供给。这时如果某些氨基酸摄入不足，可引起胎宝宝生长缓慢，有的甚至会引起胚胎畸变。因此，从孕早期开始就应注意增加蛋白质的摄入。未孕前女性每天每千克体重大约需要0.8克蛋白质，如果体重是60千克，每天应该摄入蛋白质48克，孕早期应在原有基础上多摄入5克。

蛋白质不必一次摄入过多，因为人体没有为蛋白质设立储存仓库，如果一次食用过量无法吸收利用，势必造成浪费。应该把一天所需的蛋白质平均分配在三餐中，每餐中都有一定质和量的蛋白质。而且，食用蛋白质要以足够的热量供应为前提。因为如果热量供应不足，机体就会消耗食物中的蛋白质来做能源，影响蛋白质的其他功能。

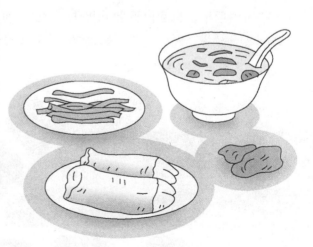

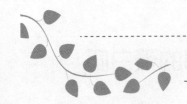

准妈妈要摄入碘

碘是一种重要的微量元素，是甲状腺合成甲状腺激素的关键原料。甲状腺激素是人体内的主要激素之一。甲状腺激素合成减少，会降低母体的新陈代谢，并因此减少对胎儿的营养素供应。

在孕20周之前，胎儿需要的甲状腺激素是由母体来提供的；20周之后则是由胎儿自己的甲状腺合成。无论如何，碘都是必需的。碘缺乏会导致胎儿体格发育障碍和智力发育障碍，会造成严重后果，如侏儒症、智力低下、聋哑等。研究发现，即便轻度碘缺乏不至于造成这些可怕后果，也会降低胎儿出生后的智力评分。因为碘是一种与胎儿大脑发育息息相关的营养素。

世界卫生组织估计，全世界有2000万人因妈妈孕期缺碘而使大脑受到损害。

孕期所需的碘可以通过现在普遍食用的加碘盐来提供。孕早期每天应摄入碘约200微克，这大致相当于六七克加碘盐中的碘含量。必须指出，在食用加碘盐的前提下，准妈妈对碘的摄入是非常充足的。所以，准妈妈没有必要再特意多吃海带、紫菜、裙带菜等含大量碘的食物。近年有研究指出，过多地摄入碘会给健康带来负面影响。

如果准妈妈平时摄入盐量比较少，可通过含碘多的食物来补充。补碘美食推荐：

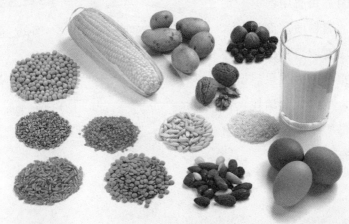

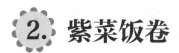

1. 海带炖肉

材料：五花肉500克，水发海带250克。

调料：酱油20克，白砂糖5克，大葱15克，姜10克，花椒5克，八角2克，盐4克，味精、鲜汤各适量，花生油30克。

做法：

（1）将五花肉刮洗干净，切成块；海带切成与肉块大小相同的片。

（2）葱切段，姜切片。锅内加少许底油烧热，放入肉块煸至变色，放入调料和鲜汤烧沸，撇去浮沫。

（3）转用文火炖至八成熟时，放入海带，炖20分钟左右，拣去葱、姜、花椒、八角即可。

2. 紫菜饭卷

材料：米饭100克，紫菜50克，黄瓜、胡萝卜各30克。

调料：白醋和糖各适量。

做法：

（1）米饭蒸熟后凉凉，放一点儿白醋和糖搅拌均匀。

（2）将黄瓜、胡萝卜分别洗净，切条，备用。

（3）紫菜剪成6厘米见方的块，放上米饭，铺平。把黄瓜、胡萝卜放在米饭上，卷成条形，压紧。吃时将其切成小段。

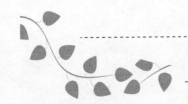

每天都应吃些豆制品

大豆是优质蛋白质、磷脂、多不饱和脂肪酸、钙、锌、B族维生素、维生素E、膳食纤维等营养素的重要来源。大豆还含有低聚糖、异黄酮、皂苷、甾醇等具有保健作用的成分。正是因为大豆及其制品具有良好的营养价值和保健作用，它在世界范围内受到广泛的推荐。

《中国居民膳食指南2007》建议，每人每天摄入30克～50克大豆或相当量的豆制品。准妈妈每天宜摄入40克～60克大豆或相当量的豆制品。当鱼类、肉类、蛋类或奶类等高蛋白食物摄入不足时，应该增加大豆制品的摄入量，以满足孕期的蛋白质需要。相当于40克大豆的大豆制品有豆腐200克、豆腐干80克、腐竹30克、豆腐脑700克、豆浆800克等。这些食物数量都较大，很难在一餐内吃完（因为还要搭配其他食物），所以，准妈妈每天吃2次，或者2天吃3次大豆制品，才能达到推荐量。

大豆包括最常见的黄大豆（黄豆），以及不太常见的黑大豆和青豆，并不包括绿豆、红豆、扁豆、芸豆等杂豆类。杂豆类的营养特点与谷类接近，可以作为粗粮食用。

素鸡、黄豆罐头、豆汁、豆酱、腐乳等大豆制品亦可选用。黄豆芽虽然也属于大豆制品，但其主要营养成分与大豆相比已经发生很大改变。黄豆芽属于蔬菜的范畴，它是维生素C的良好来源之一。

大豆中含有胰蛋白酶抑制剂、植物红细胞凝集素等有毒物质，只有在彻底加热后才能被消灭。比较容易引起食物中毒的大豆制品是豆浆，所以豆浆必须经过彻底加热（100℃，8分钟）后方可食用。

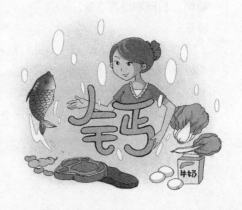

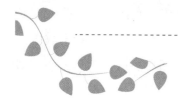

多吃粗粮好处多

常见的主食有馒头、花卷、烙饼、面包、饼干、面条、方便面、油条、米粉等。这些谷类食物的共同特点是碾磨加工比较精细，可称为"细粮"。精细碾磨加工造成谷粒原有营养素大量损失，所以细粮的营养价值普遍不及粗粮。粗粮主要指没有经过精细碾磨的谷类，有3层含义：首先是小米、玉米、高粱、黑米、荞麦、燕麦等所谓粗杂粮，是中国人餐桌上最常见的粗粮；其次是没有经过精细碾磨的面粉和大米，即全麦粉和糙米，以及用它们制作的全麦馒头、全麦面包、全麦饼干、全麦面条、糙米粥等；最后，绿豆、红豆、芸豆、饭豆、扁豆等杂豆类，虽然不是谷类，但其营养特点与谷类相似，也可以归入粗粮的范畴。

与普通人一样，准妈妈的食谱中应该有一定比例的粗粮，应粗细搭配。按照中国卫生部《中国居民膳食指南2007》的建议，每天要吃粗粮50克～100克。按照美国农业部《美国居民膳食指南2010》的建议，粗粮占谷类的一半。

建议孕期食谱中粗粮应该占主食的30%以上。对于血糖异常、体重增长过快或便秘的准妈妈，粗粮的比例还要更多，可占全天主食的50%或更多。

要想每天都达到100克～200克的粗粮推荐量，仅仅是喝小米粥、麦片粥或吃玉米饼等，恐怕是远远不够的。首先要改造白米饭，在米饭中加入小米、糯米、黑米、玉米、糙米（需提前浸泡）、大麦等做成"二米饭""三米饭""黑米饭"等；还可以在米饭中加入红豆、扁豆、绿豆、芸豆等各种杂豆类，做成各色豆饭。其次，在制作馒头、面条、饺子和包子等面食的时候都可以掺入一定比例的全麦粉、荞麦粉、大麦粉等粗粮。最后，在购买馒头、花卷、面包、面条、饼干等面食时，有意识地选择黑面馒头（全麦粉）、全麦面包、全麦饼干、全麦面条、玉米饼等。

十月怀胎

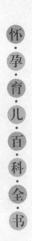

总之，关键是在餐桌上尽量少地见到纯白米饭、纯白面食等。

要真正做到粗细搭配，除了前面讲的3类粗粮外，一些富含淀粉的坚果和种子，如莲子、薏米、栗子、芡实等，也应当纳入主食的总量当中。此外，薯类（如马铃薯、甘薯、木薯、芋头、山药等）的营养特点与谷类比较相似，也可作为主食食用。

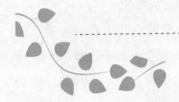

孕吐期如何保证营养

1. 早餐一定要吃好

起床前吃一些富含碳水化合物和蛋白质的食物补充血糖，能减少恶心感觉。另外，起床动作不要太猛，以免加重反胃情况，这样可以避免晨吐影响食欲。即使胃口不好也要努力多吃些，早餐可以谷类食物为主，搭配鸡蛋、少量蔬菜和水果。

2. 要增加餐次

早孕中的准妈妈一次吃不下多少，有一部分还会再吐出来，因此可以少量多餐，一般2~3小时进餐一次，一天进餐5~6次。反应严重的准妈妈只要想吃就可以吃，要抓住一切机会进食，甚至可以选择一些高热量的食物，如巧克力。另外，恶心时可以吃干的，不恶心时喝一些汤、粥。如果进食后恶心，可以做深呼吸或通过散步、听音乐等转移注意力。

3. 水果入菜

把橙子、柠檬、菠萝、梨等搭配到食物中，可以增加食欲。另外，喝一些酸梅汁、橙汁、甘蔗汁也可以缓解妊娠不适，增强食欲。

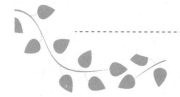

增进食欲的开胃美食

怀孕初期最难过的就是早孕反应，消化系统总是不舒服，不想吃东西，有时胃里翻江倒海，吃进去的东西都被吐了出来……这一阶段不少准妈妈体重不仅没增长，反而瘦了。以下两款酸甜适口、操作简单的佳肴既能让你躲开油烟的侵扰，又能享受美味！

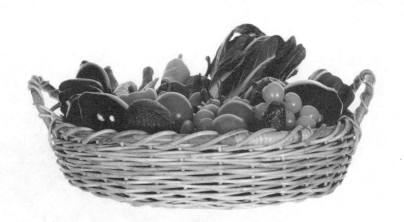

西红柿牛腩

材料：牛腩300克，土豆200克，西红柿200克，洋葱50克。

调料：花生油10克，精盐5克，白砂糖5克，姜10克，葱10克，八角3克，桂皮3克，香叶3克。

做法：

（1）牛腩洗净后切成3厘米左右的块。

（2）将牛腩块放入热水锅中，烧沸后去除浮沫，捞出后再用清水洗净。

（3）牛腩放入砂锅，加葱、姜、八角、桂皮、香叶和水，待大火烧开后再用小火慢炖。

（4）土豆削皮后切块，洋葱切片，西红柿切成小块；炒锅中倒入油，烧至六七成热，放入西红柿不断煸炒，直至熟烂呈酱状。

（5）牛腩慢炖1.5小时左右，然后放入煸好的西红柿，加入土豆块、洋葱、精盐、白砂糖，中火烧至牛肉软烂入味。

特点：西红柿富含维生素C、维生素A和尼克酸，尤其它含有的番茄红素是强抗氧化剂，可以减少自由基对机体的损害、提高免疫力。牛肉蛋白质含量丰富，脂肪含量较低，能够提供丰富的钙、铁、锌等微量元素。色泽鲜艳、味道酸甜的西红柿汤汁搭配美味可口的牛腩肉不仅为准妈妈提供丰富的营养，还可以有效增进准妈妈的食欲。

说明：西红柿中的番茄红素是脂溶性营养素，适合炒食或者与脂肪类食物同吃。牛肉不易煮烂，煮牛肉时可以将少量茶叶用布袋包好，放入锅里，或者放几个山楂、几片萝卜，这样不仅能使牛肉很快煮烂，而且味道清香。加少量的醋也有同等功效。

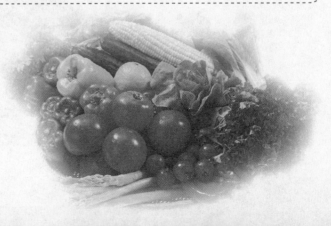

2. 凉拌菠菜

材料： 嫩菠菜250克，花生仁50克。

调料： 香油10克，姜5克，醋5克，精盐3克，白砂糖3克。

做法：

（1）将菠菜择洗干净，放入滚水中氽烫；捞出后用清水过一遍，沥干水分。

（2）姜切末；花生仁用小火炒熟；将菠菜放入盘中，倒上姜末，调入盐、糖、醋、香油，撒上花生仁，拌匀即可。

特点： 菠菜中的蛋白质含量较高，还含有丰富的叶酸。花生富含蛋白质、不饱和脂肪酸、维生素E、尼克酸等准妈妈必需的营养物质，它有"长生果"的美誉。

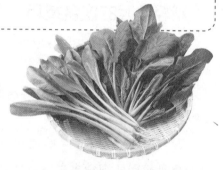

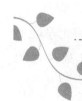

哪些食物可以减轻早孕反应

早孕反应是准妈妈在怀孕期间面临的第一道难关，准妈妈可以多吃一些对早孕反应有缓解作用的食物，如面包干、馒头干、饼干、香蕉、土豆、山药、南瓜等含碳水化合物比较多的食物；还有一些有辛香味的食品，如生姜、香菜、香椿等食物，也有减轻早孕反应的作用；酸味食物如苹果、橘子、葡萄，也可以减轻早孕反应；有助于行气的食物也可以止吐，如白萝卜；可以迅速补充血糖的食物，如蜂蜜。有些准妈妈反应严重，可以服用维生素B₆来缓解，但是一定要咨询医生，以免过量。

除了吃可以减轻早孕反应的食物，还要尽量避免那些容易引起恶心、呕吐的食物，如过于油腻的食物。另外，每个准妈妈都有一些自己厌恶的独特的食品。对自己厌恶的食物，不要勉强食用。如果担心营养不够，可以选择与它有相同作用的其他食物。

减轻孕吐的饮食技巧

❶ 少食多餐，缩短进食间隔，避免因饥饿而加重恶心的感觉。

❷ 呕吐剧烈时、餐前及餐后1小时内要避免喝太多液体。

❸ 感觉恶心时吃一些清淡、易消化且较干的细粮类主食，比如烤面包片、米饭、面条、咸苏打饼干等。

❹ 避免油炸食物或者肉丸子、鸡翅、猪蹄等高脂肪食物，因为这会延缓胃排空而增加呕吐的可能。

❺ 避免太咸、太酸、太甜、太辣的食物或饮料（如酱豆腐、柠檬等），也不要接触味重（如鱼腥味、大蒜味、咖喱味等）的食物。

❻ 保持室内及厨房空气的流通。

缓解早孕反应的美味食谱

甘蔗姜汁：取甘蔗汁加少量生姜汁，频频缓饮。

柚子皮煎：取柚子皮用水煎服，连服数天。

生姜米汤：取生姜汁数滴，放入米汤内，频服。

橙子煎：取橙子用水泡去酸味，加蜂蜜煎汤，频服。

姜汁牛奶：姜1大块，全脂纯牛奶1袋，砂糖适量。姜去皮洗净，把姜磨出2~3茶匙姜汁，并用纱布或小密筛筛过，倒入碗中备用。牛奶煮沸，加糖搅拌均匀。将凉至70℃~80℃的牛奶倒入盛有姜汁的碗中，放置30分钟后即可。

姜自古以来就是民间止孕吐的良方妙药，对轻度孕吐效果最为明显。

奶香烤土豆：土豆中含有丰富的维生素B₆，具有止吐作用。土豆2~3个，奶酪6片，菠萝、盐适量。将土豆洗净，煮熟后去皮，切成条状；将土豆条放在烤盘中，将切碎的奶酪、菠萝及盐均匀地撒在土豆上；烤箱200℃预热10分钟后放入土豆，烤约5~6分钟后即可。

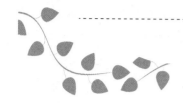

维生素B₁缺乏
可使早孕反应加重

维生素B₁又称硫胺素。研究发现，若人体硫胺素不足，不仅会使糖类代谢发生障碍，还将影响机体整个代谢过程，而且由于丙酮酸不能继续代谢，还会影响氨基酸与脂肪的合成。人们长期大量食用精制的米和面粉，而又缺乏其他杂粮和多种副食品的补充，易造成硫胺素的缺乏。

孕期硫胺素不足会更加明显地表现为疲倦、乏力、小腿酸痛、心律过速等。尤其是孕早期，维生素B₁摄入不足会影响胃肠功能，进一步加重早孕反应，引起营养不良。2000年《中国居民膳食营养素参考摄入量》中孕期维生素B₁的每日推荐摄入量为1.5毫克。

维生素B₁最为丰富的食物来源是葵花子仁、花生、大豆粉、瘦肉；其次为粗粮、小麦粉、小米、玉米、大米等谷类食物。鱼类、蔬菜和水果中含量较少。

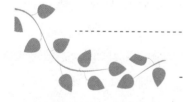

妊娠剧吐宜补锌

锌是体内100多种酶的组成成分之一，一旦机体缺锌，很多酶都不能发挥作用，易造成生命代谢障碍。大脑中的神经细胞是决定智力高低的主要物质，而锌在促进脑神经细胞核酸的复制与蛋白质的合成中扮演着重要角色，因此锌对促进智力发育也有非常重要的作用。大

脑神经细胞从孕10~18周开始快速发育，到怀孕8个月时神经细胞增殖基本结束，宝宝出生时脑神经细胞的数目已与成人大致相同。孕期缺锌不仅会影响胎宝宝脑细胞的分裂与数量，还会对胎宝宝的视觉、性器官的发育有不利影响。孕早期缺锌会影响胎宝宝四肢的发育，增加胎宝宝发生

十月怀胎

畸形的概率。如果补锌不及时还会使胎宝宝在宫内生长迟缓，严重缺锌时甚至会引起缺锌性侏儒症。所以，准妈妈，特别是孕吐严重的准妈妈，要注意补锌。孕早期每天应该摄入11.5毫克锌。

本阶段的准妈妈，补锌当以食补为佳，多吃含锌丰富的食物，如贝壳类海产品（如牡蛎、蛏子、扇贝、海螺、海蚌）、红色肉类、动物内脏等，栗子、核桃、花生、瓜子等带皮或壳的坚果类食品，蛋类、乳类等也是锌的良好来源。精细的粮食加工过程可导致锌的大量丢失，故准妈妈应少吃精细加工的米、面。

铁剂补充量每日超过30毫克时可能会干扰锌的吸收，所以，如果准妈妈贫血，正在进行药物治疗，每日应该增加锌的摄入量（每日摄入15毫克）。如果严重缺锌则应在医生指导下以药剂补充。

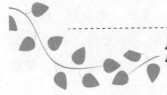

怎样避开容易致畸的食物

怀孕前3个月是宝宝中枢神经系统发育的关键时期，因此也是致畸敏感期。日常生活里要多注意，尽量远离致畸物。

自来水管中可能含有一定量的铅，铅是一种致畸物。每次用水时最好能把水管打开，将老旧水放掉，随后流出的水才可以用。自来水管中的热水不要直接饮用，也不要用来煮饭。食用水最好是将冷自来水煮沸。另外，平时用的餐具也要尽量避免含铅的玻璃制品和含铅釉的瓷器。

有些鱼类容易受汞的污染，如剑鱼、金枪鱼、鲈鱼、鳟鱼、梭子鱼等，每周食用不要超过1次，以免汞过量，伤害胎宝宝神经。

蔬菜、水果表面，还有猪肉、牛肉和羊肉中，容易寄生弓形虫。弓形虫也是一种会致畸的寄生虫，且特别容易感染胎儿。所以水果、蔬菜吃前要仔细清洗；肉类一定要加工熟透再吃；切生肉和内脏的菜板要和其他的菜板分开；准妈妈接触过这些食物后要仔细洗手。

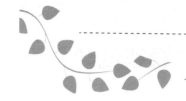

少吃罐头食品

为延长水果或罐头类食物的保存期，罐头食物中往往加入了防腐剂。另外，为了色佳味美，加进了一定量的添加剂，如人工合成色素、香精、甜味剂等，这些物质在标准范围内对人体健康影响不大，但过多、连续食用会产生积蓄，给人体健康带来副作用，而且罐头食品的维生素和活性物质会受到严重破坏。这些都对孕妇，尤其是对胎儿健康不利。胎儿正处在形成时期，各器官对一些有毒化学物质的解毒功能还不健全，所以受到的伤害会更大。同时，母体在摄入较多防腐剂后，体内各种代谢过程和酶的活性会受到影响，这会波及胎儿健康。

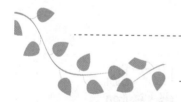

不要吃霉变的食物

准妈妈食用霉变食物不仅容易发生急性或慢性食物中毒，还有可能危害胎儿，造成流产、死胎或先天性畸形，极不利于母体健康和优生。

在妊娠早期，胚胎正处于高度增殖、分化时期，由于真菌毒素的作用，可使胎儿染色体发生断裂或畸变，导致胎儿先天性发育不良，出现多种病症，如先天性心脏病、先天性愚型等，还可导致胚胎停止发育，从而发生死胎或流产。

准妈妈因中毒而发生昏迷，出现剧烈呕吐等症状，或因呼吸不正常而造成缺氧，都是影响胎儿正常发育或导致流产的不良因素。除此之外，真菌毒素长期作用于人体可致癌，如黄曲霉毒素可致肝癌已较为肯定。

十月怀胎

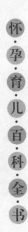
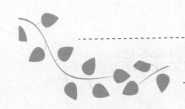

多吃山楂易导致流产

有些准妈妈妊娠早期爱吃酸味食物，这是由于酸味能够刺激胃液分泌，提高消化酶的活力，促进胃肠蠕动，增加食欲，有利于食物的消化吸收。另外，从营养学角度讲，酸味食物一般多含维生素C，其对胎儿形成细胞基质、产生结缔组织以及对心血管的生长发育和造血系统的健全都有着重要的作用。

但值得提醒的是，准妈妈吃酸味食物也应讲究科学。如人工腌制的酸菜、醋制品，有些营养成分基本遭到破坏，而且有些腌制食品易产生致癌物——亚硝酸盐等，食后对母体、胎儿健康均不利。山楂片虽然酸甜可口，但会加速子宫收缩，甚至引起流产，故准妈妈不可多吃。准妈妈最好多选择西红柿、杨梅、石榴、樱桃、葡萄、橘子、苹果等新鲜的蔬菜和水果，不但酸甜可口，而且营养丰富。

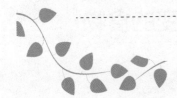

有利于胎儿大脑
发育的果类食物

有些果品是健脑佳品，准妈妈多吃这类食物，对胎儿的大脑发育十分有益。

1. 鲜枣和干枣

鲜枣中维生素C的含量非常多，每100克含量可达540毫克，酸枣中含量最高，为830毫克~1170毫克。枣中的维生素C在人体中利用率高达86.3%。

干枣中每100克含蛋白质3.3克，脂肪0.4克，碳水化合物73克，此外还含有相当多的有机酸、胡萝卜素、B族维生素、维生素C。

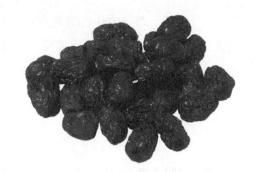

2. 花生米

花生米每100克含蛋白质26.5克、脂肪45克、碳水化合物20克，还含有钙、磷、铁等。蛋白质大部分是球蛋白，脂肪中脂肪酸的组成是油酸、亚油酸、花生酸。这些营养成分对人脑都有很好的保健作用。

3. 柿子和柿饼

鲜柿子中每100克含水分约76.5克，蛋白质0.4克、糖类14克、胡萝卜素0.85毫克、维生素C43毫克、烟酸0.1毫克。柿子是有利于健脑的食品。柿饼是由鲜柿子晾干而成，其营养含量比鲜柿子高。

4. 葡萄和葡萄干

鲜葡萄每100克含水分84克～92克、蛋白质0.3克～0.9克、脂肪0.1克～0.8克、碳水化合物8.5克～13.4克、胡萝卜素0.01毫克～0.41毫克、维生素B_1 0.01毫

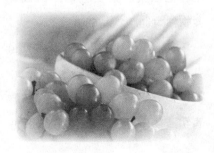

十月怀胎

克～0.18毫克、维生素B₂0.01毫克～0.03毫克、烟酸0.1毫克～0.8毫克，此外还含有维生素C、钙、磷、铁等成分。葡萄所含营养成分有益脑作用，还可抗血栓、预防脑血管和心血管疾病。葡萄干是葡萄晾干制成的，其含糖、铁量较高。

5. 柑橘

柑橘品种很多。以金橘为例，每100克含水分81.1克、蛋白质1克、脂肪0.1克～0.4克、碳水化合物7.3克～16.8克、胡萝卜素0.1毫克～0.64毫克、维生素B₁ 0.4毫克，维生素B₂ 0.4毫克、维生素C16毫克～56毫克、维生素E0.36毫克～0.52毫克、钙60毫克、磷15毫克、铁1.05毫克。柑橘以富含B族维生素和维生素C为特点，是健脑益智食品。

6. 核桃、栗子

核桃、栗子属于坚果类。日本研究自然疗法及健脑食物的专家，把核桃、栗子、花生仁三种食物称为健脑食品的"三杰"。

核桃仁每100克含蛋白质15.4克、脂肪63克，此外还含有钙、磷、铁及各种维生素。在脂肪酸的组成中，不饱和脂肪酸、亚油

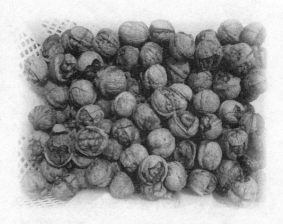

酸分别占63%及16%，维生素B_6的含量也相当高。

栗子每100克含蛋白质5.3克、脂肪1.7克、碳水化合物65克~70克、胡萝卜素0.3毫克~0.4毫克、维生素$B_1$0.6毫克、维生素B_2 0.15毫克、烟酸0.5毫克~2.2毫克、维生素C34毫克、钙25毫克、磷93毫克、铁1.5毫克，其脂肪中大部分是不饱和脂肪酸，可有效补充大脑发育需要。蛋白质中氨基酸的组成如谷氨酸等的含量很高，这些都是健脑成分。

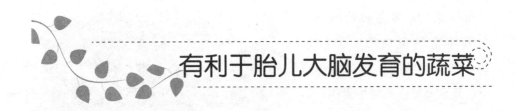

有利于胎儿大脑发育的蔬菜

蔬菜中的健脑食品主要有香菇、金针菇、黄花菜、南瓜等。

1. 香菇

香菇营养丰富，每100克含蛋白质21克、脂肪1.3克、粗纤维32克、碳水化合物29克、胡萝卜素20微克~120微克、维生素$B_1$0.19毫克、维生素$B_2$1.3毫克、尼克酸24.8毫克、钙35毫克、磷289毫克、铁7.3毫克，另有其他维生素、矿物质及30多种酶和18种氨基酸，因其含有全面丰富的营养成分，所以是很好的健脑食品。

2. 金针菇

金针菇营养全面、丰富，每100克干品含蛋白质31.2克、脂肪5.78克、粗纤维3.34克、碳水化合物60.2克、钙16毫克、磷280毫克、铁9.8毫克、尼克酸23.4毫克，还含有维生素B_2、维生素C以及胡萝卜素等，并含有8种人体所必需的氨基酸，其中赖氨酸的含量特别多，是健脑佳品。

3. 黄花菜

黄花菜又名金针菜，被称为"健脑菜"。其营养价值高，含有丰富的蛋白质、脂肪、钙、铁等有健脑作用的营养成分，还含有较多的维生素B_1，其安神健脑作用明显。

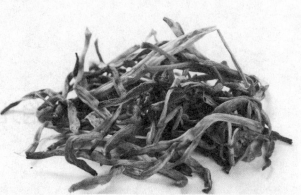

4. 南瓜

南瓜每100克含蛋白质0.5克、脂肪0.1克、钙30毫克、磷9毫克、铁1.1毫克、胡萝卜素0.2毫克、维生素$B_1$0.05毫克、维生素$B_2$0.06毫克、维生素C5毫克、碳水化合物15.5毫克，是健脑食物。

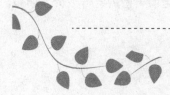

准妈妈应多吃红薯和糙米

准妈妈的膳食宜粗细搭配、荤素搭配，不要吃得过精，以防造成某些营养元素吸收不够。很多粗粮有着意想不到的食疗作用，准妈妈可多吃些。

1. 红薯

红薯富含淀粉，其氨基酸、维生素A、B族维生素、维生素C及纤维素的含量都高于大米和白面。它还富含人体必需的铁、钙等矿物质，是营养全面的长寿食品。红薯中含有黏蛋白，是一种多糖和蛋白质的混合物，属于胶原和黏多糖类物质。这种物质可促进胆固醇的排泄，防止心血管脂肪沉淀，维护动脉血管的弹性，从而有效地保护心脏，预防心血管疾病。

2. 糙米

明代药物学家李时珍在《本草纲目》中称赞糙米具有"和五脏、好颜色"之妙用。每100克糙米胚芽中含蛋白质3克，脂肪1.2克，维生素B_1、维生素B_2各2.5克，维生素E 1.8克，维生素C 50毫克，维生素A 50毫克，菸碱酸250毫克，叶酸250毫克，锌20毫克，镁15毫克，铁20毫克，磷15毫克。上述这些营养素对胎儿有益，可以满足胎儿发育的需要。

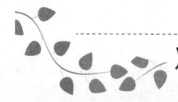

准妈妈多喝酸奶有益健康

酸牛奶是将消毒牛奶加入适当的乳酸菌，放置在恒温下经过发酵制成的。由于酸牛奶改变了牛奶的酸碱度，使牛奶中的蛋白质发生变性凝固，结构松散，容易被人体内的蛋白酶水解消化。另外，酸牛奶中的乳糖经发酵，已水解成能被小肠吸收的半乳糖与葡萄糖，因此可避免某些人喝牛奶后出现的腹胀、腹痛、稀便等乳糖不耐受症状。由于乳酸能产生一些抗菌作用，因而酸牛奶对伤寒、痢疾等病菌，以及肠道中的有害生物的生长繁殖也能起到一定的抑制作用。乳酸菌在人肠道里能合成人体必需的多种维生素，因此酸牛奶更含有别具一格的丰富的营养，对孕妇、产妇更为适宜。

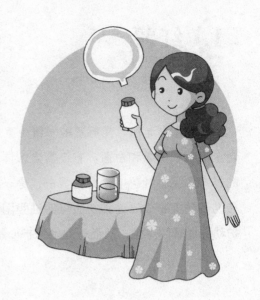

喝水也要讲究方法

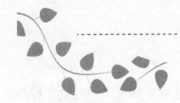

水也是人体中含量最多的成分。对生命、生存而言，水比食物更重要。断水比断食对生命的威胁更为严重，如果断食只饮水，人尚可生存数周；但如果断水，则只能生存数日。

1. 不要感到口渴再喝水

水对身体健康有重要影响。水摄入不足或水丢失过多，可引起体内缺水，亦称"脱水"。缺水将危害胎儿健康。脱水最早出现的症状是口渴，口渴也是人们喝水的主要驱动力。不过，要是非等到口渴再喝水，却已经迟了。因为口渴的感觉一出现，说明身体内已经有一定程度的缺水，而且还有其他因素影响口渴感的正常出现。所以，要主动喝水，不要等口渴再喝。《中国居民膳食指南2007》明确指出："切莫感到口渴时再喝水。"

2. 每天应该喝多少水

有关每天喝多少水的问题讨论很多，但只有大致的结论。《中国居民膳食指南2007》建议，普通成年人每天最少饮水1200毫升（6杯）。1200毫升水只是一个最低下限，实际饮水量可以比这个数值多。孕妇就要适当多喝一些水，尤其是在天气比较热，出汗，户外工作、户外活动时间长，运动量大等情况下，更应加大饮水量，每天2000毫升或更多都是可以的。当然，如果孕中期或孕晚期有水肿状况出现时，就要限制饮水量，每天1000毫升或者更少。严重时，要遵从医嘱。此外，孕妇饮用的牛奶、豆浆等液体食物中的水，也可以算作饮水量。

3. 喝水的时间和方法

除每日喝水总量外，喝水的时间和方法也很重要。《中国居民膳食指南2007》建议："饮水时间应分配在一天中的任何时刻，喝水应该少量多次，每次200毫升左右（1杯）。"少量多次喝水的具体做法是：早晨起床一大杯（200毫升~400毫升，以不影响早餐为前提），晚上睡前1~2小时一杯水（200毫升），其余的水（4~6杯）在一天内尽可能均匀地或适时地饮用。

清晨（晨起）的第一杯水尤其重要。经过数小时的睡眠，未进食也未饮水之前，血液处于比较黏稠的状态，此时喝一大杯水，有助于稀释血液。

十月怀胎

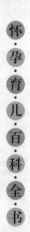

4. 喝什么水更好

对于喝什么水更好这个问题众说纷纭，但大多数说辞只是广告或变相广告而已，不用太当真。实际上，简单的就是最好的。《中国居民膳食指南2007》明确指出："白开水是最符合人体需要的饮用水""白开水是满足人体健康、最经济实用的首选饮用水"。

当然，好水不只白开水，可以延伸为"白水"，即瓶装或桶装的矿泉水、纯净水、矿物质水等，没有颜色也没有味道。说到底，饮水就是为了安全、方便地补充水分，只要安全、卫生就是好水。至于纯净水、矿泉水、矿物质水之间，以及各种品牌之间的健康差别，没有夸大的必要。消费者可以根据自己的喜好、是否方便和性价比灵活地选择。

现在有很多家庭用净水设备，至少在理论上，它们可以使自来水水质进一步提升，比较可取。有条件的家庭可以使用净水设备。但在购买具体产品时，需要考虑它的实际效果，以及是否会带来新的安全隐患，比如滤芯不能按期更换、藏污纳垢等，当然，性价比也要考量。

有些水产品可能本身水质并不差，但广告宣传过了头，什么"磁化水""六角水""碱性水""还原水""小分子团水""活性水""电解水"等，每种水产品都声称可以带来莫大的健康益处，这就有点儿言过其实了，完全不用当真。

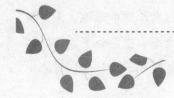

准妈妈应少喝或不喝茶

茶通常被视为健康的饮品，但对准妈妈而言，情况有所不同。一般不提倡准妈妈喝茶。当然，也没有迹象表明，准妈妈每天喝一杯茶会带来危害。

但至少在理论上，准妈妈喝茶的确不如不喝。

首先，喝茶不能给准妈妈提供营养素。茶水中必需的营养物质如蛋白质、维生素、矿物质等都微乎其微。茶的好处主要含有茶多酚。茶多酚有很多保健作用，如抗衰老、降血脂、抗动脉硬化、抗癌等，但它并不是母体或胎儿必需的营养物质。

其次，喝茶对准妈妈和胎儿有不利影响。一方面，茶多酚、茶碱等物质会抑制人体对铁和蛋白质的吸收；另一方面，茶叶含有咖啡因，咖啡因对母体和胎儿均有兴奋作用，准妈妈可能会因长期喝茶已经耐受咖啡因的刺激性，但胎儿对咖啡因的刺激性非常敏感，直接能观察到的反应是胎动增加。人们由此担心咖啡因会危害胎儿的生长发育。因此，准妈妈最好不要喝茶。如果喝茶的话，也要喝淡淡的绿茶，且要在餐后数小时饮用，把上述不良作用降至最低。

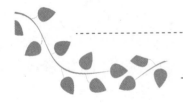

咖啡也应少喝或不喝

咖啡因是咖啡主要的功效成分，它的最大益处是提神，使人精力旺盛。这种提神作用既与大脑兴奋有关，也与心理依赖有关。

与茶相似，准妈妈喝咖啡有可能对胎儿造成不利影响。咖啡因可以通过胎盘，有收缩血管的作用，可使胎盘绒毛膜血流显著减少，影响胎儿发育。据研究，咖啡因可降低胎儿出生体重，且咖啡因摄入量越多，胎儿出生体重减少克数越多。美国食品药物管理局（FDA）曾发

表声明，建议已经怀孕或可能怀孕的女性减少咖啡因的摄取。

这是因为：首先，咖啡因在肠道内会干扰钙、铁、锌等矿物质的吸收；其次，咖啡因通过胎盘进入胎儿体内，也会出现胎儿兴奋现象；最后，现在十分流行的速溶咖啡含有植脂末（或称"咖啡伴侣"），植脂末中含有较多反式脂肪酸及较多食品添加剂。

总之，准妈妈应尽量少喝或不喝咖啡。除咖啡和茶外，可可、巧

十月怀胎

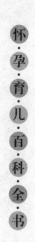

克力、可乐型饮料和某些功能性饮料中也含有少量的咖啡因。当然，与香烟和酒精不同，咖啡或含咖啡因的饮料（如可乐等）对妊娠的不良作用要轻微得多，偶尔喝杯咖啡或者来一瓶可乐应该没什么影响。

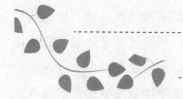

怎样正确吃水果

水果主要提供维生素C、β-胡萝卜素、B族维生素、钾、钙、镁、膳食纤维和植物化学成分，多吃水果对准妈妈和胎宝宝都有好处。但你可知道，准妈妈吃水果是很有讲究的，有些水果可以多吃，有些水果尽量不要吃。虽然没有某种水果是绝对禁忌的，但如果吃得不当也有造成不良反应的可能。

1. 不能用水果代替正餐

孕早期，很多准妈妈都会有不同程度的早孕反应，吃不下什么东西，想用水果代替正餐。这种做法是不正确的。水果虽然含有丰富的维生素和矿物质，但它所含的蛋白质和脂肪却远远不能满足准妈妈自身以及胎儿发育的需要。长期以水果代替正餐，会导致能量和蛋白质摄入不足，影响胎宝宝的生长发育和准妈妈的身体健康。

2. 水果要吃，蔬菜也要吃

尽管水果和蔬菜在营养成分和健康效应方面有很多相似之处，但它们是两种不同的食物，其营养价值有所不同，故《中国居民膳食指南2007》指出，水果与蔬菜不能互相替换。孕妇每日膳食中既要有蔬菜，也要有水果，不可偏废。

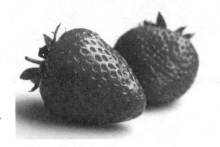

3. 吃水果不可贪多

在同等重量或者体积时，水果中糖类含量要低于主食，其能量含量也明显低于主食、肉、蛋、奶和豆制品。所以，多吃水果（通常意味着摄入其他食物减少）尤其是餐前吃水果，有助于减少总能量摄入，从而有利于防止体重增长过快。但是，如果水果摄入量太大，特别是其他食物摄入量并没有明显减少，那么，总能量摄入只增不减，结果会使体重增长过快。

有些准妈妈听信"多吃水果对孩子皮肤好"，或者其他没有根据的说法，因吃水果太多而导致能量摄入过多的现象并不少见。水果再好也不可一味贪多，以每天200克~400克较为合适。毕竟水果只是膳食结构的一部分，大量食用势必会影响其他食物摄入，破坏膳食平衡。

妊娠期糖代谢异常或是患有妊娠糖尿病的准妈妈水果摄入量应减半，最好等血糖控制平稳后再吃水果。吃水果的时间最好选在两餐之间，这样既不会使血糖太高，又能防止低血糖的发生。

4. 水果选择范围要广

吃水果的一个基本原则是多样化，不必拘泥于所谓高营养的水果。有些水果如柑橘、苹果、猕猴桃因其有机酸（比如柠檬酸、苹果酸和酒石酸等）含量较多之故，酸味较重，能刺激人体消化腺分泌，增进食欲，有助于食物消化，能有助于铁等营养素的吸收。

十月怀胎

可多食用。

对于体重增长正常、血糖正常的准妈妈来说，吃水果并不存在"最佳"时间和"不宜"时间。空腹吃，餐后吃，餐中吃，早上吃，中午吃，晚上吃……其实都是可以的。只要胃肠没什么不适，任何时间吃水果都无不可。

 # 5. 果汁不能代替新鲜水果

果汁往往给人"更有营养"的错觉，其实不然。市售的果汁产品，在压榨、捣碎和加热消毒过程中使部分维生素（如维生素C）被破坏；过滤则使几乎全部膳食纤维流失；还要添加甜味剂、防腐剂、色素和香料等。因此，即使是纯果汁，其营养价值也与新鲜水果有很大差距。何况市场上大量的果汁类产品并不是纯果汁，只是果汁饮料而已！

果汁是不能代替新鲜水果的。当然，在不方便吃水果时，如旅行途中或者工作中，喝果汁可作为权宜之计。除果汁外，水果罐头、果脯、果干等水果制品也同样不能代替新鲜水果。《中国居民膳食指南2007》建议，不要用加工的水果制品代替新鲜水果。

 # 6. 吃完水果最好漱漱口

准妈妈在吃水果后要记得漱口，因为水果一般都含有发酵类糖类物质，对牙齿有较强的腐蚀作用，因此吃完水果后最好漱口。不然残留在口腔中的水果残渣会造成龋齿。

7. 有些水果准妈妈最好少吃

山楂可活血、化淤、通经，对子宫有一定的收缩作用，所以在怀孕早期应该少吃。有流产史或者流产征兆的准妈妈更应该忌吃，即使是山楂制品也不例外。

从中医角度来说，女性怀孕之后体质一般偏热，阴血往往不足，此时一些热性的水果，如荔枝、桂圆等应该适量食用，否则容易产生便秘、口舌生疮等症状。尤其是有先兆性流产的准妈妈更要谨慎，因为热性水果容易引起胎动不安。

适量吃西瓜可以利尿，但吃太多容易造成脱水等症状，特别是胎动不安和胎漏下血（有早产症状者）的准妈妈更要忌吃。

过量食用柑橘容易引起燥热、上火，发生口腔炎、牙周炎、咽喉炎等。准妈妈每天吃柑橘不宜超过3个，总重量应该控制在250克以内。

柿子有涩味，吃多了会感到口涩舌麻，收敛作用很强，容易引起大便干燥；遇酸则容易凝集成块，与蛋白质结合后产生沉淀。因此，吃柿子应该适可而止，最好一次只吃1个，不可以多吃。

猕猴桃性寒，所以脾胃虚寒的准妈妈要慎食，经常性腹泻和尿频的准妈妈也不宜吃。饭后1～3小时吃较为合适，不宜空腹吃。有先兆性流产现象的准妈妈尽量别吃猕猴桃。

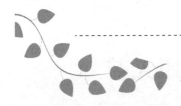

适量进食坚果类食物

坚果种类较多，大致可分成两类：一类是高脂肪、高蛋白、很少碳水化合物的坚果，如花生、西瓜子、葵花子、南瓜子、腰果、松子、杏仁、核桃、开心果、松仁、榛子等；另一类是高碳水化合物、低蛋白、很少脂肪的坚果，如板栗、莲子、白果等。

坚果风味独特，深受人们的喜爱，是最常见的零食之一。坚果的营养价值较高，含丰富的蛋白质、维生素E、B族维生素、叶酸、钾、镁、锌、铜和膳食纤维。对准妈妈而言，坚果也是值得推荐的零食。

然而，食用坚果也绝非多多益善，因为多数坚果含有大量脂肪。比如，100克炒花生仁含有44.4克脂肪，大概相当于45克花生油或豆油。葵花子、杏仁、榛子、西瓜子、南瓜子、松子、核桃、腰果等坚果中的脂肪含量与花生相比，也有过之而无不及。其中，葵花子含50％的脂肪、核桃含60％的脂肪、

松子则含70％的脂肪。过多摄入高脂肪的坚果易致肥胖。

因此，《中国居民膳食指南2007》建议，每周吃50克坚果是适宜的。50克坚果（以可食部计）相当于大小适中花生仁66粒，或大杏仁37粒，或开心果76粒，或葵花子5把（成年女性手掌），或西瓜子5把。

孕期坚果食用量可适当增加，如每天10克～20克（每周75克～150克）。不过，此时要减少同等重量的大豆（或与之相当的大豆制品）的摄入。尤其是那些孕前即肥胖或者体重增长过快的准妈妈，更应如此。

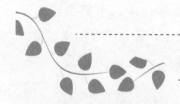

小心食品添加剂

1. 食品添加剂大多对健康无益

现在我们每天都能轻松地吃到各种各样、五花八门的食品添加剂——防腐剂、色素、香精、甜味剂、乳化剂、增稠剂、稳定剂、抗氧化剂、营养强化剂、发色剂、酸味剂、膨松剂、漂白剂、增味

剂、面粉处理剂、被膜剂、水分保持剂、抗结剂、消泡剂等。这还只是类别，每一类食品添加剂还有很多种。只要在超市购买加工食品食用，一天吃四五十种食品添加剂很平常，吃七八十种也不难。一块小小的口香糖会含16种添加剂，一块蛋糕也能含50种添加剂。这些食品添加剂中除营养强化剂对健康有益外，其他绝大多数都对健康无益，而且用得过量势必是有害的。

有很多食品添加剂加在食品中并无实际用途，只是为了颜色漂亮、卖相更好而已，因而根本是不必要的。面粉增白剂——过氧化苯甲酰是其中的典型代表。首先，面粉根本无须增白，白面粉不一定是好面粉。实际上，面粉越白，加工越精细，则营养价值越低。其次，增白剂给无德企业提供了合法的造假手段——用增白剂来掩盖面粉的品质缺陷或落后的加工工艺。所以，2011年3月，卫生部、国家工商总局、国家质检总局等相关部门联合发文，全面禁止使用面粉增白剂。

2. 避免摄入太多的食品添加剂

实际上，现在的食品添加剂，还有很多像面粉增白剂一样，没有必要，只有隐患。要一一弄清楚每种常见食品添加剂对准妈妈的危害是很困难的，但如何避免摄入太多食品添加剂却一点儿也不难。

最有效的方法是购买包装食品时仔细查看配料表。配料表也称为"配料""材料"或"原料与辅料"等，标注于食品标签的主要版面，在食品标签上很容易看到。按照国家标准的规定，食品中使用的食品添加剂（有时候是代码）必须一一如实写在配料表中。

小小的配料表是我们了解某种包装食品营养品质的重要窗口。国家标准要求，食品配料一般按加入量比例由大到小（递减顺序）排列。也就是说，排在第1位的加入量最多，排在第2位的加入量第2多，依此类推。食品添加剂基本都排在配料表的最后面，且排名不分先后（按国家标准规定，加入量小于2%的配料——主要就是食品添加剂——不用遵从递减顺序）。

先看某品牌蛋黄派的配料表：小麦粉、白砂糖、鸡蛋、精炼植物油、奶粉、代可可脂、可可粉、乳清粉、低聚糖、葡萄糖浆、山梨糖醇、食用盐、食用碳酸钙、大豆磷脂（由转基因大豆加工制成）、氢化油、膨松剂、乳化剂、增稠剂、脱氢醋酸钠、山梨酸钾、朗姆酒、食用香精、核黄素、焦亚硫酸钠、胭脂红、紫草红、β-胡萝卜素、丙酸钙、抗氧化剂。

该蛋黄派除前5种基本成分外，其余二十几种原料均为食品添加剂！有氢化油（含反式脂肪酸）、甜味剂、防腐剂、乳化剂、膨松剂、香精、色素、增稠剂、抗氧化剂——简直就是食品添加剂的大杂烩。实际上，这种零食正是靠各种食品添加剂来兑制出诱人口感的。它是专门用来诱骗我们舌头的东西，对身体健康毫无益处，充满风险。

再看某品牌圆火腿的配料表：猪肉、鸡肉、水、淀粉（≤6%）、植物蛋白、饴糖、食用盐、白砂糖、香辛料、增稠剂、水分保持剂、增味剂、食用香精、D-异抗坏血酸钠、着色剂、亚硝酸钠、乳酸链球菌素。除前4种基本成分外，其余13种为食品添加剂。由此可知，火

腿肠类肉制品营养品质比鲜肉差很多，其可口味道、漂亮色泽、良好弹性全部来自食品添加剂。

某饼干的配料表：小麦粉、巧克力颗粒（白砂糖、氢化植物油、可可粉、葡萄糖、乳化剂、香兰素）、植物起酥油、白砂糖、食用盐、乳清粉、膨松剂、食用香精、柠檬酸、焦糖色。小小一块饼干，其原料何其复杂，大量添加非天然成分是其一大特色。

某品牌果珍的配料表：白砂糖、酸度调节剂、磷酸钙、增调剂、橙味食用香料、着色剂（柠檬黄、落地黄）、维生素C等。这里面几乎全都是食品添加剂，居然与水果毫无关系！可是果珍的包装上无一例外带有各种水果的诱人图片。

某话梅肉的配料表：鲜杏肉、白砂糖、食盐、奶油、柠檬酸、甜菊糖苷、阿斯巴甜、甜蜜素、甘草、香兰素、乙基麦芽酚、山梨酸钾、糖精钠、安赛蜜、苯甲酸钠。这又是一个食品添加剂之集大成者。

综上所述，食品添加剂日益泛滥，更有非法添加剂混杂其中，形成巨大的食品安全隐患。准妈妈购买包装食品时，必须仔细阅读其配料表。对配料表中含有大量食品添加剂的食品，要敬而远之。

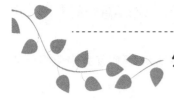

少吃煎、炸、烤类食物

中餐烹调方法众多，能烹制出非常好吃的菜肴。但有些烹调方法已经被证明会产生较多有害物质。其中高温油炸、油煎和烧烤是被诟病最多的，安全隐患较大。

经研究这些有害物质有致癌作用。2005年卫生部发布的第4号公告指出，淀粉类食品在高温（>120℃）烹调下容易产生丙烯酰胺。而动物试验结果显示，丙烯酰胺是一种可能致癌物。检测数据表明，炸薯条、炸薯片、方便面、油条等油炸食品都含有较多的丙烯酰胺。因此，卫生部建议，应尽可能用蒸、煮等不超过120℃的方法来烹饪淀粉类食品（主要是谷类和薯类等），改变喜吃油炸和高脂肪食品的饮食习惯。

不单油炸淀粉类食物，煎炸蛋白质类食物也会产生"对人类高可疑致癌物"（国际癌症研究中心给出的评语）——杂环胺。杂环胺还能引起基因突变。一般来说，加热温度越高、时间越长、水分含量越少，产生的杂环胺越多。

烧烤肉类比煎炸肉类更"厉害"，不但会产生杂环胺，还会产生另外一种致癌物——多环芳烃类化合物。多环芳香烃是最早被认识的，至今也是最重要的、数量最多的化学致癌物，一共包括400多种具有致癌作用的化合物，其代表成分是苯并（a）芘。在动物实验中，苯并（a）芘不但会致癌，还会毒害胚胎，造成畸形。

其实，除了淀粉类食物和蛋白质类食物外，油脂本身高温加热，

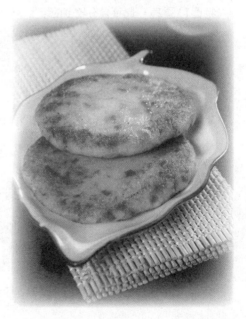

十月怀胎

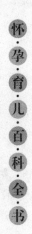

尤其是反复油炸，也会产生致癌物质，包括多氯联苯、丙二醛、苯并（a）芘等。高温煎炸的油脂还能产生较多反式脂肪酸。

高温煎炸和烧烤堪称不良烹调方式的集大成者。准妈妈最好避免食用油炸或烧烤食品，多采取清蒸、清炒、炖、熬、氽、滑、熘等方法烹制菜肴。

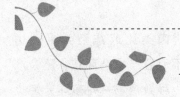

孕早期营养食谱

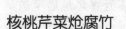

核桃芹菜烩腐竹

材料：核桃仁40克，芹菜100克，腐竹25克。

调料：香油6毫升，精盐适量。

做法：

（1）将芹菜洗净后切成丝，腐竹用水泡开后切成菱形备用。

（2）将腐竹和芹菜丝一起放入沸水中焯一下，捞出控去水分后放入盘中，加入精盐、香油。

（3）将核桃仁用沸水泡后剥去皮，用沸水氽烫后捞出，与芹菜和腐竹拌匀即可。

特点及营养：此菜含有较多的维生素C和铁，有补血的作用。

海米紫菜蛋汤

材料：紫菜10克，海米5克，鸡蛋1个，青菜叶。

调料：花生油、葱、盐各适量。

做法：

（1）将海米用热水浸泡软透，葱切成葱花，鸡蛋打入碗中搅匀，紫菜撕碎放入汤碗内。

（2）锅中放入花生油，下葱花炝锅，加入适量清水，下海米用文火煮片刻。

（3）水沸后放入青菜叶，淋入鸡蛋液，待蛋花浮起时，将汤装入盛紫菜的碗中即可。

特点及营养：色泽鲜亮，汤味清鲜，味美可口。富含碘和钙。

杂锦鸡丁

材料： 鸡肉300克，青豆150克，榄仁果仁100克，红萝卜粒。

调料： 盐、蛋白、生粉、姜汁、蒜茸、料酒、油各适量，调好的芡汁。

做法：

（1）青豆焯水后冲凉；榄仁焯水后控干，用温油炸至微黄盛起。

（2）鸡肉切粗粒，加调味料拌匀腌20分钟。

（3）烧热油，爆香蒜茸，下青豆、红萝卜略炒，鸡肉回锅，加料酒，下芡汁料及榄仁拌匀即可。

特点及营养： 豆类和肉类中含有丰富的维生素B_1，能减轻孕初期的呕吐，并可减少精神疲劳、肌肉痉挛等症状。

豆腐烧丸子

材料： 豆腐250克，五花瘦猪肉250克，肉末50克，酱油50毫升，海带丝20克，海米15克。

调料： 淀粉、葱、姜、花生油、精盐各适量。

做法：

（1）将豆腐捣碎，加入肉末、海米、葱末、姜末、精盐、淀粉搅匀，做成大丸子。

（2）放入烧至五六成热的油锅内炸好。

（3）将五花肉切块红烧后加入海带丝，加水炖30分钟，放入豆腐丸子和酱油，用文火炖20分钟后即可食用。

特点及营养： 海带、肉和豆腐三者相配，各取所长，荤素兼有，别具风味。豆腐中含有钙、磷、钠、钾等矿物质，并富含维生素B_1，海带含碘丰富，瘦猪肉含优质蛋白质，常食对孕产妇有很好的滋补作用。

时蔬牛骨汤

材料： 牛骨1000克，胡萝卜500克，番茄、西蓝花各200克，洋葱1个。

调料： 黑胡椒、盐各适量。

做法：

（1）牛骨斩成大块，洗净，放入沸水中煮5分钟，取出冲净。

（2）胡萝卜去皮切大片；番茄对切成4块；西蓝花切大块，洋葱去最外层皮切块。

（3）锅内放油烧热，文火炒香洋葱块；注入适量水煮沸，加入各种材料煮3小时，下盐、黑胡椒调味即成。

特点及营养： 牛骨中含有丰富的钙，胡萝卜、西蓝花和番茄中则富含多种维生素和矿物质，所以本汤中也富含钙质及多种营养，孕妈妈可多加食用。但做汤的时候不要放太多的骨头，以免油脂过多。

菠菜海米肉丝面

材料： 面粉100克，肉丝50克，海米50克，水发木耳20克，菠菜200克。

调料： 酱油、盐、味精、香油各适量。

做法：

（1）面粉和成面团，用擀面杖将面团擀成薄片，用刀切成长条。

（2）把肉丝炒熟，下海米、木耳，放入菠菜，加酱油、盐、味精煸炒，勾成汤汁。

（3）锅沸时，下入面条，煮熟，捞出，盛入大碗内，浇汁在面条上即可。

特点及营养： 菠菜中含有大量的β-胡萝卜素和铁，也是维生素B_6、叶酸、铁和钾的极佳来源，其中丰富的铁对缺铁性贫血有改善作用，能令人面色红润，光彩照人，因此被推崇为养颜佳品。

草菇奶汁汤

材料： 草菇230克，牛肉（肥瘦）100克，鸡蛋清50克。

调料： 生粉15克，芡粉10克，全脂牛奶粉10克，盐6克，植物油5毫升，味精5克，料酒2毫升，苏打粉2克，胡椒粉1克，香菜、高汤适量。

做法：

（1）将牛肉剁碎，加上2克苏打粉、10克全脂牛奶粉、2克味精、2克盐、10克生粉、2毫升酒等搅拌均匀，接着腌制50分钟。

（2）将草菇切成颗粒。

（3）鸡蛋清搅拌均匀。

（4）锅中倒入2杯清水烧沸，将草菇放进去。等水再沸的时候即可捞出，冲冷水。再烧沸4杯水，将牛肉放进去，稍烫后捞出，同草菇一起沥干。

（5）将5毫升植物油烧热，倒入高汤烧沸，加上牛肉、草菇和4克盐、3克味精、1克胡椒粉。等水再沸时，淋下5克生粉、10克水勾芡、鸡蛋清和少量的油，稍加搅拌。煮至水开，盛入碗中即可，最后撒上香菜。

特点及营养： 此牛肉羹适用于对有肢寒畏冷及贫血状况的调理，有补虚、养身的作用。

海带猪腰汤

材料： 猪腰1对，海带30克。

调料： 精盐等适量。

做法：

（1）将海带泡发后用清水清洗干净，切成块。

（2）将猪腰清洗干净，切成片。

（3）在锅内烧水，为了去除猪腰的腥味，需要将猪腰放在沸水中余约3分钟。

（4）将调料、猪腰、海带一起放入锅里煲，到熟的时候加入适量的精盐等即可食用。

特点及营养： 海带含碘很高，是体内合成甲状腺素的主要原料，经常食用能够令秀发润泽乌黑，还可清热祛毒、活血降压。海带猪腰汤适用于患有水肿的孕妈妈。

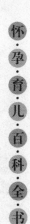

猪肝凉拌瓜片

材料：熟猪肝150克，黄瓜200克，香菜50克，海米25克。

调料：精盐、味精、醋、花椒油、酱油各适量。

做法：

（1）将200克黄瓜清洗干净，切成宽1厘米、长3厘米、厚0.3厘米的片，放进盆内。

（2）把150克熟猪肝去筋，切成宽1厘米、长4厘米、厚0.3厘米的片，放在黄瓜上面。

（3）把50克香菜清洗干净，去根，切成长1.5厘米的段，撒在肝片上。

（4）把25克海米用开水发好，倒入盆内。

（5）将适量的醋、酱油、味精、精盐、花椒油搅拌均匀，浇在瓜片和肝片上即可食用。

特点及营养：猪肝含有丰富的铁元素，和嫩黄瓜配菜，清香味美，可增进食欲。

百花豆腐

材料：河虾350克，豆腐300克。

调料：大葱15克，植物油15毫升，香油5毫升，盐4克，胡椒粉1克。

做法：

（1）将虾去壳，清洗干净，吸水，然后拍成茸，用调味料搅拌均匀至起胶即可。

（2）用布将豆腐包起来，冲干净并压碎，和虾胶搅拌均匀，置于碟上隔水蒸8分钟左右。

（3）蒸豆腐的同时，把油烧沸，和葱粒、香油、胡椒粉、盐一起撒在蒸好的豆腐上即可食用。

特点及营养：豆腐和虾都含有丰富的蛋白质，豆腐不仅含有人体必需的8种氨基酸，而且比例最接近人体的需求，具有保护血管细胞核、降血脂的功效。

咖喱牛肉马铃薯丝

材料：牛肉500克，马铃薯150克。

调料：酱油15毫升，食油10毫升，咖喱5克，盐5克，葱、姜、淀粉、料酒各适量。

做法：

（1）把牛肉自横断面切成丝状，用酱油、淀粉、料酒调成汁后浸泡牛肉丝。

（2）马铃薯清洗干净后去皮，切成丝状。

（3）把油烧热，先干炒姜和葱丝，再将牛肉丝下锅干炒后，放入马铃薯丝，再放入酱油、盐和咖喱粉，用武火炒几下即可食用。

特点及营养：咖喱牛肉马铃薯丝含有丰富的维生素B_2、铁、烟酸等，适合孕妈妈食用。

豌豆苗扒银耳

材料：豌豆苗150克，银耳100克。

调料：盐1小匙，料酒半小匙，彩椒丝、水淀粉、鸡精、香油、淀粉各适量。

做法：

（1）将银耳用温水泡发，去掉老根并清洗干净，用沸水汆烫后捞出沥干水分，撕成小朵。将豌豆苗清洗干净，取叶，用沸水汆烫。

（2）将锅置于火上，加入适量的清水，放入银耳，再加入盐、鸡精、料酒，中火煮5分钟左右。

（3）待汤汁浓稠后，用水淀粉勾芡，淋上香油，撒上豌豆苗、彩椒丝即可食用。

特点及营养：豌豆苗扒银耳具有补肾、润肺、提神、健脑的功效，对孕妈妈提高免疫力很有帮助。银耳中还含有丰富的纤维素，能够促进肠胃蠕动，有利于孕妈妈预防便秘。

果蔬沙拉

材料： 鲜百合1个，黄瓜1根，杞果1个，紫甘蓝1/4个。

调料： 色拉酱、原味番茄酱各适量。

做法：

（1）把百合外层的枯瓣剥掉，清洗干净。

（2）杞果去皮、去核，切成2厘米的正方形块。

（3）黄瓜去皮，切成与杞果同等大小的方块。

（4）紫甘蓝撕成圆片状后用开水氽烫。

（5）将所有加工好的材料混合在一起。

（6）取1个小碗，将适量的色拉酱与番茄酱倒入混合的果蔬中，搅拌均匀即可食用。

特点及营养： 果蔬沙拉含有丰富的维生素B、维生素C和淀粉、磷、钙、铁、蛋白质等，具有降低血糖和调节血糖等功效。

什锦烧豆腐

材料： 豆腐200克，瘦猪肉25克，鸡肉50克，火腿25克，料酒25毫升，笋尖25克，冬菇25克。

调料： 酱油15毫升，干虾米10克，淀粉5克，虾子2.5克，葱、姜末均2.5克，肉汤适量。

做法：

（1）将豆腐清洗干净，切成方块。

（2）把泡好的冬菇切成小片，笋尖、鸡肉、火腿、猪肉等均切成片。

（3）锅置火上，放油将其烧热，放入姜末、虾子，炒后立即放入豆腐和切好的鸡片、肉片、火腿片、笋片等，并倒入料酒和酱油炒匀，加入肉汤，等烧沸后倒进砂锅，移在文火上煮10分钟左右，撒上味精即可食用。

特点及营养： 豆腐营养丰富，含有钙、铁、磷、镁等人体所需的多种微量元素，还含有糖类、植物油和丰富的优质蛋白，素有"植物肉"的美称。此菜豆腐嫩香，菜软烂。什锦烧豆腐营养丰富，铁含量高，是防治妊娠期缺铁性贫血的保健佳肴。

虾仁蛋炒饭

材料： 虾6只，鸡蛋2个，米饭2碗。

调料： 蒜末、葱花、白胡椒、盐、料酒、色拉油均适量。

做法：

（1）将虾去头去壳、去虾线并清洗干净，用少量的料酒、白胡椒腌制一下。

（2）鸡蛋加入少量的盐，并打散。

（3）炒锅烧热，放入少量的油烧至七成热的时候放蒜末炒香，再放入虾仁，炒变色后铲起备用。

（4）炒锅清洗干净，放入少量的油烧至七成热时放入鸡蛋液，用锅铲迅速划散，铲起备用。

（5）锅中再倒入少量的油，烧至五成热倒入米饭炒开，为避免米饭粘锅，此时应将火调小，加入少量的盐能够使米饭散开，如果米饭过硬可倒入少量的清水一起炒。等米饭炒开后加入炒好的虾仁和鸡蛋一起炒，加入葱花炒一小会儿即可食用。

特点及营养： 鸡蛋含有丰富的优质蛋白、矿物质。其中，蛋黄含有丰富的固醇类、卵磷脂（蛋黄素）以及磷、钙、铁、维生素A、B族维生素和维生素D。虾含蛋白质比鱼、蛋、奶高，还含有丰富的碘、钾、镁、磷等矿物质以及维生素A、氨茶碱等成分，且其肉质松软、易消化。

母鸡黄米粥

材料： 母鸡（4~5年）1只，红壳小黄米250克。

做法：

（1）将鸡宰杀去毛和内脏，清洗干净，煮汤。

（2）放入红壳小黄米，用鸡汤煮粥。

（3）粥煮熟即可食用。

特点及营养： 母鸡黄米粥适用于习惯性流产，需要连续食用，在孕早期有利于胎宝宝的稳定。

清蒸砂仁鲈鱼

材料：鲈鱼500克，砂仁10克。

调料：生姜10克，精盐、麻油、料酒、味精各适量。

做法：

（1）将砂仁捣碎，生姜切成细粒，一起装入鲈鱼腹中，放在碗里。

（2）加入麻油、精盐、料酒、味精和清水，置蒸笼内蒸熟即可食用。

特点及营养：鲈鱼不仅营养价值高，而且口味鲜美。清蒸砂仁鲈鱼具有补中安胎的功效。适用于脾虚气滞所致的呃逆、胎动不安等症状。

四君蒸鸡

材料：乌骨鸡1只，党参15克，白术15克，茯苓15克，炙草6克。

调料：料酒、盐、味精、葱、姜、高汤各适量。

做法：

（1）活鸡宰杀后，去除嘴、爪子，在鸡背部横切一刀，抠出内脏以及食管和气管；洗净，用沸水烫一下。

（2）党参等中药洗净切成薄片，用双层纱布包好放入鸡腹内，与姜片、葱段和适量高汤一起上笼蒸约3小时后取出。

（3）拣去姜和葱，加味精、料酒、食盐和高汤即成。

特点及营养：补中益气，健脾除湿。适用于脾胃气虚、消化不良、面色发白、体倦乏力、口干等状况。

萝卜炖羊肉

材料：羊肉500克，萝卜300克。

调料：生姜少许，香菜、食盐、胡椒、醋各适量。

做法：

（1）将羊肉洗净，切成2厘米见方的小块；萝卜洗净，切成3厘米见方的小块；香菜洗净，切段。

（2）将羊肉、生姜、食盐放入锅内，加入适量的水，用武火烧沸后，改用文火煎熬1小时，再放入萝卜块煮熟。

（3）放入香菜、胡椒和醋即成。

特点及营养：味道鲜美，可增加食欲及补养身体。

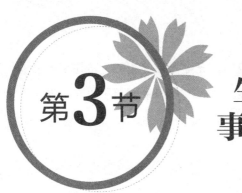

第**3**节 生活注意事项及胎教

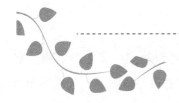

不宜长时间使用手机

手机本身所发射的高频电磁波对人体会产生危害，在通话过程中，有40%的高频电磁波会被手机的机体本身吸收到深部，从而使使用者的器官发热，但使用者却没有感觉。那么，准妈妈怎样远离手机辐射呢？

尽量让手机离自己远一点儿

据报道说手机信号刚接通时，产生的辐射比通话时产生的辐射高20倍。因此，信号接通的瞬间最好把手机放在离自己远一点儿的地方，这样能减少绝大部分的辐射量。最好在手机接通时让手机离自己15厘米远。

不要把手机挂在胸前

把手机挂在胸前会对心脏和内分泌系统产生一定的影响。即使在待机状态下，手机周围也存在电磁波辐射。虽然这种辐射没有接通时危害大，但对胎宝宝来说也是非常不利的。

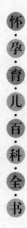

充电器的辐射也很厉害

手机充电器是大家都比较容易忽略的。充电器在充电时，周围会产生很强的电磁波，能杀死人体内的免疫细胞。所以准妈妈最好离手机充电插座30厘米以上。另外，也不要把充电器放在床边。

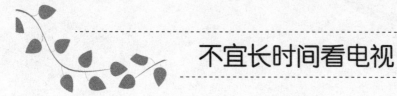

不宜长时间看电视

许多准妈妈担心看电视、用电脑会受到辐射而影响胎宝宝的健康。其实，合格的电视机所产生的射线穿透力很弱，容易被物体吸收，一般不致对人体产生伤害。如果准妈妈使用的电视机符合安全检测标准，并且看电视时身体能离开电视机1米以上，从理论上说是安全的。但是，长时间看电视，除了射线辐射外还会受到电磁波辐射的影响，对胎宝宝及准妈妈的健康是会有一定影响的。所以，准妈妈不宜长时间看电视，每1小时应起立活动5~10分钟。长时间不活动会让准妈妈感到头昏脑涨、乏力疲惫。此外，也不能吃完饭后就立即看电视。饭后立即看电视会造成供给胃肠的血液减少，影响准妈妈的消化吸收。

看电视时音量不要太大，要避免看刺激性强的电视节目，以免身体疲劳、精神紧张，从而影响休息、睡眠。

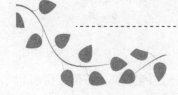

尽量少用微波炉

微波炉是日常生活中的重要家用小电器，它在产生微波的同时会产生较强的电磁波，是目前所有家用电器中产生电磁波较强的一种电器。有研究指出，微波炉产生的电磁波可致胎儿先天性白内障，妨碍胎儿大脑发育，还会降低男性睾丸生精细胞的功能，使精子数量骤减，甚至无精。建议准妈妈远离正在使用中的微波炉，注意防护。

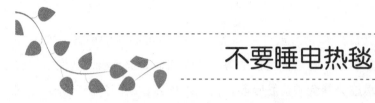

不要睡电热毯

许多人在寒冷的冬季喜欢睡在电热毯上，但即使是绝缘电阻完全合格的电热毯也会有感应电压产生并作用于人体。人体与电热毯之间的感应电压可达40伏特～70伏特，且有15微安的电流，能产生足以危害胎儿健康的电磁波，可能引起流产等。建议准妈妈不要睡在电热毯上。

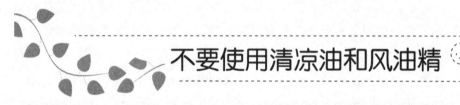

不要使用清凉油和风油精

清凉油在日常生活中应用广泛，具有爽神止痒和轻度消炎退肿作用，可用于防治头痛、头昏、蚊子叮咬、毒虫咬、皮肤瘙痒和轻度的烧伤、烫伤等。中暑引起腹痛时，将清凉油用温开水内服可治腹痛；伤风感冒时，把清凉油涂在鼻腔内，可减轻鼻塞症状。

清凉油中含有樟脑、薄荷、桉叶油等，主要成分之一的樟脑可经皮肤吸收，对人体产生某些影响。樟脑可穿过准妈妈的胎盘屏障，影响胎儿的正常发育，严重的可以导致畸胎、死胎或流产。因此，准妈妈不宜涂用清凉油、风油精等用品。尤其是妊娠头3个月，应避免涂用清凉油、风油精。

十月怀胎

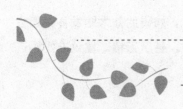

不宜过多接触洗涤剂

洗涤剂中的直链烷基碘酸盐、酒精等化学成分可导致受精卵变性和坏死。特别是在受孕早期，若过多地接触各种洗涤剂，如洗衣粉、洗发水、洗洁精等，那些化学成分就会被皮肤吸收，在体内积蓄，从而使受精卵外层细胞变性，导致流产。

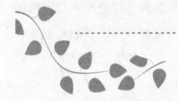

不宜化妆和使用指甲油

得知自己怀孕后最好不要化妆和涂指甲油。虽然化妆和涂指甲油能够给准妈妈一个好的形象和心情，但有研究表明，化妆品中的有毒物质可能会伤害腹中的胎儿。

目前，市场上销售的化妆品多是以硝化纤维为基料，配以丙酮、乙醇、苯二甲酸等化学溶剂和各色染料制成的，对人体或多或少有一些毒性作用。由于成年人的身体已经建立了完善的抗毒和解毒系统，合格的化妆品进入人体通常不会对使用者造成伤害。然而，胎儿尚未建立完善的解毒功能，即使少量的毒素也会有敏感反应。如果毒素由皮肤吸收或经口进入准妈妈体内，就会通过胎盘和血液进入胎儿体内，日积月累会影响胎儿的发育与健康。

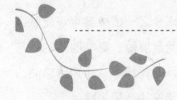

不宜使用电吹风

电吹风的某些部件是由石棉做的，使用时吹出的热风中大多含有石棉纤维微粒。这种石棉纤维微粒可通过呼吸道和皮肤进入血液，经胎盘循环进入胎儿体内，诱发胎儿畸形。据统计，经常使用电吹风的准妈妈，胎儿畸形的发生率要比正常准妈妈高1倍以上。此外，电吹风工作时会形成电磁场，电磁场的微波辐射会使人出现头痛、头晕、精神不振等症状，对准妈妈及胎儿都不利。因此，准妈妈最好不要用电吹风。

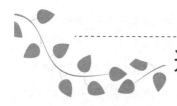

避免去人多拥挤的场所

人多拥挤的地方经常挤来挤去，准妈妈一旦受挤，便有流产的可能，如挤着上公交车就很危险。人多拥挤的场合容易发生意外，如在人多的大商场，有可能被人撞到或挤倒，准妈妈身体不便，很容易出现问题。

人多拥挤的地方，空气污浊，会给准妈妈带来胸闷、憋气的感觉，胎儿的供氧也会受到影响。

人多拥挤的场合必然人声嘈杂，形成噪声，这种噪声对胎儿发育十分不利。比如在足球场看球赛就会不时出现噪声。

人多拥挤的地方易传染上疾病，在很多拥挤的场合都有这种危险。

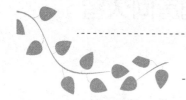

居室要经常开窗通风

现代人似乎离大自然越来越远了，很多人不愿意到室外活动，也不爱开窗，身体渐渐受到损害也不觉得。现在有很多办公楼安装了中央空调，无法开启窗户，有的住家为防风设了两层窗户，又很少打开通风。

专家们经过检测发现，在门窗紧闭的室内，一般空气普遍比较i污浊，不仅含氧量较低、含二氧化碳等废气较高，细菌、病毒的含量还会超过室外16倍。2003年全国流行的"非典"病毒，专家们发现一个规律，就

十月怀胎

是只要开窗通风好的地方，病毒的传播可能性就明显降低。可见不通风是多么可怕！而病毒对胎宝宝是会有严重影响的，不少残疾儿的出现，原因就是妈妈在怀孕期间感染了病毒性感冒。在居室门窗紧闭的情况下，人如果没有感染病毒和其他疾病，空气质量不好或缺氧也会对人体有潜移默化的危害，对胎宝宝危害就会更加明显。

厨房是主妇们必去的地方。专家们发现，在人们烧煮食物、开水时，燃气灶具会散发出不少二氧化碳之类的有害气体。

现在城市住房的厨房往往都不大，废气浓度较高，对准妈妈和胎宝宝的健康很不利。所以，使用厨房燃气灶具时一定要打开抽油烟机。在通常情况下，抽油烟机并不足以全面排除废气和油烟，并且外面的新鲜空气进不来，所以最好再打开厨房窗户通风。冬天可开一条缝以使废气流出、外面的新鲜空气进来。农村老式房子一般厨房较大，通风也可以，可以不用抽油烟机，但现在出现的新式楼房也会有通风不良问题，所以也要像城市人一样注意通风。如果条件许可，准妈妈最好少到厨房去，尤其是煎、炒、炸时。

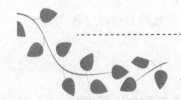

不要在空调房间久留

据国外一项研究表明，长期在空调环境里待着的人，有一半以上有血液循环和头痛方面的问题，而且尤其易患感冒。长时间待在有空调的房间里会有心情烦躁、疲倦、头晕等感觉。这是由于空调使室内空气流通不畅，负氧离子减少造成的。为了自身和胎儿的健康，准妈妈一定要经常开窗通风，排放毒气。如果有条件的话，尽量每隔两三个小时到室外透透气。

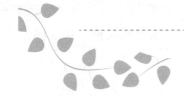

要注意大气污染

人从大气中直接摄取所需氧气，同时大气中的有害气体也不可避免地被吸入。孕期氧需求量增大，肺的通气量增加，吸入有害气体也就更多。所以大气污染将直接影响准妈妈与胎儿的健康。

现代医学研究结果表明：人胚绒毛组织染色体数目和结构畸变率与空气污染严重程度有关，胎盘对环境不良因素作用敏感，大气污染对胎盘形态和功能会产生影响。当大气污染严重时，会导致自然流产、死胎、死产、新生儿死亡和出生缺陷等不良妊娠结局发生。

大气的主要污染物质有铅、汞、磷、有机氯、二氧化硫、一氧化碳、氮氧化物、碳氢化合物、重金属以及各种病毒等。这些污染物主要来自现代工业生产过程中所排放到大气中的有害气体和粉尘，以及生活中液化气及煤的燃烧、汽车尾气的排放、各种病毒等。

目前，大气污染严重地区妊娠并发症高发的状况已经引起了广泛重视，环境污染已成为妊娠并发症的重要诱因。所以妊娠期的女性要尽量避免去人口密集的地方，不要在工业区附近逗留，而是要多到环境清幽的地方散散步，这对胎儿和母体都有很好的作用。

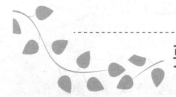

要注意噪声对胎儿的危害

当今社会，由于科技的进步带来工业和交通事业的迅速发展，噪声污染由此变得广泛和严重。通过对动物的实验已证实，噪声会影响受精卵发育，甚至造成胎儿畸形。

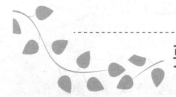

准妈妈在怀孕初期可出现恶心、呕吐等反应，有些人反应特别剧烈，以至于影响进食，有的甚至需要输液治疗。有的准妈妈在妊娠后期还会得一种叫做"妊娠高血压疾病"的病，主要表现是血压高、水肿和蛋白尿。在接触强烈噪声的女工中，妊娠剧吐的发生率和妊娠高血压疾病的发生率都比其他女工高。

接触强烈噪声不仅会对准妈妈的健康产生危害，而且会对胎儿产生许多不良的影响。

我国的研究人员对怀孕期间接触强烈噪声(95分贝以上)的女工所生子女的智商进行了测试，并把结果同其他条件相似的小儿做比较，发现前者的智商水平比后者低。造成这种情况的原因可能是噪声经常引起子宫收缩，影响胎儿的血液供应，进而影响了胎儿神经系统的发育。长期接触噪声的女性，其所生婴儿的体重比其他地区新生儿的体重低，这说明强烈噪声很可能影响了胎儿的发育。此外，由于噪声会对人体产生许多不良的影响，因此很多国家对生产车间或工作场所的噪声作了明确规定。为了保护女职工及其子女的健康，准妈妈在怀孕期间应该避免接触超过卫生标准（85分贝~90分贝）的噪声。

准妈妈接触强烈噪声还可对胎儿的听觉发育产生不良后果。国外的一些研究表明，准妈妈在怀孕期间接触强烈噪声(100分贝以上)，婴儿听力下降的可能性增大。这可能是由于噪声对胎儿正在发育的听觉系统有直接的抑制作用。

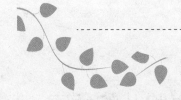

尽量少使用公用电话

公共电话的听筒往往携带着很多细菌。如果有人患感冒，或者有人未洗净双手就去打电话，那么电话听筒上有一半以上的细菌或病毒就会传播给下一个打电话的人。像感冒、腹泻等疾病很容易通过电话听筒蔓延，准妈妈使用后就有可能传染给腹中的胎儿。所以对于上班族的准妈妈来说，最好自己能单独有一部电话，如果与他人共用，至少应该减少打电话的次数，或者应经常用酒精擦拭听筒和按键。

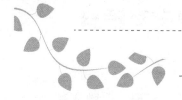

孕早期不宜同房

这段时期是最容易发生流产的时期，性交对准妈妈和胎儿会产生刺激，最好不进行性交。如果有性要求，也应减少性交次数和注意性交方法。另外，此时准妈妈的生殖器官相对脆弱，进行性生活时一定要注意卫生，防止准妈妈感染疾病。准妈妈由于心理和生理的原因，性要求不高，丈夫应克制自己，尽量不要违背妻子的意愿。

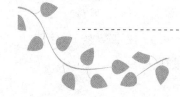

动作要缓，不要过急过猛

怀孕的头几个月是容易发生先兆流产和自然流产的时期，不适宜的运动和动作都有可能引起流产，而且一些运动与动作还会对胎儿造成不良影响。

因此，从此时起，为了自己和胎宝宝的健康和安全，准妈妈应该回避一些运动和工作。如长时间站立的工作、振动或波及腹部振动的工作、不能休息的工作、高度紧张的工作、过重体力劳动的工作、频繁上下楼梯的工作、大量体力和训练的运动项目，等等。在怀孕时，准妈妈最好调离此类工作岗位。还

有一些动作和活动孕妇应禁忌，如趴在床上、长时间骑自行车、长时间逛街、在人群密集的地方穿梭、长时间或频繁乘公共汽车、停留在有坚硬棱角的物品周围、提或抱重物、大幅度的弯腰动作、用力的动作，等等。这一类的动作和活动对准妈妈来说都是很危险的，很容易造成流产。在这里需要特别指出的一个动作是，蹲下或弯下腰后猛然拿、抱或抬重物起身，这是一个极易引起流产的动作，准妈妈千万要禁忌。

十月怀胎

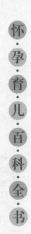

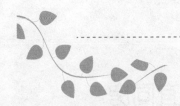

准妈妈不要穿高跟鞋

女性怀孕后，身体情况有了变化，肚子一天一天增大，体重增加，身体的重心前移，站立或行走时腰背部肌肉和双脚的负担加重。这时如果穿高跟鞋，就会使身体站立不稳；由于身体加重，脚的负担也加重，走路或站立都会使脚感到吃力。因此，准妈妈不宜穿高跟鞋。另外，怀孕常常会使女性的下肢静脉回流受到一定影响，站立过久或行走较远时，双脚常有不同程度的水肿，此时若穿高跟鞋，由于高跟鞋的鞋底、鞋帮较硬，不利于下肢血液循环。

准妈妈最好穿软底布鞋或旅游鞋，这类鞋有良好的柔韧性和易弯曲性，有的还有一定的弹性，可随脚的形状变化，所以穿着舒适，行走轻巧，可减轻准妈妈的身体负担，并可防止摔倒。

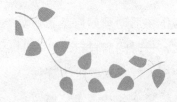

准妈妈要注意着装

妊娠期的女性皮脂腺与汗腺功能旺盛，准妈妈多热、多汗，因此，准妈妈应选择宽松、柔软、吸汗性能好、透气性能佳的着装。

准妈妈的衣服与裤子，尤其内衣裤应选择用纯棉质地的。忌穿化纤或涤棉等混纺布料缝制的内衣或内裤。

准妈妈的衣服与裤子均应宽大，使日渐丰满的双乳与膨大的腹部不受约束。

怀孕后的女性忌用腹带紧束腹部或穿瘦腰裤，更不能穿又紧又硬的牛仔裤，以防影响腹内胎儿的正常发育。

准妈妈的裤腰可采用松紧带，而不应用硬皮带或细布条束腰。也可采用背带吊住裤子。

另外，准妈妈还要注意穿宽松、轻便、透气性好的鞋，沉重、不透气的鞋会使脚的水肿加重。准妈妈摔倒的概率相对增加，危险性大，应穿有防滑鞋底的鞋。有弹性、柔软的鞋还能减轻脚的疲劳。

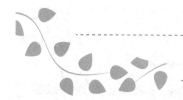

选择合适的胸罩

怀孕后，乳房体积、重量增加，如果没有胸罩的固定和支持，乳房就会因重力作用而下垂。这样，乳房上半部的腺体会因受到牵拉发育不良，下半部则受压迫而造成腺管扭曲、腺泡变小。乳房下垂还会引起淋巴和静脉血回流受阻，导致乳汁分泌不畅。因此，准妈妈应该戴胸罩，但大小要合适。长期戴小的、紧的胸罩会使乳房内血流不畅，导致乳房发育不良，乳汁分泌减少甚至无乳。胸罩的大小应随乳房的变化随时更换。选择胸罩的原则是宁大勿小，宁松勿紧。晚上睡觉时脱下，白天再戴上。

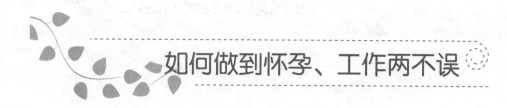

如何做到怀孕、工作两不误

准妈妈不必对自己怀孕的特殊情况讳莫如深，及早让上级及同事知道，也是保护自己和胎儿的一个措施。除了一些有特殊疾病的准妈妈不适合上班外，大部分准妈妈都能继续工作，而且工作所获得的成果能让准妈妈更有成就感，不至于陷入自怨自艾的产前忧郁症中。但准妈妈的体力毕竟比不上没有怀孕的人，聪明的准妈妈可以将怀孕时的工作生涯变得轻松、舒适。

建议每工作1~2小时后，花10~15分钟休息一下，并起来活动活动或伸展四肢；中午最好休息半小时，如果是在办公室，可准备一个躺椅，侧

十月怀胎

躺休息。不要趴在桌上，以免压迫腹中的宝宝；若中午时间不在办公室内，可找个椅子稍微斜靠着休息10~20分钟，对恢复体力有很大的帮助；如果必须长时间坐着工作，应该垫高双脚，偶尔双脚动一动，以促进下肢血液循环，避免足部水肿；如果必须长时间站着工作，应穿着弹性袜，注意弹性袜的穿法是早晨起床前先穿好再下床，并尽量每小时找个空当小坐片刻，将双脚抬高；回家后务必抬腿半小时，可以躺在床上，双腿靠在墙壁上或臀部贴墙等，以预防静脉曲张、足部水肿，并解除双脚疲劳；穿舒服、合适的衣服和鞋子，使活动、走路较为轻松；注意饮食的规律和营养，并准备一些营养的小点心或水果，肚子饿了可以吃；多喝水，可在办公桌上放个大杯子，一次装满，避免走动太频繁；想上厕所时要马上去，千万不要憋尿；注意坐姿，避免弯腰驼背；尽量减少工作上的压力；工作之余听听音乐；练习生产时的呼吸法；让自己放松，或是找亲朋好友倾吐一下怀孕心情，都是解压的好方法。

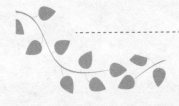

摆脱家务的合理化建议

上班族准妈妈因怀着孩子，工作和家务事不可能都干得很理想，应当考虑放弃一些容易摆脱的家务事，可请丈夫来承担一些。大件的衣服，可花点儿钱送洗衣店去洗；疲劳时，可从饭馆叫便饭或到外边吃点儿饭……有可以利用的闲暇时间，再去做一些轻微的家务。准妈妈要保证充足、高质量的睡眠，避免工作或家务侵占休息时间和睡眠时间。同时要注意合理、全面的营养，必须每天坚持吃早餐；若考虑营养的话，最好自带午餐；如只能在外面吃饭，对营养问题应考虑得周到一些，可在午餐后加食水果和牛奶。另外，一定要定期进行保健，不要因为工作繁忙而忘记接受产前检查，比起家务和工作，应优先考虑产前检查的问题。

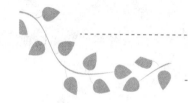

胎教方案

 ## 1. 音乐胎教

在孕早期胎儿的听觉器官开始发育，而且神经系统也已初步形成，尽管发育得还很不成熟，但已具备了可以接受训练的最基本的条件。

因此，从这个月的月末开始，可以给准妈妈和胎儿放一些优美、柔和的乐曲，每天放1~2次，每次放5~10分钟。这不仅可以激发孕妇愉快的情绪，也可以给胎儿的听觉以适应性的刺激，为进一步实施的音乐胎教和听觉胎教开个好头。

可以根据准妈妈的心情和状态来选择合适的音乐。如民族管弦乐《喜洋洋》《春天来了》等乐曲，柔和平缓、优美细致，带有诗情画意，具有镇静的作用；奥地利作曲家约翰·施特劳斯的《春之声圆舞曲》等乐曲，曲调优美酣畅、起伏跳跃，旋律轻盈优雅，可以解除孕妇的忧郁情绪；《江南好》《春风

得意》等乐曲，轻松悠扬、节奏明朗、优美动听；《锦上添花》《矫健的步伐》以及奥地利作曲家海顿的《水上音乐》等乐曲，清丽柔美、抒情明朗，可以消除孕妇的疲劳；《步步高》《金蛇狂舞》等乐曲，曲调激昂、引人向上，旋律较快，令人精神振奋；《花好月圆》《欢乐舞曲》等乐曲，可促进孕妇的食欲；德国音乐家勃拉姆斯的

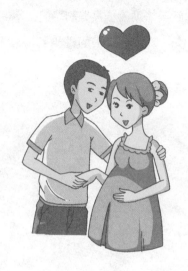

PART

1

2

3

4

5

6

十月怀胎

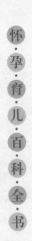

《摇篮曲》、德国浪漫派作曲家门德尔松的《仲夏夜之梦》等乐曲，旋律轻盈灵巧、美妙活泼，情调安详柔和，具有催眠的作用。此外还可选择约翰·施特劳斯的华尔兹或古典名曲。

2. 情绪胎教

孕妇的精神情绪不仅可以影响本人的身心健康，而且会通过神经体液的调节对胎儿的发育产生影响。妊娠第2个月应当继续树立"宁静养胎即胎教"的观点，在整个妊娠期间确保孕妇情绪乐观稳定，切忌大怒，更不应吵骂争斗，力求始终保持平和的心态。

为了达到对胎儿实施情绪胎教的目的，准爸爸除了要做到以下三点外，还应协助妻子掌握制怒的方法。

❤ 要注意妻子的性格和心理的变化，为之创造一个和睦、温馨的生活环境。多体贴照顾妻子，主动承担家务，尽量多花些时间陪妻子消遣娱乐。

❷ 帮助妻子创造一个良好的胎教环境。应注意环境的绿化、美化、净化，并力求排除环境污染和噪声的危害。

❸ 要激发妻子的爱子之情。要引导她产生爱护胎儿、关心胎儿、期盼胎儿的情感，这对增进准妈妈和胎儿的感情是十分重要的。

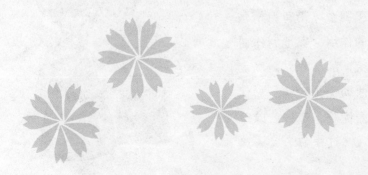

第**4**节 产前检查、孕期不适与疾病防治

许多疾病都会对孕妇和胎儿产生严重的后果，怀孕期间患病是每个孕妇最害怕的事情之一。

如果身体携带病毒，或者病毒潜伏在生殖器官，或者病毒处于增殖状态，都可以增加胚胎流产和畸形的危险。怀孕早期感染风疹病毒，婴儿先天畸形的发生率高达72%。巨细胞病毒、流感病毒、腮腺炎病毒等也可导致胎儿畸形。因此，如感觉不适，应立即到医院就诊，千万不要自己乱用药物。平时不大引起人们关注的感冒，在孕期要给予重视，一有感冒症状应及时采取措施，以免病毒影响胎儿。

另外，如果孕妇出现阴道出血、持续下腹疼痛、腹部有包块等状况时，应引起重视，并立即去医院进行诊治。如果怀孕前就患有高血压，应当注意检测和控制血压；如患有糖尿病、心脏病以及肝、肾等疾病，应遵医嘱，严重时可考虑终止妊娠。

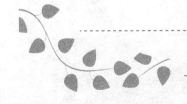

产前检查很有必要

我国卫生部出台的《孕产期保健工作规范》明确提出，孕期至少应当进行5次健康检查。其中孕早期至少进行1次，孕中期至少2次（建议分别在孕16～20周、孕21～24周各进行1次），孕晚期至少2次（其中

PART

1

2

3

4

5

6

十月怀胎

至少在孕36周后进行1次），发现异常者应当酌情增加检查次数。

妊娠期间的检查有两个目的：一是对孕妇身体健康状况进行动态监测，及时发现孕妇由于妊娠而引起的病理变化，如妊娠贫血、妊娠高血压、妊娠糖尿病、妊娠合并心脏病及妊娠合并肾病。一些妊娠合并症可能威胁母子的生命安全。二是监测宫内胚胎的发育状况，胎儿发育是否存在异常，如发育畸形、停止发育、胎儿宫内缺氧、胎儿发育过小或过大、胎儿身体各部位比例是否合适等。

孕期检查是有步骤的，不同时期检查的重点也是不同的。孕早期着重于胎儿的发育观察，孕晚期着重于孕妇的检查，各项检查必不可少。

有一些准妈妈常常相隔很长时间才做检查，一旦出现问题往往造成不可挽回的后果。如果胎儿已经停止发育，并且停止发育的时间过久，会因胎体腐烂变性，产生大量毒物被母体吸收，造成母体肝、肾功能的损害，造成子宫内膜感染或粘连，甚至造成终生不孕。如果错过筛查时机，胎儿的先天异常未能被检查出来，就会造成先天缺陷儿的出生。有的准妈妈来做孕期检查的时候面色苍白、心慌乏力，经检查才发现已经是重度贫血，心脏负担由于长时间加重而出现衰竭的迹象，同时胎儿出现营养不良情况，如不立即住院将有可能危及母子生命。还有妊娠合并心脏病、肾病、糖尿病时都会造成严重的后果。

按时做产前检查，经常与医生沟通，日常孕期中的疑问或保健方法就都可以在与医生的互动中找到答案，产科医生就是准妈妈的良师益友。

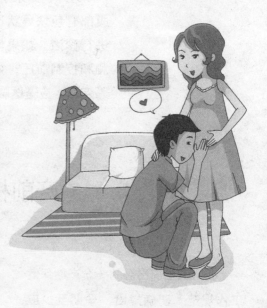

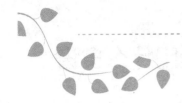

早期感冒怎样防治

怀孕期间特别是在怀孕早期，由于孕妇抵抗力较弱，很容易患感冒。

孕妇患感冒后可导致两方面的影响。一是病毒的直接影响，病毒通过胎盘进入胎儿体内，可能引起先天性畸形，如先天性心脏病、唇裂、脑积水、无脑儿等；二是病毒的毒素及孕妇患病发烧可能会诱发流产。

一般来说，普通感冒不会造成以上影响，而病毒感染如风疹病毒、巨细胞病毒、疱疹病毒等则会对胎儿造成危害，治疗上应在医生指导下用药。到孕中期，应做产前诊断，以便及早发现胎儿可能出现的异常。

孕妇患感冒时千万不要大意，更不要随意服药治疗，而要及时去医院诊治。

感冒早期，孕妇可多喝开水，注意休息、保暖，口服感冒清热冲剂或板蓝根冲剂等。感冒较重并伴有高热者，除一般处理外，应尽快地采取措施去热降温。比较安全的方法是采用物理降温法，如在额、颈部放置冰块等；亦可选择使用药物降温。在选用解热镇痛剂时，要避免采用对孕妇和胎儿有明显不良影响的药物，如阿司匹林等。可在医生指导下使用诸如醋氨酸等解热镇痛药。

中医中药能有效地控制感冒病毒，副作用又比较小，所以治疗孕妇感冒最好选用中医处方。

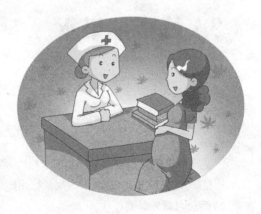

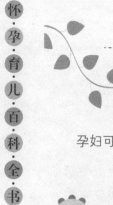
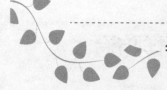

孕妇感冒可以用什么食谱

孕妇可采用食疗方来防治感冒，现选取几种以供参考。

1. 大蒜鸡翅

材料：三个鸡翅，鲜百合一朵，大蒜、香菇、胡萝卜、盐各适量。

做法：

胡萝卜去皮洗净，切小块；香菇用水泡软，去蒂备用，香菇水留做炖汤用；百合洗净后一片片拨开；鸡翅用热水氽烫后捞出。锅中加入鸡翅、香菇及香菇水、大蒜、胡萝卜等，一起炖煮至鸡翅熟烂，最后加入百合和盐，以大火煮开即可。

特点：鸡汤、胡萝卜、大蒜对感冒症状有缓解作用，对孕妇无害。

2. 蜂蜜苹果水

材料：5个苹果，蜂蜜适量。

做法：

将苹果去皮，切成小块，加水1升，煮沸5分钟，自然冷却到40℃左右，加适量蜂蜜搅拌均匀。每天多次少量饮用即可。

特点：可减轻鼻塞症状。

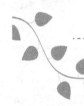

3. 萝卜姜丝汤

材料： 姜25克，萝卜50克，红糖适量。

做法：

将姜洗净，切丝；萝卜洗净切片。以上两种材料加500毫升水，煮15分钟，再放入适量红糖，趁热喝下。

特点： 可减轻头痛症状。姜辣素及姜油酮可促进血液循环、排热降体温；红糖可补充热量及矿物质，并可缓和姜的辛辣感，增加美味。

妊娠期患腮腺炎有哪些危害

流行性腮腺炎是比较常见的一种传染性疾病，多发于儿童，孕妇也有一定的比例。引起腮腺炎的病原体主要是腮腺炎病毒，它不但能侵犯人的腮腺，还能侵犯人体的其他组织。由于腮腺炎病毒是细胞溶解性的病毒，它能感染女性卵巢，导致卵巢炎症，并使卵巢细胞遭到破坏，甚至可通过胎盘感染胎儿。

孕妇如在妊娠前3个月内感染流行性腮腺炎，胎儿死亡率明显增加，大约为27%。这些胎儿的死亡常发生在感染此病的第2周内。死亡的原因主要是母体的卵巢受到感染，导致内分泌失调。

经研究发现，在女性妊娠期患流行性腮腺炎后的流产物中，有严重的坏死性绒毛膜炎和胎盘血管炎，并且在胎儿组织内分离出腮腺炎病毒；还发现有的腮腺炎病毒可引起胎儿畸形。

因此，孕妇在妊娠前3个月内要特别注意预防感染腮腺炎病毒，必要时可注射恢复期血清或丙种球蛋白，接种后的免疫力可以维持2～3周。

十月怀胎

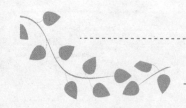

如何防治衣原体感染

衣原体是一种介于一般细菌和病毒之间的微生物，这种病原体对外界环境的抵抗力较弱，一般清毒剂就可将其杀灭。

在妊娠及围产期，如患有衣原体引起的泌尿生殖道感染，特别是宫颈炎，可以导致胎儿或新生儿先天性或围产期的衣原体感染，还可造成胎儿早产、死亡，婴儿猝死综合征、支气管和肺发育不良、局部性肺充气过度综合征、中耳炎、结膜炎、肺炎等。其中结膜炎和肺炎最为常见，分别约占患有衣原体感染母亲所生婴儿的25%和10%。

早产本身就可使婴儿抵抗力降低而易发生其他疾病，加之衣原体感染易造成婴儿支气管、肺发育不良等病，可使婴儿日后发生慢性支气管和肺部疾病，以致造成较为严重的后果。所以孕妇一定要注意预防衣原体感染。

预防衣原体感染首先应注意保持外阴部的清洁卫生。如果丈夫有衣原体引起的尿道炎等感染应进行彻底治疗。无论是孕妇还是新生儿，一旦被检查出患有衣原体感染，应立即进行治疗。

治疗衣原体感染常用的特效药有红霉素、羟氨苄青霉素等。

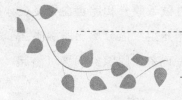

如何防治腹泻

孕妇在妊娠期如果每日大便次数增多、便稀、伴有腹痛或肠鸣，即表明发生了腹泻。

造成腹泻的常见原因有肠道感染、食物中毒性肠炎。轻度单纯性腹泻，一般服用止泻药即可治愈，对孕妇不会造成大的损害。因肠道炎症引起的腹泻，大便次数明显增多，容易刺激子宫收缩，引起流产。细菌性痢疾感染严重时，细菌内毒素还可波及胎儿，导致胎儿死亡。因此，孕妇一旦发生了腹泻，应引起重视，尽快查明原因，及时治疗。

治疗腹泻可采取适当补液的措施，补足因腹泻丢失的水分、热量和电解质，尤其是钾离子，同时要密切观察胎儿的情况是否良好，有无流产或早产的征兆。

孕妇使用抗生素应当特别小心，因为常用的多种抗生素与抗原虫药物除有不良反应外，一些还有潜在的致畸可能，例如常用的甲硝唑对实验动物有致畸作用，因此在妊娠期，特别是怀孕早期应禁用。其他抗生素，如磺胺类、喹诺酮类等对孕妇和胎儿均有不良影响，也应禁止使用。

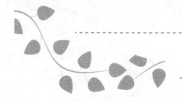

孕期用药

怀孕第1个月是神经器官、四肢、眼睛开始分化时期，在此期间应尽量不使用药物，有一些药物在这一期间会对胎儿发育造成影响，甚至导致胎儿畸形和神经系统障碍。要远离可诱发胎儿畸形的各种药物，如土霉素、强力霉素、利眠宁、氯丙嗪、苯海拉明等。

孕妇只能服用经医生确定的处方药物，在因各种原因就诊时，要对医生讲明已怀孕的情况，以便医生选择可以使用的药物。但这一时期可在医生指导下补充叶酸，它将最大限度地保护受精卵不发生畸形。

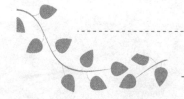

早孕反应

从怀孕第2个月开始，妊娠表现会越来越明显，早孕反应会使孕妇感到疲乏、嗜睡、头晕、食欲不振、挑食，嗅觉变得敏感，怕闻油腻味，早起恶心，甚至呕吐等状况。由于此时子宫迅速扩张，孕妇会感觉肚子疼，这种现象有一部分孕妇会有，也有些孕妇不会出现。如遇到类似情况时，应正确对待，不要害怕，同时也不要疏忽大意，如疼痛持续加重应引起足够的重视。由于子宫逐渐增大，可在盆腔内压迫膀胱引起尿频，孕妇会频繁地跑卫生间，这是正常现象，不要为此感到不好意思。

此外，有先兆流产和习惯性流产的孕妇应注意保胎，多休息、少活动。在孕早期要注意口腔卫生，减少牙周疾病发生。

此时还要注意乳房的一些改变，如乳头变得敏感，乳晕颜色加深，乳头周围出现些小结节，乳房有轻度刺痛、胀痛感，偶尔还可挤出少量乳汁等。但如果乳房出现严重的变化，如出现肿块、压痛、乳房或乳头内陷，尤其为非对称性时，应该到医院进行检查和诊断。

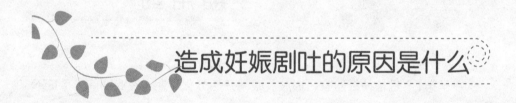

造成妊娠剧吐的原因是什么

基本上绝大多数妇女在妊娠初期都会有择食、轻微恶心、厌食、头晕、倦怠等症状，这称为早孕反应，不需治疗，一般于妊娠3个月左右自然会消失。但如果妊娠早期反应严重，呕吐不止，甚至不能进食、进水，则称之为妊娠剧吐。

造成妊娠剧吐的原因主要是绒毛膜促性腺激素分泌过多，胃酸分泌减少，胃肠蠕动降低，饮食消化吸收减缓而引起反射性呕吐。情绪抑郁、精神紧张、恐惧妊娠以及神经系统功能不稳定的人较易发生妊娠剧吐。临床将妊娠剧吐分为轻度呕吐、中度呕吐、重度呕吐三种。

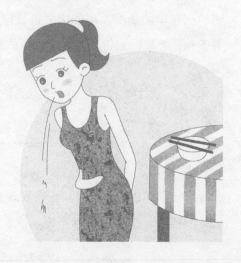

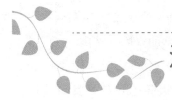

治疗妊娠剧吐有哪些食谱

民间有不少治疗妊娠剧吐的食谱，现列举几例以供参考：

❤ 鸡蛋1个，白糖30克，米醋6毫升。将米醋煮沸，放入白糖调和。打入鸡蛋，煮至半熟。全部服食，1日2次。本方适用于脾胃虚弱所致妊娠剧吐。

❤ 鲜韭菜汁10克，生姜汁5克，白糖适量。将鲜韭菜、生姜捣烂，取汁水。再将少许白糖放入汁水中，拌匀即成。1日3次，饭前服，少量饮之。本方适用于脾胃虚弱之妊娠剧吐。

❤ 生姜汁1匙，甘蔗汁1杯，炖热温服。本方适用于肝胃不和之妊娠剧吐。

❤ 白术10克，粳米30克，鲫鱼约50克。将鲫鱼收拾干净。白术洗净先煎取汁100毫升，然后将鱼与粳米煮粥，粥成后放入药汁和匀。根据患者口味可放入盐或白糖；食粥，每日1剂，可连服3～5天。本方适用于脾胃虚弱之妊娠剧吐。

❤ 佛手10克，生姜2片，白糖适量。将佛手与生姜水煎取汁，调入白糖温服。本方适用于肝胃不和所致妊娠剧吐。

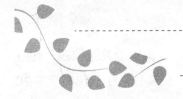

怎样防治先兆流产

如果怀孕期间阴道有少量出血，少于月经量，无血块，且伴有下腹轻微胀痛或无腹痛，但仍有早孕反应；妇科检查子宫颈口未开大、未破膜、尿妊娠试验阳性，就可判定是先兆流产。

防治先兆性流产应以预防为主：

❶ 解除不必要的顾虑和紧张情绪，可做必要的检查，因为检查本身对胎儿无害。

十月怀胎

❷ 注意休息，但不必绝对卧床。有出血时应卧床休息。

❸ 减少刺激、禁止性交、避免不必要的妇科检查。

❹ 注意阴道出血量和性质，随时观察排出液中是否有组织物。必要时保留会阴垫供医生观察。根据出血量及腹痛情况可随时了解先兆流产的发展情况。

❺ 如有组织物排出或出血量增加状况，应随带排出组织物去医院就诊。

❻ 如下腹阵痛加剧，而出血量不多，应检查是否有其他并发症，并及时报告医生。

❼ 遇有阵发性下腹剧痛伴出血增多，应立即去医院就诊。

先兆流产的处理原则是以安胎为主，如果胚胎正常，就可使用保胎药治疗，继续妊娠。常用的药物有：黄体酮，用法是每次20毫克，每日深层肌肉注射1~2次，用到出血停止后一周左右再停药；维生素E，每次10毫克~20毫克，每日3次，口服。

如果流产的原因是由于受精卵异常所致，勉强安胎往往只会留住畸胎儿或缺陷儿。故从优生角度出发，如确诊是胎儿不健全所致，建议终止妊娠。

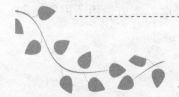

习惯性流产可用什么保胎食谱

习惯性流产是指自然流产发生3次以上者。如经检查胎儿没问题，怀孕后为防止再次发生流产，可在医生指导下服用维生素E，每次10毫克~20毫克，日服3次；黄体酮，每次深层肌肉注射10毫克~20毫克，每周注射3~4次。

另外，在使用保胎药的同时，孕妇应注意休息、减少妇科检查、禁止性生活，以便提高疗效，并且应注意在饮食上进行调养。

现为大家介绍几种可用于保胎的食谱：

1. 巴戟天鸡腿汤

材料： 巴戟天5钱，杜仲3钱，鸡腿1只，盐适量。

做法：

巴戟天、杜仲用清水冲洗干净。鸡腿切块，放入热水中余烫，捞起沥干水分。鸡腿加4碗水与巴戟天、杜仲同煮。大火煮开后转小火煮约20分钟，加盐调味即可。

特点： 可增强体力，预防习惯性流产。

2. 糯米苎麻根粥

材料： 苎麻根60克，红枣10枚，糯米100克。

做法：

将苎麻根加水1000毫升，煎至500毫升，然后去渣取汁。在煎汁中加入糯米、红枣煮成粥。粥熟后即可食用。

特点： 苎麻根与红枣和糯米有止血、养血之功效，且三者均有安胎作用。

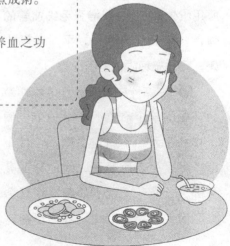

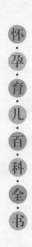

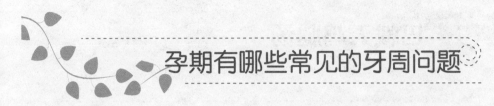

孕期有哪些常见的牙周问题

妇女在妊娠期容易罹患牙周疾病，较常见的有以下几种：

❶ 妊娠牙龈炎。这是孕期最常见的牙周疾病，表现为牙龈肿痛，刷牙、进食时出血。牙龈炎是由于孕妇体内的雌、孕激素增多，使牙龈的毛细血管扩张、弯曲、弹性减弱，导致血液瘀滞、血管壁的通透性增加所引起。妊娠期牙龈炎会随着妊娠的进展而加重，但产后由于体内雌激素、孕激素减少，症状会自行消失。

得了牙龈炎的孕妇除了做到勤刷牙、保持口腔清洁外，还要多吃富含维生素C的新鲜水果及蔬菜，也可服用维生素C片，以增强毛细血管的弹性，降低其通透性。平时多喝牛奶，可补充钙质，坚固牙齿。

❷ 妊娠性牙龈瘤。这是指在孕妇牙龈的某个部位上长出一个小瘤子样的东西，不痛也不痒。这种小瘤子多发生在两颗牙之间的牙龈乳头部位，有一个细小的蒂连在牙龈上。有的颜色特别红，容易出血，比较软；有的颜色和正常牙龈差不多，不容易出血，比较硬。这种牙龈瘤的发生与孕妇体内的雌激素、孕激素增多有关，并随妊娠的进展而逐渐增大。也不必担心，它一般最大也只不过1.5厘米左右。在产后当内分泌逐渐恢复正常时，它会随之渐渐变小，甚至消失不见，所以不必急于做手术切除。

❸ 其他症状。怀孕期间也可偶尔见到牙齿容易松动及牙周囊袋加深等症状。其实口腔卫生不良及以往有牙龈炎的孕妇，都可能发生牙周问题。所以，在计划怀孕前应先做口腔检查与预防治疗，在怀孕期间也应进行检查并保持口腔清洁。

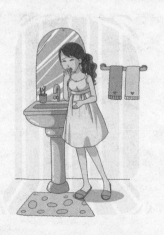

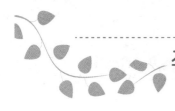

孕早期能进行牙科治疗吗

对于计划怀孕的女性来说，最好能在怀孕前先做牙科检查，因为孕期不适合做牙齿治疗，如果牙齿出现紧急状况，也只是做暂时性的症状治疗，拔牙或任何侵入性治疗则应延至产后再进行。

大量临床资料表明，在妊娠最初的2个月内拔牙可能引起流产；妊娠8个月以后拔牙可能引起早产；只有妊娠3～7个月期间拔牙，才相对安全一些。因此，妊娠期一般不宜拔牙。有早产及习惯性流产的孕妇更应严禁拔牙。

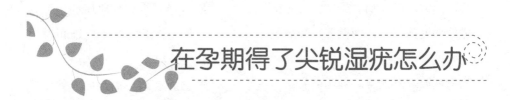

在孕期得了尖锐湿疣怎么办

孕妇在怀孕期间，由于子宫颈的分泌物增多，阴道及外阴处的环境变得湿润，加之局部血液供应的增多，容易感染病菌。尖锐湿疣是由人类乳头瘤病毒感染引起的，由于孕妇特殊的生理特征，可使尖锐湿疣增长得很快。人类乳头瘤病毒侵入人体潜伏期为两周到12个月，它可在分娩时使胎儿受到感染，被感染胎儿出生后患"喉乳头瘤"的危险会增加，所以积极治疗尖锐湿疣对于优生有着重要的意义。

由于孕妇用药受限，所以治疗孕妇尖锐湿疣常用的方法是局部手术切除。采用的方法有电灼、激光及冷冻治疗等，物理治疗比较安全。但会出现反复增长反复切除的现象，等孩子出生后再进行较彻底的治疗。当孕妇阴道有巨大的尖锐湿疣时，应该考虑剖宫产，避免新生儿产道感染。

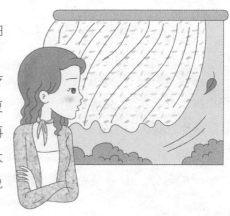

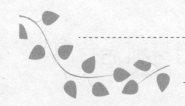

怎样防治静脉曲张

静脉曲张是指某部位的静脉处于蜿蜒、迂曲状态，中医称为"筋瘤"。妇女怀孕时，下肢和外阴部静脉曲张是常见的现象。怀孕对于孕妇腿部会造成压力，从而引起下肢静脉曲张，这种现象一般70%发生于孕早期。因为怀孕之初，母体会分泌出大量的女性荷尔蒙，使得下肢静脉的可扩张性增加，而且往往随着妊娠月份的增加而逐渐加重。静脉曲张常伴随有许多不适，如腿部沉重感、肿胀感、热感、蚁走感或疼痛、痉挛等。这种不适常常可由于久站、疲劳和天气炎热等状况而加重，在黄昏时也会更加严重。

以下方法可防止和减轻静脉曲张带来的不适，不妨一试：

❶ 适当注意休息，不要久坐或负重，要减少站立、走路的时间。

❷ 睡眠时两腿宜稍微抬高，可在脚下垫一个枕头或坐垫，使脚高于床面30厘米以上。

❸ 宜多走路，养成每天步行半小时的习惯；穿合适的鞋子，不要穿高跟鞋或高筒靴；下班回家后，应尽量光脚或穿拖鞋，以改善脚部血液循环，并使肌肉得到锻炼。

❹ 尽量避免压迫血管，如不要穿太紧的袜子和靴子，也不要用力按摩腿部。

❺ 尽量减少增加腹压的因素，如减少咳嗽、便秘等症。去厕所蹲便时间不宜过长。

❻ 已患有静脉曲张的孕妇，应避免靠近暖气片、火炉或壁炉等热源，因为热气能使血管扩张；也要注意不应长时间做日光浴。

❼ 不要用太热或太冷的水洗澡，洗澡水的温度应与人体温度接近。

❽ 严重的下肢静脉曲张患者需要卧床休息，用弹力绷带缠缚下肢，以预防曲张的静脉结节破裂出血。

❾ 少吃高脂肪食物、少摄入糖和盐。

❿ 静脉曲张的症状一般在分娩后会自然消退。如果静脉曲张发展严重，产后需要考虑做外科手术进行治疗。

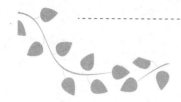

为什么孕妇尿痛
要及早做检查

有些孕妇在感到腰酸、尿痛时往往并不在意，以为是妊娠的反应。等到后来腰酸的程度日益加重，排尿也出现困难，每天排尿次数10次以上，每次尿量又很少、有排不尽的感觉，而且小便时感到疼痛酸胀，并伴有体温上升，达到39℃以上，以及有头痛、乏力、食欲减退、恶心、呕吐等症状时，到医院检查尿液才发现有大量的白细胞，结果已患上了急性肾盂肾炎。

这种病最初并不是肾盂肾炎，它在早期只是菌尿病。如果这种病早期得到重视和治疗，是可以早愈的，也不至于发展成肾盂肾炎。

治疗菌尿症可在医生的指导下用对胎儿最安全的抗感染药物青霉素和头孢菌素，每日服用2克~4克，用药期间充分补充水分，常能迅速改善症状，并使尿中细菌消失。

孕妇患菌尿症时一般用药7天即可，主张7天疗法，治疗2周后，菌尿症治愈率可达75%~80%。未治愈或反复发生的，可再用药7天，甚至更长一点儿时间。

因此当孕妇发现腰酸、尿痛时，应及时去医院检查治疗，以防延误治疗。

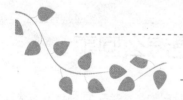

孕期胀气怎么办

怀孕初期的胀气主要是由于激素分泌改变所致；怀孕之后是由于胃部排酸能力较差、胃酸相对过高所致。此外，刚怀孕时，即卵巢从排卵到怀孕这段时间中，体内黄体素逐渐增高，而黄体素会使肠的蠕动能力变差，排泄功能自然也受影响，此时就会出现胀气和便秘的症状。因此，造成孕早期胀气的最主要原因，正是激素分泌改变造成的。如果孕妇原先就有肠胃方面的疾病，如便秘、胀气、蠕动能力较

十月怀胎

差，或是肠胃炎、胃酸过高以及胃溃疡等疾病，孕期胀气的时间会持续较长时间，可持续到怀孕四五个月。

孕妇胀气对胎儿并无大碍，但也有些影响。这主要是因为准妈妈在胃不舒服的时候，食欲会变差，从而无法摄取足够的营养。

下面介绍一款可减轻胀气状况的食谱：

芝麻肉蛋卷

材料：猪里脊肉150克，鸡蛋3个，白芝麻25克，葱、姜、精盐、酱油、味精、面粉糊、淀粉、熟猪油、料酒各适量。

做法：

（1）把葱、姜洗净并切碎；将里脊肉剁成肉泥放在碗里，加入葱末、姜末、味精、精盐、料酒、酱油、1个鸡蛋，搅拌均匀。

（2）把其余的2个鸡蛋打入小碗内，加上水淀粉、精盐，放进锅里摊成3张蛋皮。

（3）把蛋皮放在案板上铺开，把肉馅放在上面，卷成条形蛋皮肉卷后封口，外面抹上面糊并撒上芝麻。

（4）锅里放入猪油烧至六成热，放入蛋皮肉卷炸至金黄色，出锅后切成段即可。

特点：该蛋卷口味鲜美，而且富有营养，有健脾助消化的作用，能消除积滞和腹胀。

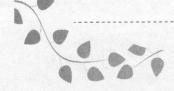

妊娠黄疸是怎么回事

在怀孕期间发生的黄疸，叫做妊娠黄疸，它是一种较为常见的女性良性疾病。

提起黄疸，往往会让人联想到传染性肝炎，其实，它们之间没有任何关联。妊娠期发生的黄疸主要是孕妇体内激素水平增高或在孕期对雌激素过于敏感所造成，对孕妇本身没有太大的影响。所以不用担心，也不必因此而终止妊娠。患者一般无须特殊治疗，只要适当休息即可。对皮肤黄疸也不必过于忧虑，黄疸在分娩后将自然消退。如果皮肤瘙痒剧烈，可试用具有降黄止痒作用的胆酪胺。

▶孕中期

孕4~7月（13~28周）

第1节 胎儿的生长发育和准妈妈的身体变化

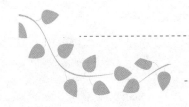

胎儿的生长发育

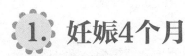

1. 妊娠4个月

此期胎儿约重120克，长5厘米~18厘米。胎儿脑发育趋向完善，已产生最初的意识；胎儿骨骼钙化明显；内脏器官几乎已形成或发达，心脏的搏动更加活跃；皮肤由透明而变成红色；脸上长出毳毛；胳膊、腿能稍微活动。但母体仍感觉不到胎动。胎盘已成熟，形成胎儿与母体联系和生长发育的牢固基础；胎儿的发育速度加快。羊水已达到200毫升，胎膜坚韧，胎儿在羊水中可活动自如。到这一时期，流产可能性大大降低。

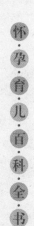 ## 2. 妊娠5个月

此时期，胎儿进一步长大，重250克～300克，身长有18厘米～25厘米。此时的宝宝发育速度非常快，头已占全身长的1/3，并有明显的胎动，听诊还可听见强有力的心音。胎儿的骨骼和肌肉也开始发育，皮下脂肪开始沉着，但还较少。肢体的活动能力增强，活动活跃。内脏器官基本发育健全，并且如果是女婴，此期阴道已发育成形。心脏活动活跃，全身长出毳毛，头发、眉毛、指（趾）甲均已长出。胎儿在此期已会吞咽羊水了，他把羊水吞进后，通过肾过滤，将其变成洁净的尿液重新排入羊水中。胎儿还会用口舔尝、吸吮拇指，犹如品味手指的味道，并且胎儿已能听到妈妈的心脏和动脉的血流声了。

3. 妊娠6个月

此时的胎儿身长已达28厘米～34厘米了，体重600克～700克。此时，胎儿骨骼结实健全，关节开始发达，如照X片，头盖骨、脊椎、肋骨、四肢的骨骼等都可清楚显示；大脑继续发育，大脑皮层已有六层结构，沟回增多；胎儿面目清楚，胎儿头发、眉毛、睫毛等可清楚见到；胎儿皮下脂肪继续蓄积，但进展不大，皮肤呈黄色；身体逐渐匀称、消瘦；皮肤呈皱缩状，表面开始附着胎脂，以提供胎儿皮肤所需营养、保护皮肤和在分娩时润滑胎儿。

此时，胎儿睡眠姿势已与出生后相似，手脚活动开始频繁，经常在羊水中变动姿势。胎儿肺部已有一定的功能，如此时早产，可有浅呼吸，能存活几个小时。

4. 妊娠7个月

此时的胎儿重 1000 克 ~ 1200 克，身长 35 厘米 ~ 38 厘米。此时，怀孕 7 个月胎儿大脑知觉和运动开始发达，动作能够自控，脸部有表情，听觉反应能力充分，出现记忆、意识萌芽。胎儿骨骼关节以及肌肉继续不断发育生长，心、肝、肾和肺等内脏器官相继发育成熟，并运转有力。从外表看来，皮下脂肪继续增多，皮肤由暗红变为深红，皱纹仍多，全身被毳毛覆盖，头发已长出 5 厘米左右。眼睑分界清楚可见，眼睛已能睁开。男性睾丸未降，但女性小阴唇、阴核已明显突起。此时的胎动更加频繁，并且动作有力。

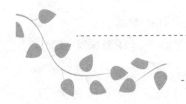

准妈妈身体的变化

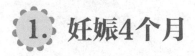

1. 妊娠4个月

孕妇子宫在这一时期已明显增大，如同婴儿头部大小，腹部稍有变化，下腹部隆起但不明显。因子宫已经进入腹腔，尿频现象消失。早孕反应停止，妊娠呕吐基本消失，母体基础体温开始下降，逐渐呈低温状态并将持续到分娩结束。乳房的发育还在继续，但表现不如前几个月明显。

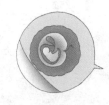
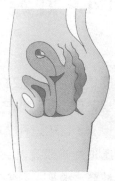

十月怀胎

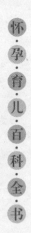

2. 妊娠5个月

这时子宫已经犹如婴儿的头一般大小了，宫底达到腹部，下腹可见隆起，心脏可被子宫上抬而出现胃部胀满感，可出现腹部下坠、心悸、气短、便秘等状况。乳房继续发育，乳腺发达、乳房变大、乳头更挺，怀孕20周左右可出现泌乳。孕妇皮下脂肪积蓄，体形丰满，臀部突出，母体血容量大量增加，可使血常规化验表现血色素下降。

此时怀孕进入中期，可逐渐感到胎动，并日趋明显。初次怀孕胎动不明显，但超声波检查可看见胎动和心脏搏动。

3. 妊娠6个月

此时孕妇体形已接近典型孕妇体形。子宫随胎儿的发育迅速增大，腹围增长为孕期中最快的阶段，下腹可见明显隆起，子宫底高18厘米～21厘米。孕妇体重急剧增加，下肢、背肌、腰部承受重量，易于疲劳和疼痛。子宫增大可压迫其周围组织和部位，使下半身血液循环不畅，下半身极易疲劳且难以缓解。胃部胀满感、腹部下坠、心悸、气短、便秘等状况继续存在。乳房继续发育，乳腺发达，泌乳并不少见。另外，胎儿大量从母体摄取钙质和维生素等，使抽筋现象常常发生，并可产生牙痛或口腔炎。

4. 妊娠7个月

子宫越来越大，上、下腹部都大起来，子宫底上升到脐上三横指处，高度是21厘米～24厘米。胎儿体重和羊水量的明显增加，使孕妇感到肚子相当沉重。增大的子宫压迫下半身的静脉，易出现静脉曲张。

子宫压迫骨盆底部，容易发生便秘和痔疮。由于下肢承担体重并被子宫压迫影响回流，所以容易出现水肿。另外，有些孕妇会有后背和腰部疼痛、抽筋、眼花、头晕等症状出现。

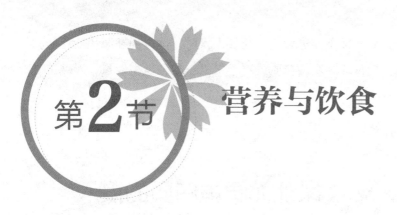

第2节　营养与饮食

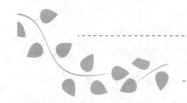

适当增加能量的摄入

孕中期，每日对能量的需求比未孕前增加5%～10%，约增加200千卡，即一天需要摄入2300千卡能量。

影响能量需要的因素很多，如孕前体重、孕期体重增加的情况和准妈妈的活动量等，不可能有一个确切的能量需要量适用于所有的准妈妈。一般可根据准妈妈体重的增长来评价和判断能量的摄入是否适宜，孕中、晚期每周增重应不少于0.3千克、不多于0.5千克。

碳水化合物、脂类和蛋白质经体内代谢可释放能量，统称为"三大产能营养素"。其中，碳水化合物是人体最重要的能量来源，人体所需的能量50%是由食物中的碳水化合物提供的。粮谷类食物是碳水化合物的主要来源，中国营养学会建议孕中期每日应摄入350克～450克粮谷类食物。

脂类是人类膳食能量最经济的来源，1克脂肪在体内分解成二氧化碳和水，并产生9千卡能量，比1克蛋白质或1克碳水化合物高1倍多。2000年《中国居民膳食营养素参考摄入量》推荐准妈妈膳食脂肪供能比为20%～30%，即一天需要从脂类食物中摄入460千卡～690千卡能量（合51克～76克脂肪）。

在一般情况下，人体主要依靠碳水化合物和脂肪供应能量，但如果

十月怀胎

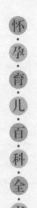
这两者供能不足，如长期不能进食或消耗量太大时，体内的糖原和贮存脂肪已大量消耗之后，将依靠组织蛋白质分解产生氨基酸来获得能量，以维持必要的生理功能。

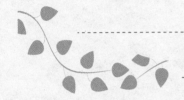

保证优质蛋白质的摄入

怀孕期间，胎宝宝、胎盘、羊水、血容量的增加及准妈妈子宫、乳房等组织的生长发育约需925克蛋白质，其中胎宝宝体内约440克、胎盘约100克、羊水约3克、子宫约166克、乳腺约81克、血液约135克。胎宝宝早期肝脏尚未发育成熟，缺乏合成氨基酸的酶，所有的氨基酸都是必要氨基酸，需要由母体提供。

孕中期要注意摄入足量的蛋白

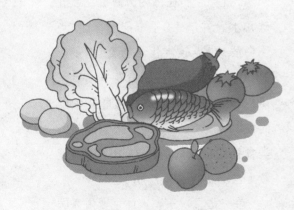

质，特别是优质蛋白质。2000年《中国居民膳食营养素参考摄入量》建议，孕中期准妈妈每日应多摄入15克蛋白质。绝大多数孕妇膳食蛋白质的摄入量应达到80克以上。

食物中蛋白质含量的大致规律是：鱼、禽类、畜肉、蛋类、奶类、海鲜、内脏等动物性食物以及大豆制品含较多的蛋白质，谷类（主食）中的蛋白质也不少，而蔬菜和水果中的蛋白质通常很少。动物性食物以及大豆制品所含蛋白质不仅含量比谷类高，而且其营养价值也超过谷类，它是优质蛋白质的良好来源。另外，坚果类如花生、瓜子、核桃、腰果、杏仁等也含有较多蛋白质，其含量与大豆相当。

因此，孕中期膳食结构中要增加动物性食物以及大豆制品的摄入量。其中，奶类每天至少250克（或毫升），鸡蛋每天1个，肉类（包括禽类、畜肉、鱼和海鲜等）每天150克，大豆40克（相当于豆腐200克、豆腐干80克、腐竹30克、豆浆800克、豆腐脑700克）。

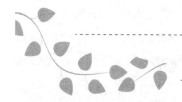

继续补充钙和维生素D

钙是人体内含量最多的矿物质。成年人体内钙总量约为1.2千克，占体重的2%。钙是构成人体骨骼和牙齿的主要成分之一，人体内绝大部分（超过99%）的钙都在骨骼和牙齿中。

孕期对钙的需要量大增，显然是与胎儿骨骼发育有直接关系的。在孕早期，因为胎儿的骨骼发育尚未开始，准妈妈需要钙的量与未孕时相比，并没有增加，大致是每天800毫克。进入孕中期后，胎儿骨骼系统快速发育，钙的适宜摄入量增加至每天1000毫克，孕晚期则为1200毫克，与未孕时相比增加了很多。

孕中期和孕晚期对钙的需要量增加，主要是为了满足胎儿的骨骼发育。然而，如果此时准妈妈膳食中钙供应不足，首先受害的却不是胎儿，而是准妈妈自己。胎盘对钙的转运是主动式的，它像吸盘一样

"吸"走准妈妈身体里的钙。当膳食缺钙时，准妈妈骨骼中"储存"的钙将被胎儿优先使用。这种"牺牲"准妈妈"保护"胎儿的现象，在孕期营养中十分普遍。有研究表明，孕期摄入钙较少的女性，骨密度降至同龄非孕女性的85%。因此，孕期摄入充足的钙，与其说是为了胎儿的正常发育，不如说对准妈妈健康更为重要。孕期钙摄入不

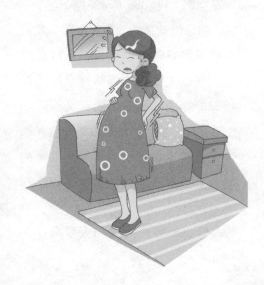

十月怀胎

足，不但会影响产后恢复，还是导致女性骨量减少、体质下降的重要原因之一。当然，在缺钙更为严重时，胎儿的发育也会受累。

奶类是钙的最好食物来源，不仅钙的含量高，而且吸收率也较其他食物高。所以，准妈妈膳食结构中一定要有奶类。一般的液态奶，其钙的含量大致是100毫克/100毫升（或克），或可简单地记为1毫升（或1克）液态奶含有1毫克钙。如果准妈妈每天喝奶300毫升（300克）或相当的其他奶制品，即可摄入300毫克的钙，这一数值约占准妈妈每天钙适宜摄入量的30%（孕中期）或25%（孕晚期）。如果准妈妈每天喝奶500毫升（500克），则可摄入500毫克的钙，这一数值约占准妈妈每天钙适宜摄入量的50%（孕中期）或40%（孕晚期）。

因为奶类是钙的最好来源，我们希望准妈妈能通过奶类摄入较多的钙，所以主张准妈妈特别是孕中期或孕晚期的准妈妈，每天至少喝奶300毫升，最好达到500毫升。如果准妈妈根本不喝奶的话，那么她的钙需要很难通过其他食物得以全部满足。

除奶类外，大豆和大豆食品如豆腐、豆腐干、豆腐皮、素鸡、豆腐花等含钙量也比较高，是膳食钙的较好来源。不过，豆制品中的钙含量很大程度上与加工过程中添加的凝固剂如石膏（硫酸钙）、卤水（含氯化钙）等有关。比如40克黄豆含钙76毫克，但用它做成豆腐（约为200克）后，含钙328毫克，增加了3倍多。也就是说，凡是使用了含钙凝固剂的豆制品，如豆腐、豆腐干、豆腐花等，钙的含量就比较高。而且添加凝固剂越多的豆制品，钙含量越多，比如老豆腐的钙含量就高于嫩豆腐。但没有使用含钙凝固剂的豆制品，如内酯豆腐、豆浆等，钙的含量就比较低。比如豆浆中的钙含量，仅为牛奶的1/20，这也是豆浆无法代替牛奶的主要原因。因此，一般建议准妈妈每天摄入相当于40克大豆的豆制品，且选择含量较高的品种，如豆腐（200克）、豆腐干（80克）、腐竹（30克）、豆腐脑（700克）等。这些大豆制品可提供200毫克～300毫克的钙。如果准妈妈膳食中奶类摄入量不足的话，应增加大豆制品的摄入量，以补充钙。

除奶制品和大豆制品外，虾皮、芝麻酱、紫菜、某些蔬菜等也含有较多的钙，也可作为孕期膳食钙的来源。不过，需要指出的是，奶类和大豆制品是膳食钙的主要提供者，其他食物很难替代。如果准妈妈膳食结构中奶类和大豆制品摄入量都不足的话，其他食物是很难满足每日钙需要的。此时，服用钙补充剂（如碳酸钙片剂）每天补充600毫克钙是非常必要的，而且不必担心补钙过量会造成副作用。

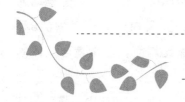

准妈妈不宜偏食

有些准妈妈在孕前就有偏食的习惯，等到怀孕后就更加"变本加厉"了，往往只吃自己喜欢吃的食物，并认为只要多吃就有营养。其实，偏食和不合理的营养都会影响胎儿的正常生长发育。

一些准妈妈为了保持体形而很少摄入主食，她们认为主食是体形发胖的主要原因，其实主食能为人们提供孕期需要的大部分能量和B族维生素、膳食纤维等，放弃主食将使母体严重缺乏能量而导致胎儿停止发育。

有些准妈妈为了保障孩子的营养而拼命摄入大量的动物性食物，每天每餐都有超量的鸡鸭鱼肉，同时炒菜用很多油脂，这将大大超过身体的需要而存积为脂肪，结果孕期体重猛长，孩子却营养不良。

有些准妈妈日日与蔬菜水果为伴，不吃其他食物，结果热能和蛋白质摄入量均缺乏，胎儿生长缓慢。还有一些准妈妈每天吃大量的坚果类食物，希望补充必需脂肪酸和优质蛋白质，有助于胎儿大脑的发育，甚至说核桃的形状像大脑，多吃些能够补脑。其实孕期对必需脂肪酸的需要只比正常人略高，而普通的烹调用植物油就能满足这一需要，过多的坚果类食物同时含有极高的热能和脂肪量，将影响其他营养素的吸收。

所以，准妈妈要通过学习营养知识，端正自己的看法，尽量让饮食接近平衡膳食，才能确保母婴平安。

十月怀胎

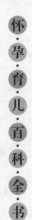

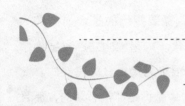

准妈妈应多喝豆浆

蛋白质是脑细胞的主要成分之一，占脑比重的30%～35%，在促进语言中枢发育方面起着极其重要的作用。如果准妈妈蛋白质摄入不足，不仅使胎儿脑发育出现重大障碍，还会影响到乳汁蛋白质含量及氨基酸组成，导致乳汁减少。

大豆富含优质蛋白质（含量高达40%），是植物中唯一类似于动物蛋白质的完全蛋白质，并且大豆蛋白不含胆固醇，可降低人体血清中的胆固醇，这一点又优于动物蛋白。大豆蛋白中人体必需的8种氨基酸配比均衡，非常适合人体的需要。

因此，准妈妈每天喝一杯豆浆不失为摄取优质蛋白的一个有效方法。

人体对大豆蛋白的吸收多少与食用方式有关，其中，干炒大豆的蛋白消化率不超过50%，煮大豆也仅为65%，而制成豆浆后蛋白消化率则高达95%左右。

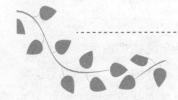

准妈妈不宜多吃油条

科学研究证明，铝的超量摄入对人的大脑是极为不利的。油条在制作中须加入一定量的明矾，而明矾正是一种含铝的无机物。炸油条时，每500克面粉就要用15克明矾。也就是说，如果准妈妈每天吃两根油条，就等于吃了3克明矾。这样一天天蓄积起来，其摄入的铝量就相当惊人了。这些明矾所含的铝通过胎盘侵入胎儿的大脑，会形成大脑障碍，痴呆儿的概率将增大。

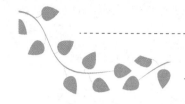

不要营养过剩

人体需要营养的支撑，但也是有度的，并不是多多益善。所谓过犹不及，过量同样会带来危害，所以准妈妈在补充营养的时候要注意把握好度。

准妈妈在此时的蛋白质需要量为每天70克左右，随着孕期的增加，需要量会慢慢增加，到孕晚期会达到100克左右。蛋白质如果过量，有可能让宝宝出生后患上过敏性疾病，如哮喘、湿疹等。脂肪和碳水化合物长期摄入过多，不但准妈妈会肥胖，胎宝宝也会发育过大，有可能引起难产。多种维生素和矿物质长期过量摄入则有可能引起中毒。

补充这些营养素的最好方法就是饮食，一般饮食结构合理，食材选择多样化，就可以满足准妈妈的日常需求。饮食合理也不易出现营养素过量的情形。如果需要用营养制剂补充，一定要咨询医生，并在医生的指导下补充。

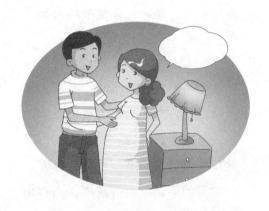

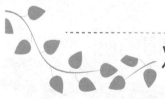

准妈妈不宜食用糯米甜酒

糯米甜酒和一般的酒一样，都含有一定比例的酒精。与普通白酒的不同之处是，糯米甜酒含酒精的浓度较低。但即使是微量酒精，也可

以毫无阻挡地通过胎盘进入胎儿体内，使胎儿大脑细胞的分裂受到阻碍，导致其发育不全，并可造成其中枢神经系统发育障碍，形成智力

十月怀胎

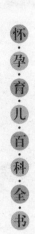

低下和某些器官畸形，如小头、小眼、下巴短，甚至可能造成胎儿的心脏和四肢畸形。

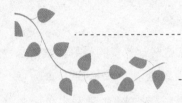

准妈妈不宜多吃冷饮

准妈妈在怀孕期间胃肠对冷热的刺激非常敏感。多吃冷饮能使胃肠血管突然收缩，胃液分泌减少，消化功能降低，从而引起食欲不振、消化不良、腹泻，甚至引起胃部痉挛，出现剧烈腹痛等现象。

准妈妈的鼻、咽、气管等呼吸道黏膜往往充血并有水肿，如果大量贪食冷饮，充血的血管突然收缩，血流量减少，可导致局部抵抗力降低，使潜伏在咽喉、气管、鼻腔、口腔里的细菌与病毒乘虚而入，引起嗓子痛哑、咳嗽、头痛等，严重时还可能引起上呼吸道感染或诱发扁桃体炎等。

除引起准妈妈发生以上病症外，胎儿也会受到一定影响。经研究发现，腹中胎儿对冷的刺激也很敏感。当准妈妈喝冷水或吃冷饮时，胎儿会在子宫内躁动不安，胎动会变得频繁。因此，准妈妈吃冷食一定要节制，切不可因贪吃冷食，而影响本身的健康和引起胎儿的躁动不安。

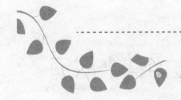

要少吃动物内脏

单就营养价值而言，动物肝脏如猪肝、羊肝等是非常高的。猪肝的营养价值要比猪肉高出一大截，其蛋白质、维生素A、B族维生素以及铁、锌、硒等微量元素的含量都超过猪肉。猪肝甚至还含有维生素C，且含量比苹果还多！

然而，猪肝的缺点更严重。姑

且不说其胆固醇含量很高，安全隐患足以让人忧心。生猪养殖时随饲料、饮水和空气摄入猪体内的污染物（如重金属、残留农药）、抗生素、激素、饲料添加剂、非法使用的物质（如"瘦肉精"——盐酸克伦特罗和莱克多巴胺等）等在肝脏（以及其他内脏）内积聚较多，远多于肌肉。

因此，现在吃猪肝（或其他内脏）往往是不安全的。这让营养师也很无奈。过去营养师会推荐准妈妈每周吃1～2次猪肝，以补充营养并预防缺铁性贫血。但现在看来，这个推荐应该放弃了。准妈妈最好不要吃猪肝，更不要定期吃猪肝。

事实上，只要保证肉类、鱼类、海鲜以及新鲜蔬菜和水果的摄入量，即使不吃猪肝，准妈妈也没那么容易发生缺铁性贫血。当然，如果有条件确保猪肝是安全的，比如自家养的猪，猪肝完全是可以吃的。此外，在缺铁性贫血迟迟难以纠正的情况下，吃猪肝的确是有效的方法之一，这时，可以在确保安全的前提下吃一些猪肝。

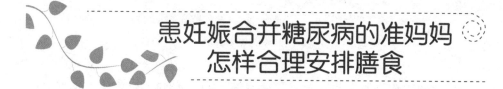

患妊娠合并糖尿病的准妈妈 怎样合理安排膳食

患妊娠合并糖尿病的准妈妈在孕晚期要特别注意合理安排膳食。

1. 调整总热能摄入量

糖尿病患者在妊娠期间，代谢复杂，病情变化多，血糖、尿糖浓度虽然高，但机体对热能的利用率较低，机体仍需要更多的热能，以弥补尿糖的损失和供给胎儿的需要，一般以每日每千克体重供给30千卡～50千卡热能，即每日1800千卡～2200千卡。对于肥胖患者，不应过分限制饮食，但总热能的

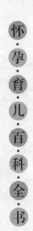

摄入量也不宜过多，以保持正常体重增长为度；对于体重较轻或体质虚弱的病人，应提供足够的热能。总之，根据血糖、尿糖等病情随时调整糖尿病患者的膳食，使之既能控制母体糖尿病，又能为发育中的胎儿提供营养。

2. 增加蛋白质摄入量

患糖尿病时，蛋白质分解增加，氮丢失增多，因此，蛋白质供给量应较正常孕妇多，每日以100克～110克为宜，蛋白质供热应占总热能的15%～20%。

3. 适当控制碳水化合物的摄入

控制碳水化合物的摄入包括摄入总量、摄入时间、每次摄入量以及组成。碳水化合物摄入总量不宜过高或过低，以每日摄入200克～300克为宜，碳水化合物所供热能应占总热能的60%。在碳水化合物总摄入量既定的情况下，增加餐次、减少每餐进食量；严格限制单糖及双糖的使用量，最好选用多糖，如米、面、玉米面等，同时加入一些土豆、芋头、山药等根茎类蔬菜混合食用。由于不同食物来源的碳水化合物在消化、吸收、食物相互作用方面的差异以及由此引起的血糖和胰岛素反应的区别，混合膳食，能使糖消化吸收缓慢，有利于病情的控制。

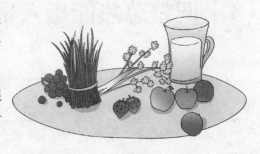

4. 增加膳食纤维的摄入量

膳食纤维具有良好的降低血糖作用，近年来的研究证明，经常食用高膳食纤维，空腹血糖水平低于少吃食物纤维者。蔬菜、水果、海藻和豆类富含膳食纤维，尤其果胶在各种水果中占食物纤维的40%，其具有很强的吸水性，在肠道形成凝胶过滤系统，可减缓某些营养素排出，延长食物在胃肠道排空时间，减轻饥饿感。同时，果胶又能减少肠道激素"胃抑多肽"分泌，延缓葡萄糖的吸收，使饭后血糖及血清胰岛素水平下降。因此，患糖尿病的孕妇应多吃蔬菜、水果。

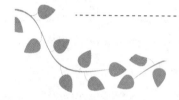

肥胖准妈妈怎样科学安排饮食

准妈妈肥胖可导致分娩巨大胎儿，并造成妊娠糖尿病、妊娠中毒症、剖宫产、产后出血情况增多等并发症。因此妊娠期一定要合理营养，平衡膳食，不可暴食，注意防止肥胖。已经肥胖的准妈妈，不能通过药物来减肥，可在医生的指导下，通过调节饮食来减轻肥胖。肥胖准妈妈饮食要注意下面几点：

1. 控制进食量

主要控制糖类食物和脂肪含量高的食物，米饭、面食等粮食均不宜超过每日标准供给量。动物性食物中可多选择含脂肪相对较低的鸡、鱼、虾、蛋、奶，少选择含脂肪量相对较高的猪、牛、羊肉，并可适当增加一些豆类，这样可以保证蛋白质的供给，又能控制脂肪量。少吃油炸食物、坚果、植物种子类的食物，这类食物含脂肪量也较高。

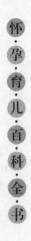

2. 多吃蔬菜和水果

主食和脂肪进食量减少后，往往饥饿感较严重，可多吃一些蔬菜、水果。要注意选择含糖分少的水果，这样既可缓解饥饿感，又可增加维生素和有机物的摄入。

3. 养成良好的膳食习惯

有的准妈妈喜欢吃零食，边看电视边吃东西，不知不觉进食了大量的食物，这种习惯非常不好，容易造成营养过剩。肥胖准妈妈要注意饮食有规律，按时进餐。可选择热量比较低的水果作为零食，不要选择饼干、糖果、瓜子仁、油炸土豆片等热量比较高的食物作为零食。

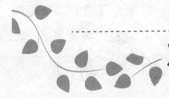

准妈妈的膳食宜粗细搭配

准妈妈的膳食宜粗细搭配、荤素搭配，不要吃得过精，否则易造成某些营养元素吸收不够。其实很多粗粮有着意想不到的食疗作用。

1. 玉米

玉米富含镁、不饱和脂肪酸、粗蛋白、淀粉、矿物质、胡萝卜素等多种营养成分，深受人们青睐。镁能够帮助血管舒张，加强肠壁蠕动，增加胆汁，促使人体内废物的排泄，有利于身体新陈代谢。玉米还富含谷氨酸等多种人体所需的氨基酸，能够促进大脑细胞的新陈代谢，有利于排除脑组织中的氨。

玉米油以富含维生素E为主要特色，常吃不仅能美容，还能降低血液中胆固醇的含量，可防治动脉硬化及冠心病。

玉米须煎水代茶饮，有利尿、降压、清热、消食、止血、止泻等功效，可用于防治妊娠高血压疾病、肝胆炎症以及消化不良等疾病。

2. 红薯

红薯又称甘薯或地瓜。以往，人们把常吃红薯看成贫穷的表现。其实，红薯富含淀粉，其氨基酸、维生素A、B族维生素、维生素C及纤维素的含量都高于大米与白面。它还富含人体必需的铁、钙等矿物质，是营养全面的长寿食品。美国和日本两国的科学家联合研究表明，红薯含有类似雌性激素的物质，孕妇食用后能使皮肤白嫩细腻。红薯中含有黏蛋白，是一种多糖和蛋白质的混合物，属于胶原和黏多糖类物质。这种物质能促进胆固醇的排泄、防止心血管的脂肪沉淀、维护动脉血管的弹性，从而能有效地保护心脏，预防心血管疾病。所以，红薯是孕妇的营养保健食品。

3. 糙米

糙米也十分适合孕妇食用。明代药物学家李时珍在《本草纲目》中称赞糙米具有"和五脏、好颜色"之妙用。每100克糙米胚芽中含蛋白质3克，脂肪1.2克，维生素B_1、维生素B_2各2.5克，维生素E1.8克，维生素C50毫克，维生素A50毫克，菸碱酸250毫克，叶酸250毫克，锌20毫克，镁15毫克，铁20毫克，磷15毫克。上述这些营养素对孕妇非常有益，也可以满足胎儿发育的需要。

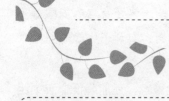

孕中期营养食谱

木耳青菜豆腐虾丸汤

材料： 虾200克，空心菜180克，豆腐150克，猪肉（肥）100克，鸡蛋清30克，木耳（干）30克，黄豆粉。

调料： 香油、白酒、盐各适量。

做法：

（1）把虾剥壳去肠，清洗干净沥干后切碎；豆腐搅碎；肥猪肉煮熟切碎。

（2）将虾仁和肥猪肉放入碗中，加入适量的麻油、盐、蛋白和豆粉，一起搅拌均匀。然后用手将虾仁猪肉挤捏成丸子，放入水中煮熟。

（3）将空心菜清洗干净，去叶，每棵切成4份，用开水焯一焯；木耳浸软，清洗干净去蒂。

（4）起锅将水煮沸，放入丸子、空心菜和木耳，再滚片刻，然后用盐和酒调味即可食用。

特点及营养： 木耳青菜豆腐虾丸汤具有益气耐饥、清肠祛瘀、生津除烦的功效。

牡蛎粥

材料： 牡蛎230克，糯米150克，猪瘦肉75克。

调料： 精盐、料酒、熟猪油各适量。

做法：

（1）将糯米淘洗干净备用。

（2）把鲜牡蛎肉清洗干净切丝，猪瘦肉切成细丝。

（3）糯米下锅，加入清水烧沸，等米稍煮到开花时，加入牡蛎肉、猪肉、精盐、料酒、熟猪油，一起煮成粥即可食用。

特点及营养： 牡蛎肉是优良的营养食品，用牡蛎入粥食用，是南方沿海民间风行的小吃饮食。牡蛎气味咸平、微寒，可供药用。牡蛎粥对维生素D缺乏症有改善作用，可防止胎宝宝出生后患佝偻病。

鸡肝豆苗汤

材料：鸡汤250毫升，豌豆苗50克，鸡肝25克。

调料：味精、精盐、料酒、胡椒粉各适量。

做法：

（1）摘去附在鸡肝上的苦胆，清洗干净。

（2）将鸡肝切薄片，加入适量的清水和料酒浸泡2分钟。

（3）将豌豆苗清洗干净。

（4）锅内放入鸡汤烧沸，保持微沸的状态。此时撒入鸡肝，用小火氽至嫩熟捞出，放在汤碗内，上面放上豌豆苗。

（5）撇去锅内汤面上的浮沫，放入味精、精盐、料酒、胡椒粉调味，烧沸起锅，倒入汤碗即可食用。

特点及营养：豆苗碧绿清香、性滑、微寒，是燥热季节的清凉食品，对清除体内积热有一定的功效。鸡肝细嫩鲜美，维生素A、维生素C、卵磷脂等含量丰富，鸡肝豆苗汤是准妈妈良好的食品。

丝瓜鱼片汤

材料：草鱼250克，丝瓜1根。

调料：盐5克，姜5克，料酒5毫升，水淀粉5克，胡椒粉5克，葱适量。

做法：

（1）将草鱼处理好用清水洗净，用刀片成鱼片，加上除葱花外的所有配料，抓匀拌至上浆，腌制10分钟。

（2）把丝瓜清洗干净去皮，切成丝瓜片。

（3）锅里倒入清水，加入1片姜片，煮沸，倒入丝瓜，再大火煮开，倒入腌制好的鱼片，轻轻用锅勺摊匀，煮沸即可食用。

特点及营养：丝瓜鱼片汤有行血脉、通经络、凉血解毒的功效，同时丝瓜不仅具有强大的美容护肤功效，还能防治一些妇科疾病。

十月怀胎

冬菇扒茼蒿

材料： 茼蒿300克，香菇（鲜）50克。

调料： 植物油20毫升，料酒10毫升，蒜10克，淀粉（玉米）5克，大葱5克，盐2克，香油1毫升。

做法：

（1）将茼蒿清洗干净，切成段，放入开水中焯一下并沥干。

（2）将香菇清洗干净，切成小片。

（3）把葱、蒜洗净，葱切成段，蒜切成片。

（4）锅中放油烧至七成热，爆香葱段和蒜片，放入香菇翻炒。

（5）倒入料酒及少量的清水，放入茼蒿段煸炒至熟，加盐调味。

（6）用水淀粉10克（淀粉5克加清水）勾芡，淋上香油即可食用。

特点及营养： 茼蒿中含有特殊香味的挥发油，能够消食开胃，含有丰富的胡萝卜素、维生素及多种氨基酸，可以降压补脑、稳定情绪、养心安神、润肺补肝、清血化痰、防止记忆力减退。香菇是含有丰富的高蛋白、多种氨基酸和维生素的菌类食物。

虾皮烧菜花

材料： 菜花1棵。

调料： 植物油、盐、葱末、姜末、豆芽汤、水淀粉、虾皮、盐、香油各适量。

做法：

（1）把菜花瓣成小块，放进沸水里焯透后捞出，在凉水里浸凉后沥干水分。

（2）把虾皮清洗干净。

（3）锅里放入植物油烧热之后把虾皮稍炸，然后加入葱末、姜末、盐等，接着再把菜花放进去，加上适量的豆芽汤用小火煨透。

（4）用水淀粉勾芡，淋香油出锅即可食用。

特点及营养： 虾皮烧菜花营养丰富，可为准妈妈补充钙和维生素。

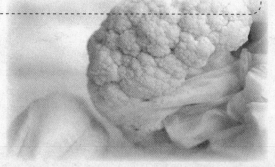

三鲜冬瓜汤

材料： 海带（鲜）100克，冬瓜500克，淡菜（鲜）30克。

调料： 料酒5克，盐3克，味精1克，大葱5克，姜5克，猪油（炼制）15克。

做法：

（1）淡菜用温水泡软、洗净，去杂质后放锅内，加少许水、料酒、葱、姜，用中火煮至酥烂。

（2）海带切成菱形块。冬瓜去皮和籽，切成块。

（3）锅内放熟猪油，烧至五成热时，放入冬瓜、海带略炒。加入沸水，用中火煮30分钟。再放入淡菜及原汤，烧沸后用味精、食盐调味即可。

特点及营养： 冬瓜含有大量的水分和维生素C，有清热解毒、利尿消肿、止渴除烦的功效。孕妈妈常吃此菜可提高身体免疫能力，有利于胎儿的发育。

芦笋炒虾仁

材料： 熟虾仁400克，芦笋、芝麻、圣女果适量。

调料： 酱油、植物油、米醋、姜末各适量。

做法：

（1）把2大勺酱油、少量的醋、姜末搅拌均匀备用。

（2）锅内倒油烧热，放入芝麻翻炒几分钟，等芝麻颜色转为金黄色后盛出，备用；将芦笋洗净切成丝。

（3）锅内再倒入适量的油烧热，放入芦笋翻炒至熟软。

（4）放入（1）中的调料、圣女果、熟虾仁翻炒几下，撒上芝麻即可食用。

特点及营养： 虾肉中含有丰富的镁，番茄中含有谷胱甘肽和番茄红素等物质，可促进胎宝宝的生长发育，增强孕妈妈的抵抗力。

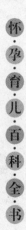

花生大枣猪蹄汤

材料： 花生米100克，大枣10枚，猪蹄2个。

调料： 盐适量。

做法：

（1）将花生米、大枣用水泡1个小时，捞出。

（2）把猪蹄去毛，清洗干净，剁开。

（3）将锅置火上，倒入适量的清水，加入花生米、大枣和猪蹄。用武火烧沸后转文火炖至熟烂，最后用精盐调味即可食用。

特点及营养： 花生大枣猪蹄汤有补气养血、美容除皱之功效。

芸豆烧荸荠

材料： 荸荠300克，芸豆75克，汤50毫升，牛肉50克。

调料： 植物油25毫升，料酒13毫升，葱姜汁13毫升，湿淀粉12克，精盐3克，味精1克。

做法：

（1）将荸荠削去外皮，切成片。

（2）将芸豆斜切成段，牛肉切成片，放入3毫升料酒、3毫升葱姜汁和0.5克精盐搅拌均匀腌制入味，再用2克湿淀粉搅拌均匀上浆。

（3）锅内放油烧热，放入肉片用小火炒至变色，加入芸豆段炒匀，倒入剩下的料酒、葱姜汁，加入高汤烧至微熟。

（4）放入荸荠片、剩下的精盐炒匀至熟，放入味精，用剩下的湿淀粉勾芡，盛入盘中即可食用。

特点及营养： 牛肉含有的氨基酸种类齐全，低脂肪、低胆固醇。芸豆含有的糖蛋白、豆甾醇，能抑制胆固醇的吸收，具有解热、利尿、消肿的功效。荸荠含有糖类、脂肪、蛋白质、磷、钙、维生素B、维生素C和叶酸等，具有清热、明目、消积、降压的功效。

马铃薯烧牛肉

材料： 牛肉、番茄、马铃薯各50克，洋葱25克。

调料： 植物油5毫升，精盐、白糖各适量。

做法：

（1）牛肉洗净、切块，放入白水锅中用武火煮沸，后改用文火煮，熟后捞出备用。马铃薯洗净，去皮，切块，入牛肉汤中煮熟。番茄洗净切块。洋葱剥皮、洗净、切块。

（2）锅内放油，油热后煸炒番茄，加入洋葱再煸炒片刻，倒入牛肉、马铃薯，加精盐、白糖再煮1~2分钟即可出锅。

特点及营养： 菜肴色泽美观，酸甜适口，含有较高的优质蛋白质、较多的维生素C。

虾皮烧冬瓜

材料： 虾皮45克，冬瓜300克。

调料： 花生油15毫升，盐适量。

做法：

（1）将冬瓜削去皮，切成块；虾皮浸泡、洗净待用。

（2）锅置火上，放油，烧热后下冬瓜快炒，然后加入虾皮和盐，并加少量水，调匀，盖上锅盖，烧透入味即成。

特点及营养： 冬瓜含有大量的水分和维生素C，有清热解毒、利尿消肿、止渴除烦的功效。虾皮含有丰富的钙、碘等成分，是孕妈妈不可缺少的元素。孕妈妈常吃此菜有利于胎儿骨骼的生长。

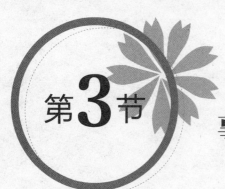

第3节 生活注意事项及胎教

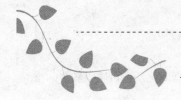

准妈妈不宜染发

目前的染发剂较多采用以对苯二胺加过氧化氢为主要原料配制而成，其中含有铅化合物，有些染发剂还加入了合成香精。人体皮肤能吸收苯环类化合物，若长期接触对苯二胺之类的苯类衍生物，就可能造成人体细胞DNA（脱氧核糖核酸）的损伤，从而诱发细胞突变，发生癌症或致胎儿畸形。此外，掺入的合成香精也会对人体造成潜在的隐患，尤其是含醛结构的合成香精对DNA损害最严重。

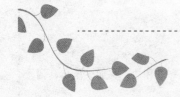

穿衣打扮要舒适

怀孕到5个月的时候，肚子已隆起，此时的准妈妈应该怎样装扮呢？准妈妈的上衣应该选择T恤衫，胸部避免扣子及其他坚硬的饰物。裤子应该选择腰部系带的，松紧可自由调节。胸腹部打褶的连衣裙也很漂亮，但应注意裙身要足够长，通常前身要比后身长2.5厘米。面料应选择容易清洗，不起皱、透气、吸湿、保暖性好的；颜色上应选择低明度颜色；花型可以复杂些，以打乱人的视线。

此期准妈妈腹部重量加大，脚部水肿，使准妈妈走起路来不稳当，所以准妈妈应穿平底鞋，鞋跟应该在2厘米以下，对于流行的松糕鞋、高跟鞋最好不要尝试。同时鞋子的透气性要好，还要便于穿脱。

内衣的选择对于准妈妈来说有着很重要的作用。文胸大小应符合怀孕时乳房发育的程度，并且布料以棉布、真丝料为主，不要选择化纤的。内裤应选择前端能盖住肚脐，后边能兜住整个臀部的，布料还是选用吸湿、透气性好的棉布。袜子的选择也很重要，选择弹性好的，袜筒高一点儿的，以减轻小腿的静脉曲张，高度以达到膝盖为宜。

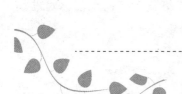

孕中期宜采用哪种睡姿

一般人睡觉，可以随意采用侧卧或仰卧，但是准妈妈到了妊娠中后期，则以侧卧为好，仰卧对大人和胎儿都没有好处。

女性怀孕以后，子宫由孕前的40克左右增大到妊娠后期的1200克左右，再加上羊水、胎儿的重量，可达到约6000克，子宫的血流量也相应增加。如果经常采用仰卧睡，子宫后方的腹主动脉将受到压迫，影响子宫的供血以及胎儿的营养，同时可能影响肾脏的血液供应，血流减慢，使尿量也随之减少。准妈妈身体内的钠盐和新陈代谢产生的有毒物质，不能及时排出，可引起妊娠中毒症，出现血压升高、下肢和外阴水肿现象，严重时会发生抽搐、昏迷，甚至可能危及生命。准妈妈仰卧睡觉，还可能压迫子宫后方的下腔静脉，使回流心脏血液减少，使大脑的血液和氧气供应不足，准妈妈会出现头昏、胸闷、面色苍白、恶心呕吐等情形。

此外，妊娠中后期，准妈妈如果常仰卧睡，子宫会压迫输尿管，使排尿不畅，容易发生肾盂肾炎等疾病。

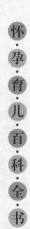

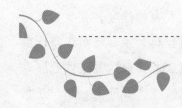

不宜住新装修的房子

孕期不要在新房内居住。根据美国环保部门对新建筑的抽样调查统计，新装修房间内的空气中含有500余种对人体有害的化学物质。环境专家认为，人在新房中生活，主要避害的方法是每5小时或者更短时间换一次空气。室内污染除建筑材料外，还有新家具、地毯散发出的化学物质，宠物身上脱落的毛、皮屑，旧衣物上的真菌，植物花粉及排出的二氧化碳等，也都会对准妈妈产生危害。

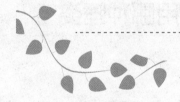

不宜睡席梦思床垫

准妈妈睡席梦思床易导致脊柱位置失常。准妈妈的脊柱较之正常状态，腰部前屈更大，睡席梦思床及其他高级沙发床后，会对腰椎产生严重影响。仰卧时，其脊柱呈弧形，使已经前屈的腰椎小关节摩擦增加；侧卧时，脊柱也向侧面弯曲。长此下去，使脊柱的位置失常，压迫神经，增加腰肌的负担。因此，准妈妈睡席梦思床不仅不能消除疲劳，还会引起腰痛。

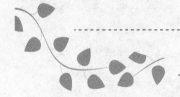

孕中期能骑车吗

只要活动度适宜，准妈妈在妊娠中期骑自行车仍不失为一种比较好的运动方式。但必须注意以下几点：

要骑女式车，以利于上下车方便。

调整车座的倾斜度，让车座后边稍高一些，并套上一个厚实、柔软的座套。

骑车时活动不要剧烈，否则易形成下腹腔充血，容易导致早产、流产。

骑车时间不宜过长，外出购物不要负荷太重。

骑车不要上太陡的坡或是在颠簸不平的路上行驶，因为这样容易造成会阴部损伤。

人多的地方最好下车推行，避免和他人发生碰撞或因躲闪不及而摔倒。

在妊娠后期，最好不要骑车，以防羊水早破。

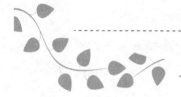

坚持运动，增强体质

对于准妈妈来说，运动可以减轻怀孕期间产生的各种不舒适症状，如背痛、便秘、四肢肿胀等，使身体更健康，从而为胎宝宝提供良好的内环境。

此阶段，大多数准妈妈妊娠反应消失，腹中的胎宝宝也比较稳定，可以适当增加运动量以增强体质，并为顺利分娩做准备。散步、做妊娠体操、游泳等均是适宜准妈妈进行的运动，也可以进行适量的、安全的腹部肌肉锻炼，增强腹肌的收缩能力，以利于顺利分娩。

如果准妈妈生活在城市中，从下午4点到晚上7点之间空气污染相对严重，准妈妈做运动或者外出最好避开这段时间。

游泳是非常适合在孕中期进行的运动。因为，在水中运动时身体负担小，很轻松就可以锻炼到腰腿部肌肉，因此游泳很适合准妈妈。游泳消耗热量多，可以减掉身体上的多余脂肪，时间短、见效快。游泳技术好的准妈妈还可以通过潜泳等方式增加肺活量。此外，游泳还能明显减轻怀孕期间准妈妈难以逃避的腰痛、痔疮、静脉曲张等病症，并有效纠正胎位异常。相关统计数据显示，参加过游泳训练的准妈妈不仅顺产率高，连产程也能缩短一半左右。

准妈妈对游泳池的水质要求较高，必须经过严格消毒，如果细菌含量超标，有可能诱发妇科炎症。

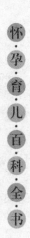

一旦用药治疗便容易对胎宝宝发育造成影响。所以，一定要选择干净清洁的游泳池。而且，有流产、早产、死胎病史及阴道出血、腹部疼痛病史的准妈妈，或者患有妊娠中毒症、心脏病的准妈妈不能游泳。

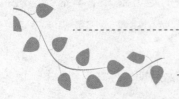

开始进行乳房保健

为适应分娩后哺乳的需要，从怀孕中期开始，应做好乳房的保健和卫生。每天清洗乳房，洗净乳痂，并润滑和按摩乳头。清洗时应当使用温水，不可用肥皂水和酒精。按摩时间也不宜太长，如乳痂块难以洗掉，可在乳头上盖一块涂有油脂或蘸有加热过的花生油的纱布，等次日晨起再清洗。

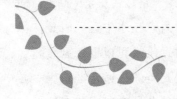

怀孕后不停脱发怎么办

有的准妈妈在妊娠期间会一大把一大把地掉头发，这是什么原因呢？其实，女性头发的更新与其体内雌激素水平有密切关系。雌激素水平高，毛发更新速度就慢；雌激素水平低，毛发更新速度就快。怀孕期间，准妈妈体内雌激素水平发生变化，因而有可能掉发。另外，怀孕期间抑郁、情绪低落也是掉发的重要原因。

准妈妈在护发的过程中有哪些需要注意的呢？

 1. ## 洗发水的选择

准妈妈的皮肤比原来更敏感，为了防止刺激头皮、影响胎儿，准妈妈要选择适合自己发质且性质比较温和的洗发水。如果原来使用的品牌性质温和，最好能沿用，不要突然更换洗发水。特别是不要使用以前从未使用过的品牌，防止皮肤过敏。发质变干的准妈妈可以对头发进行营养护理，同时通过按摩头皮来促进头部血液循环。

2. 洗发姿势

短发的准妈妈头发比较好洗，可坐在高度适宜的椅子上，头往前倾，慢慢地清洗。

长发的准妈妈最好坐在有靠背的椅子上，请家人帮忙冲洗。若嫌这样太麻烦，干脆将头发剪短，等生完之后再留长发。

3. 洗头后湿发的处理

洗头后可以用干发帽、干发巾，由于干发帽的吸水性强、透气性佳，所以很快就能弄干头发，以免感冒。不过要注意选用抑菌又卫生、质地柔软的干发帽和干发巾。

4. 孕期不要染发、烫发

在怀孕期间，准妈妈不要染发、烫发，以免这些化学物质损伤皮肤。少数女性会对染发或烫发时使用的化学物质产生过敏反应，影响胎儿在母体内的正常发育。而且，女性在怀孕后，精神状态不稳定，发质也会随之改变，由于很难预料发质会出现怎样的变化，从这个角度来说，也应尽量不要烫发及染发。

按摩头皮可以改善脱发的现象

洗发的时候做一些按摩是很重要的，它将给头发舒缓的呵护。沐浴的时候，把头发弄湿后做做头部皮肤按摩，只是简单的轻柔按压，你会感受到前所未有的舒缓与松弛。

❶ 十指合拢，指尖先轻按在太阳穴上，以顺时针方向打圈6次，再以逆时针方向打圈10次。

❷ 将双手放在额头上，以指腹从眉心中线开始按压。从额头中线开始，至头顶中线。

❸ 以双手指腹从眉心中线开始轻轻地往两侧按压，一直到达太阳穴为止。重复10次。

❹ 双手盖住两耳，手指放在脑后，左右两手的手指要尽量靠拢，接着用四指轻轻弹打后脑勺，心里默数49下。

❺ 手指插入头发，用力将手紧握，轻拉头发。持续动作至整个头皮都拉撑过为止。

❻ 十指微屈做徒手梳头的动作。双手由前额发际将头发梳往脑后，这个动作至少做20次。

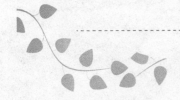

孕中期可以开始性生活

在怀孕中期，有的准妈妈会出现性欲增强和性反应提高的现象。根据准妈妈性欲的变化，合理地安排孕期的性生活，对保障准妈妈身心健康和避免胎儿受损伤有重要的意义。在妊娠中期过性生活应有节制，并且要注意卫生。只要有阴道出血现象，就应禁止性活动。性交时为了舒适和避免伤及胎儿，需要注意性交的体位，以减轻作用于准妈妈腹部的压力，避免对胎儿造成伤害。

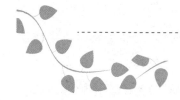

性生活要适度

此期要节制性交，这是因为这个时候的子宫逐渐增大、胎膜里的羊水量增多、胎膜的张力逐渐增加、准妈妈的体重增加，且身体笨拙，皮肤弹性下降。这个时期最重要的是维护子宫的稳定，保护胎儿的正常环境。如果性交次数过多，用力比较大，压迫准妈妈腹部，胎膜就会早破。胎膜早破，脐带可能从破口处脱落到阴道里甚至阴道外面，而胎儿的营养全靠通过脐带供应，这种状况势必影响胎儿的营养和氧气供应，胎儿甚至会因此而死亡，或者引起流产。即使胎膜不破，没有发生流产，也可能使子宫腔感染。重症感染会使胎儿死亡，轻度

感染也会使胎儿智力和发育受到影响。因此，孕中期虽不限制性交，也要有所节制。

为了不影响准妈妈和胎儿的健康，夫妻间要学会克制情感，有时最好分床睡，以免不必要的性刺激。

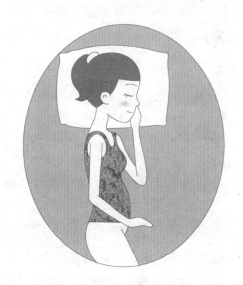

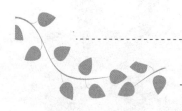

注意保持身体清洁

准妈妈妊娠期新陈代谢旺盛，皮脂腺、汗腺分泌增加，皮肤易脏；头部的油性分泌物增多；阴道的分泌物也会增加，因而孕期应注意保

持身体清洁。全身清洁还可促进血液循环和皮肤的排泄。

准妈妈洗澡不宜用浴盆，应该选用淋浴。女性妊娠之后，特别是怀孕中后期，盆浴可将细菌带入阴道，产后引起产褥感染。公共浴盆更易传染阴道疾病。盆浴时，下身浸入热水之中，容易导致子宫充血。准妈妈长时间盆浴更易升高阴道温度，危害胎儿中枢神经系统。淋浴无须弯腰，适合身体不便的准妈妈。没有淋浴条件者也可盛水冲浴。

女性在怀孕期间，外阴部会发生明显的变化，皮肤更娇嫩，皮脂腺及汗腺的分泌较体表其他部位更为旺盛。同时由于子宫颈腺体分泌的增多，更易发炎。所以，准妈妈要经常清洗外阴。准妈妈在清洗外阴时要注意：不能用很烫的热水洗、不能用碱性肥皂水清洗、不能用高锰酸钾溶液洗。

准妈妈洗澡时要特别注意行走稳当，以免滑倒。妊娠晚期行动不便时，可以请人搓澡。洗澡时，应该有人在身边陪同，以防不测。

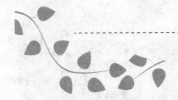

洗澡时间不宜过长

洗澡时，浴室内由于通风不良、空气混浊、湿度大，就会降低空气中的氧气含量，再加上热水的刺激，会使人体内的血管扩张，导致血液流入人体躯干、四肢较多，而进入大脑和胎盘的血量就要相对暂时减少，氧气的含量也必然减少，且人的脑细胞对缺氧的耐力很低，会造成洗澡时昏倒的情况。如果准妈妈洗澡时间过长，除发生以上情

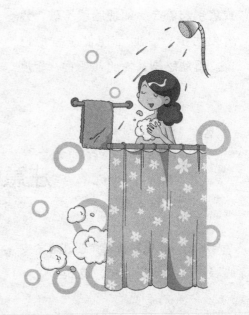

况外，还会造成胎儿脑缺氧。如果胎儿脑缺氧时间很短，一般不会造成什么不良后果；如果时间过长，就会影响神经系统的生长发育。因此，专家提示，一般准妈妈一次洗澡时间不宜超过15分钟，或以准妈妈本身不出现头昏、胸闷为度。

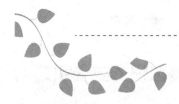

日光浴时间不宜太长

准妈妈要经常晒太阳，日光浴对自己和胎儿均有益处。多晒太阳能促进皮肤在日光紫外线的照射下制造维生素D，而维生素D可促进人体对钙的吸收。但是，强度过大的日光可使皮肤受到紫外线的伤害，故晒太阳必须掌握适度的原则，不晒太阳不行，晒太阳过多也不好。准妈妈过多进行日光浴，可使脸上的色素斑点加深或增多，出现妊娠蝴蝶斑或使之加重。日光照射过多，还可发生日光性皮炎。尤其是初夏季节，在皮肤尚无足够量黑色素起保护作用时更易发生皮炎。此外，由于日光对血管的作用，还会加重准妈妈静脉曲张。建议准妈妈进行日光浴时每天不要超过1小时，最好分两次进行，且不要在中午日光直射时进行。

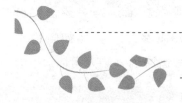

失眠的原因和改善方法

产科医生建议孕妇最好每天睡足8小时，可事实上很多准妈妈做不到。这是为什么呢？原因有以下几点：

腹部增大引起的失眠

一些孕妇在孕初期睡眠较好，这是因为她们每天忙于孕育和保护胎儿而感觉疲劳。但随着胎龄的

十月怀胎

增加，胎儿体积变大，腹部逐渐隆起，睡眠时就难以找到一个合适的姿势。

改善方法：不少医生建议孕妇睡眠时采用左侧卧位。这是因为肝脏在腹部的右侧，左侧卧位使子宫避免压迫肝脏；或者借助于枕头保持侧卧位睡眠。有的孕妇发现，将枕头放在腹部下方或夹在两腿中间比较舒服。将搂起来的枕头或叠起来的被子、毛毯垫在背后也会减轻腹部的压力。

激素变化引起的失眠

一般来说，女性患有失眠问题的人数是男性的两倍。为什么女性更多地受到失眠问题的困扰呢？这是因为女性从月经初潮、恋爱，怀孕、生子到绝经，一生都在与激素抗争。而激素水平的波动会明显影响女性的睡眠质量。所以无论是怀孕、分娩还是产后恢复，都会不同程度地影响到女性睡眠。因此在妊娠期间出现各种各样的睡眠问题是十分常见的。而且怀孕的女性在精神和心理上都比较敏感，对压力的耐受力也会降低，常会忧郁和失眠。

改善方法：在孕期影响人体的

激素主要是雌激素和孕激素，而在妊娠初期如果准妈妈情绪不稳、压力过大会导致胎儿流产或早产。因此，自己进行适度的减压，再加上家人及时的关怀与照顾，对于稳定准妈妈的心情十分重要。

饮食习惯的改变引起的失眠

饮食习惯的改变也会影响孕期睡眠质量的好坏，均衡的饮食很重要。

改善方法：减少进食影响情绪的食物，如咖啡、茶、油炸食物等。尤其需要注意的是，摄入过多饱和脂肪酸会改变体内的激素水平，造成消化不良，或是便秘，进而影响睡眠质量。

医生建议，最好在入睡前3小时进食。避免在临睡时吃得过饱而影响睡眠。准妈妈更要留心自己的"助眠食品"，比如睡前不要吃过冷过油的食物，可以适当进食牛奶。

尿频引起的失眠

很多准妈妈都会受到尿频的困扰，其原因是孕妇的肾脏负担增加，比孕前多过滤30%～50%的血液，所以尿液也就多了起来，并且由于增大的子宫会压迫到膀胱，从而也会引起尿频。另外，如果情绪过于紧张或发生下尿路感染，也会出现尿频的症状。所以当出现尿频时，请准妈妈到医院就诊，确定没有任何器质性病变时，再通过调整情绪等方法解决此问题。

改善方法：出现泌尿系统感染常常表示准妈妈身体抵抗力较差，对外界病菌比较敏感，同时也很容易感染其他疾病，比如感冒、阴道炎、宫颈炎等。抵抗力不足可能源于免疫系统的过度负担，情绪不稳定、压力过大就是其中的原因之一。除了自我调适、减轻心理压力外，准妈妈最好也要注意避免刺激性饮食、避免使用化学药物，以减轻身体不适，减少尿频情况发生。

食物过敏引起的失眠

过敏是比较容易被忽视的失眠原因之一，很多时候准妈妈宁愿忍受身体的不适，也不愿意承认自己存在过敏的问题。

有的人可能知道对某些食物或药物过敏，那么就会避免摄入这些东西。但是，还有一种过敏反应被称为迟发性过敏反应，是长期重复摄取某种食物，如牛奶、乳制品、鸡蛋、芝麻等导致的，其症状不十分明显，常见的有失眠、焦虑、头痛、肌肉关节酸痛等。如果以上情况一直没有找到明确的原因，此时就要考虑到是否存在该问题。

半夜抽筋、背痛引起的失眠

半夜抽筋、背痛与准妈妈的身体负担过重有关，到了妊娠后期反应尤为明显，同时也影响到睡眠的质量，导致准妈妈反复惊醒。一般认为，抽筋大多与睡觉姿势有关。另外，也可能和是否缺钙、局部血液循环情况、血液酸碱度等因素有关。一般正常的血液处于微碱性，如果情绪不稳定、饮食中甜食和肉食过多，都很容易让血液偏酸性，引起电解质失衡，从而造成局部肌肉抽筋，或者由于血钙过低，从而诱发肌肉抽筋。

改善方法：如果经常发生这种问题，首先要调整睡姿，尽可能左侧卧位入睡，并注意下肢的保暖。一旦出现抽筋，采用将脚蹬到墙上的方法或是下床站立，都有助于缓解抽筋。另外，多吃蔬菜和水果，少

十月怀胎

吃动物性食物、精淀粉，适当补充钙剂，必要的时候可以去医院测量血钙浓度，或进行骨密度测定，明确抽筋的原因。

其他原因引起的失眠问题

还有一些可能引起睡眠障碍的原因，但目前没有很好的解决办法，比如，由于子宫的不断增大，占有的空间越来越大，引起准妈妈呼吸短促，导致呼吸困难；还因为体内需氧量的增加，促使准妈妈不得不加快呼吸；再有就是胎动，宝宝跟准妈妈的生活时间有差别，半夜时在准妈妈的肚子里拳打脚踢，也会让准妈妈睡不好；有些准妈妈在怀孕期间会有明显的腹部下坠感，或是疼痛，也会影响睡眠。但如果下腹部疼痛过于剧烈，而且伴有阴道出血，就有可能是先兆流产的征兆，必须迅速就医。

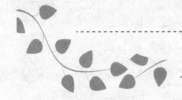

胎教方案

1. 音乐胎教

在孕中期可以开始有计划地进行音乐胎教了，每天1～2次，每次15～20分钟。应选择在胎儿觉醒时，即有胎动的时候进行，也可以固定在临睡前进行。播放的设施及播放方法可根据条件自选一种：

① 用收录机直接播放，孕妇应距音箱1.5米～2米，音响强度可在

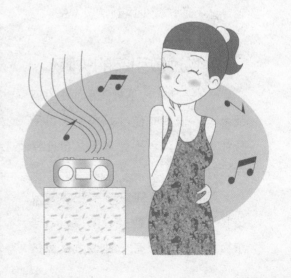

65分贝～70分贝。

② 选用胎教传声器，直接放在孕妇腹壁胎头部位则更为贴切，音响大小可依据成人隔着手掌听到传声器中的音响强度，即相当于胎儿在孕妇腹腔子宫内听到的音响强度进行调试。腹壁厚则音量稍大，腹壁较薄音量也要稍小。

千万不要将收录机直接放在腹壁上给胎儿听，否则其噪声可损害胎儿的神经。乐曲播出后，要不断移动（动作要轻）扩音器，将优美的乐曲透过孕妇的腹壁源源不断地输给胎儿。每一次可播放2～3支乐曲，既要让胎儿欣赏音乐的美感，又要防止胎儿听得过于疲乏。

孕妇也可同时通过耳机收听带有心理诱导词的孕妇专用音乐磁带，或选用自己喜爱的各种乐曲。可随音乐进行情景联想，力求达到心旷神怡的境界，借以调节情绪，增强胎教效果。

此外，孕妇还可以为胎儿选唱些歌曲，首先应选些轻灵、抒情的歌曲或摇篮曲，唱歌时要心情舒畅，用慈母之心唱给胎儿听，从而引起共鸣。

2. 对话胎教

怀孕5个月时，胎儿的听觉功能已经基本建立，此时的胎儿已经可以听到外界的声音了，因此准父母说话时一定要注意，别忘了还有一个小生命在聆听。说话时要语调轻柔、充满感情，避免讲一些对胎儿发育不利的话语。另外，说话时还要时不时对胎儿说几句，这是十分重要的，可以使胎儿有一种安宁感，对其出生后加强母与子、父与子之间的感情极为有益。

孕妇可以给胎儿朗读一些笔调清新优美的散文、诗歌。孕妇充满爱意的声音对胎儿有一种神奇的安抚作用，它会对胎儿的听觉产生良性刺激，有利于胎儿的发育。

作为未来孩子的父亲，可以开始面对孕妇的腹部和胎儿进行"对话"，比如，先给孩子起个小名（如"明明"），而后每天面对胎儿，用亲切的语调呼唤孩子的名字说："明明！"以此逐步刺激胎儿的听觉，并着手建立父子间的亲情。

十月怀胎

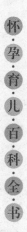
3. 触摸胎教

在孕中期由于胎儿的感觉功能逐渐发育起来，因此可以开始用触摸胎儿的方法进行胎教。

孕妇仰卧在床上，头部不要垫高，全身放松，双手捧住腹部，从上到下、从左到右反复抚摸胎儿。抚摸时要注意胎儿的反应类型和反应速度。如果胎儿对抚摸、推动的刺激不高兴，就会用力挣脱或者蹬腿，这时应马上停止抚摸。如果胎儿受到抚摸后，过一会儿才以轻轻蠕动的方式作出反应，那么就可以继续抚摸，一直持续几分钟后再停止。在进行抚摸的过程中如果配合语言和音乐的刺激，可以获得更佳的效果。

抚摸胎儿的理想时间是每天傍晚，因为这个时候的胎动最为频繁与活跃。抚摸后如无不良反应可增至早晚各一次。对有早期宫缩的孕妇，不可用触摸动作。

此外，妊娠第5个月时还可进行触压拍打法。具体方法是：在孕妇腹部先摸到胎儿的肢体，而后按压胎儿的肢体，对此胎儿会马上缩回肢体或活动肢体。如此可通过触压或拍打胎儿的肢体同胎儿玩耍，刺激胎儿活动，让胎儿在宫内"散步""做体操"。经过反复训练，可使胎儿建立起条件反射，并加强肢体肌肉的力量。临床实践证明，经过触压、拍打肢体训练的胎儿，出生后肢体肌肉强健有力，抬头、翻身、坐、爬、走等大动作均早于一般婴儿。

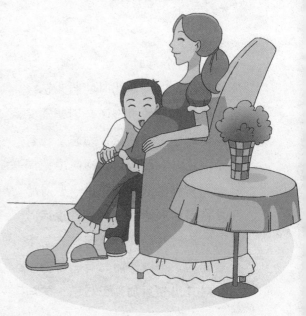

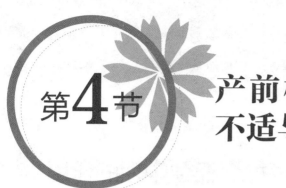

第4节 产前检查、孕期不适与疾病防治

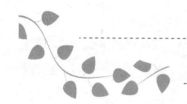

孕中期至少检查2次

卫生部《孕产期保健工作规范》明确指出，孕中期至少应进行2次产前检查，建议分别在孕16～20周、孕21～24周各进行1次，发现异常者应当酌情增加检查次数。主要检查内容包括：

了解胎动出现时间，绘制妊娠图。

筛查胎儿畸形，对需要做产前诊断的孕妇及时转到具有产前诊断资质的医疗保健机构进行检查。

特殊辅助检查项目包括以下内容：

❶ 基本检查项目：妊娠16～24周超声筛查胎儿畸形。

❷ 建议检查项目：妊娠16～20周知情选择进行唐氏综合征筛查；妊娠24～28周进行妊娠期糖尿病筛查。

进行保健指导，包括提供营养、心理及卫生指导，告知产前筛查及产前诊断的重要性等。提倡适

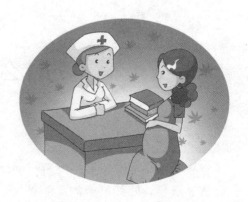

十月怀胎

161

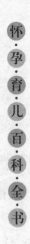

量运动，预防及纠正贫血。有口腔疾病的孕妇，建议到口腔科治疗。

筛查危险因素，对发现的高危孕妇及高危胎儿专案管理，进行监测、治疗妊娠并发症，必要时转诊。

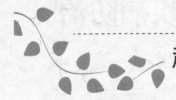

超声检查在孕中期的作用

在18周左右，胎儿的各个组织器官都已经发育成形。此时，通过超声检查可以初步进行胎儿畸形或是发育异常的排查，比较明显的神经管畸形，如无脑儿、脊柱裂，都能够被有经验的超声科医生发现。所以，适时进行超声检查是非常必要的。

B超检查是产科中最为常用的影像学检查方法。许多产科医生都认为每位准妈妈孕期至少应进行一次B超检查以观察胎儿发育是否正常。

超声检查分为两种，经腹部超声检查和经阴道超声检查。孕早期，进行经腹部的超声检查必须喝水使膀胱充分充盈，其目的是使充盈的膀胱将子宫推出盆腔，得以清楚地观察到子宫宫腔内部的情况。最早在停经4~5周时即能确诊怀孕。阴道超声检查不需要充盈膀胱，其灵敏度也比腹部超声高。但有些准妈妈会感觉将探头伸于阴道内非常不适，而且并不是所有的人都适合做阴道超声。凡是出现阴道异常出血或是存在流产可能的准妈妈，最好不要进行此项检查，避免加重病情。

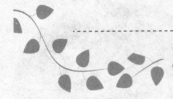

为什么要进行胎心音检查

怀孕18~20周用一般听诊器经准妈妈腹壁就能够听到胎心音，胎心音呈双音，犹如钟表的"滴答"声，速度较快，正常时为120次/分钟~160次/分钟。准爸爸可直接将耳朵贴在准妈妈的腹壁上听取，或用木听筒听取，每日一至数次。胎心直接反映胎儿的生命情况，过快、过慢或不规则都说明胎儿在宫内有缺氧情况，有窒息的可能，可危及胎儿生命，应及时就医。

要注意胎心音与子宫动脉及胎盘杂音的区别。子宫动脉杂音是血流通过扩张的子宫动脉时所产生的吹风样的低音，胎盘杂音是血流通过胎盘时所产生的，二者的快慢与母体脉搏相一致。胎盘杂音的范围较子宫动脉杂音的范围大。

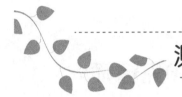

测量宫高、腹围有何意义

从怀孕14～15周开始，准妈妈做产前检查时增加了一个新的检查项目，即测量宫高及腹围。怀孕28周前每4周测量1次；怀孕28～35周，每两周测量一次；怀孕36周后每周测量一次。测量宫高的方法是让准妈妈排尿后平卧于床上，用软尺测量耻骨联合上缘中点至宫底的距离，然后将测量结果画在妊娠图上，以观察胎儿发育与孕周是否相符及羊水的多少等情况。

正常准妈妈的宫高和腹围的增长应该限制在一定范围内，超出该范围就要仔细考虑是否存在一些隐匿的问题，最为常见的是准妈妈吃得太多，体重增长超过了标准。另外，羊水过多或者双胎妊娠时都会在妊娠图上表现出来。

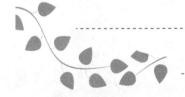

什么是羊水穿刺

羊水穿刺是常用的产前诊断方法之一。由于羊水含有胎儿躯体脱落的组织细胞，可以通过抽取羊水，经过分析和监测，来预测胎儿的某些先天缺陷或遗传性疾病。如果发现异常，可以立即终止妊娠，避免有缺陷的新生儿出生。

羊水穿刺一般在妊娠16～20周

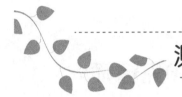

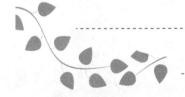

PART

1

2

3

4

5

6

十月怀胎

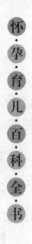

进行，太早或太晚均不利于疾病的诊断。此时羊膜腔内趋于快速增长阶段，胎儿较小，穿刺一般不会伤及胎儿，必要时可在B超监护下穿刺。羊膜腔穿刺只抽取15毫升～20毫升羊水，与羊水总量相比极少，不会影响胎儿的生长发育。

35岁以上的准妈妈、以前生过有出生缺陷儿的准妈妈、家族中有出生缺陷分娩史的准妈妈、准妈妈本人或丈夫是出生缺陷儿等情况，胎儿发生疾病的机会较多，最好做羊水穿刺检查。

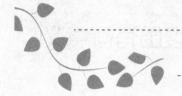

什么是50克糖筛

通常是在妊娠第16周后，医生会建议做一项50克糖筛检查。其目的是将可能患有妊娠期糖尿病的准妈妈筛查出来，并对该疾病进行必要的干预和治疗。一般而言，如果第一次准妈妈的检验结果正常，医生就不会要求再进行第二次检查。但是，如果妊娠期间出现胎儿由于不明原因个头儿比正常孕周大，或是准妈妈体重增长过快时，医生会要求再次复查此项目。

做这项检查时，医生会给准妈妈开一定量的葡萄糖，让准妈妈在服用后测量血糖的浓度。血糖正常值一般为不超过8毫摩尔/升。像北京、上海等一些大城市，已将其列为准妈妈孕期内的常规检查项目。

但要注意，如果血糖值超过11.1毫摩尔/升，则千万不要再做任何服糖水的检查了，因为此时准妈妈极有可能已患有糖尿病。注意，这里说的糖尿病指的是孕前就存在的，而不是妊娠后才出现的。妊娠前已患有糖尿病的准妈妈要避免进一步的不良刺激，而糖尿病（非妊娠引起的）只要根据空腹血糖检查和随机血糖检查的结果即可确诊。

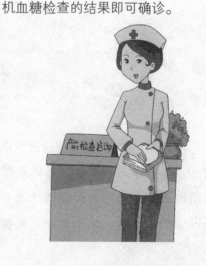

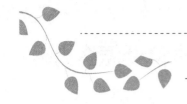

急腹症是怎么回事

急腹症是妊娠中期的一种常见的疾病，孕妇患此病是不可怠慢的。

急腹症是急性腹部疼痛的总称，包括内、外科的多种疾病，如内科的急性胃肠炎、泌尿系统感染，外科的肠梗阻、急性阑尾炎、尿路结石，妇科的卵巢囊肿破裂、扭转等。当孕妇患有急腹症时，很多症状人们都会误认为是由于妊娠反应引起的，再加上用药有所顾忌，所以容易延误治疗，使病情加重，这对于孕妇来说是一个很大的威胁，不仅会诱发流产和早产，严重的还会有生命危险，所以孕妇切莫忽视妊娠急腹症的一些症状。一旦发生急腹症，必须及时采取措施。治疗以后，不会遗留产科问题。

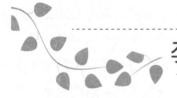

孕妇患有结核病怎么办

结核病根据发病部位的不同，可分为肺结核、肠结核、盆腔结核等，孕期较常见的是肺结核。

妊娠可以加重肺结核的病情，使其呈活动性。由于孕妇营养消耗和肺功能不好，容易造成流产、早产及胎儿发育小、宫内缺氧等状况。分娩时也容易发生子宫收缩无力、产程长、产后出血等状况。患有严重肺结核的孕妇，应在怀孕早期进行人工流产。

妊娠合并结核病，如病情处在活动期，应及早进行抗结核治疗，但要选用对胎儿无毒性的药物。链霉素可对胎儿听力造成危害，孕期不宜使用。如为空洞肺结核、肺结核组织破坏较为严重，需进行肺叶切除者，最好在妊娠前半期进行。

如病情稳定可在医生监护下继续妊娠，但应加强营养，注意休息。如需进行抗结核治疗时，要按医嘱用药，不要怕影响胎儿而不用药，否则会加重对孕妇及胎儿的危害。

十月怀胎

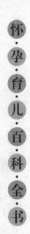

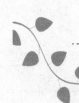

孕期发生急性胰腺炎怎么办

妊娠期间孕妇的胆管系统会发生一系列变化，如胆固醇分泌增多，血中孕激素水平提高，导致胆管松弛和胆囊排空减缓；妊娠中后期，增大的子宫容易压迫胆管系统，引起胆汁排泄不通畅，从而形成胆结石。如果原先已有结石，便会使症状加重，引起胆管病变，上抬的子宫也可以压迫胰腺，引起胰管内压增高，一旦结石引起胰液排出不畅，就很可能导致胰腺炎的发生。

此外，孕妇在妊娠期间都很注意增加营养，但如果饮食不当，脂肪等摄入过多再加上生理的因素，怀孕后血浆甘油三酯一般可升高30%左右，且在怀孕后期达到高峰，严重者血浆呈乳糜状。事实证明，妊娠高脂血症也可诱发胰腺炎。

轻型胰腺炎只要及时救治，预后一般较为良好。

孕妇在妊娠期间，特别是妊娠4个月后，进食较多肉类、高脂肪的汤类、油炸食品后，如果出现持续性上腹痛，伴有恶心、呕吐、发热、心跳加快、呼吸困难时，应及时就诊，以免发生胰腺炎而错过治疗时机。

如果发展为重症胰腺炎，胰腺会发生出血坏死，腹腔有大量血性渗出，急性渗出物和毒素可刺激子宫，引起持续性宫缩，最终导致子宫胎盘血循环障碍，使胎儿缺氧而死亡。毒素也可直接通过胎盘导致胎儿死亡。

因此，一旦诊断为重症胰腺炎，而且病情危急时，医生将会终止妊娠。

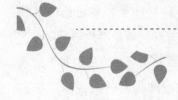

妊娠期鼻炎如何治疗

有些平素身体健康的女士，一旦怀孕后，就会出现鼻涕增多，鼻孔堵塞的现象，严重者常用口呼吸，以致口干舌燥，影响睡眠。一旦分娩，便病去体愈。这种鼻炎，医学上叫妊娠期鼻炎。

对于妊娠期鼻炎目前尚无有效的预防性措施，但可对症处理。针对鼻塞、流涕症状，可鼻滴1%麻黄素液。不过，不能长期使用，以免失效，此药还能引起药物性鼻炎。

若有脓性鼻涕，可使用抗生素。不过，最好不要长期使用链霉素、庆大霉素和卡那霉素等对胎儿听力有损害的抗生素。经上述处理仍无效者，在清除鼻腔分泌物后，可用鼻腔喷雾剂以减轻局部充血、水肿程度。

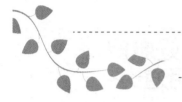

孕期用药

孕妇在妊娠4个月后服用药物，虽然一般不会使胎儿畸形，但却会使胎儿的神经形成受影响，因此所服的药必须经过医生的指导。此时孕妇不能打预防针，因为预防针带来的不适、发热等接种反应对孕妇和胎儿都不利。但遇到紧急情况，如接触了白喉病人、受了外伤、被疯狗咬了等，还是需要立即打预防针的。

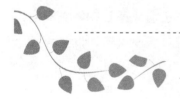

怎样防治妊娠期疱疹

一般在妊娠四五个月时，有些孕妇可发生以水疱为主的疱疹性皮肤病，这种疱疹也可发生在妊娠早期或晚期，个别妇女也会在分娩后发病。一般认为是由于妊娠期产生了过多的黄体酮或其他原因使皮肤过敏而发病，分娩后往往能自行消退。

此病易发于手、脚、胳膊、脐周、腹部、头及脸部等处。发疹前周身发热、畏寒、奇痒，以后会出现皮疹，表现为红斑水疱，呈环状排列，类似疱疹样皮炎，以后水疱融合成大疱，疱破后形成痂皮，痂皮脱落后留下色素沉着。一般间隔数周发作一次，之后渐渐缓解。每次发作引起剧烈瘙痒，可出现高烧等症状。

该疱疹往往在分娩数日内即可减轻症状，多数人在分娩后3个月可消退，也有个别的会推迟7个月。分娩后第一次来月经时常有轻微发作，每次经期发作，可持续两年之久。

孕妇如患疱疹应注意多加强营养，摄入含钙及维生素C、维生素B_6丰富的食物，并可用药治疗。采用炉甘石洗剂、土霉素锌氧油或龙胆紫锌氧油可局部止痒和预防感染。

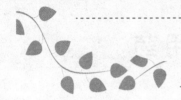

如何防治妊娠期滴虫性阴道炎

防治妊娠期滴虫性阴道炎应注意以下几点：

❶ 尽量不要使用公共浴池、浴盆、游泳池、坐便器及衣物等，减少间接传染。

❷ 如果丈夫也受滴虫感染，应尽早彻底治愈。

❸ 每晚睡前清洗外阴后，在医生指导下用灭滴灵阴道栓剂，置入阴道内，10日为1个疗程。

❹ 治疗期间应防止重复感染，内裤和洗涤用的毛巾等物应煮沸消毒5～10分钟，并在阳光下暴晒，以消灭病原菌。在妊娠早期，孕妇不宜口服驱虫药，以免导致胎儿畸形。

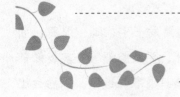

如何防治妊娠期真菌性阴道炎

孕妇在妊娠期尿糖含量增高，如果合并糖尿病尿糖会更高。尿糖的增高会使真菌迅速繁殖，所以孕妇很容易患真菌性阴道炎。

孕妇罹患真菌性阴道炎，往往有外阴和阴道瘙痒、灼痛，排尿时疼痛加重等症状，并伴有尿急、尿频，性交时也会感到疼痛或不舒服。真菌性阴道炎的其他症状还有白带增多、黏稠，呈白色豆渣样或凝乳样；有时稀薄，含有白色片状物；阴道黏膜上有一层白膜覆盖，擦后可见阴道黏膜红肿或有出血点。如果进行涂片检查和培养便可发现真菌。

治疗妊娠期真菌性阴道炎，首先要彻底治疗身体其他部位的真菌感染，注意个人卫生，防止真菌感染传入阴道。而且应选择合适的药物。最好采用制霉菌素栓剂和霜剂进行局部治疗，因为口服氟康唑和酮康唑有使胎儿畸形的危险。

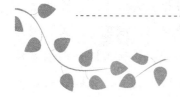

妊娠期合并阴部湿疹有哪些症状

另一种外阴湿疹属于过敏性皮炎，过敏源来自外界或机体内部，如化学药物，蛋、牛奶、鱼、虾等异性蛋白，肠寄生虫，体内病灶，消化道功能失调等。过敏体质的人在精神紧张、过度疲劳等情况下，其皮肤对各种刺激越发敏感，易诱发湿疹。

阴部湿疹患者均有剧烈痒感、局部灼热、阴部弥漫性潮红等状况。湿疹可发展为丘疹状、水疱，甚至糜烂有渗出液。皮肤因搔抓致破损或感染，日久皮肤粗糙肥厚，有鳞屑。患者亦可因阴道炎症分泌物增多而有排尿痛和性交痛。

治疗阴部湿疹首先应查明病因，常见的霉菌性阴道炎或滴虫性阴道炎根据白带的性状及显微镜检查较易作出诊断，应局部用药，尤其在妊娠前5个月不宜全身用药。因为长期大量口服灭滴灵可造成胎儿畸形。

如果因过敏性炎症所致外阴湿疹，则病因较为复杂，需做变态反应确定过敏源。此类病人通常是过敏体质，除避免接触过敏源外，也不宜过度疲劳和紧张。因此，妊娠期阴部湿疹患者应保持精神愉快，注意劳逸结合和生活规律。

十月怀胎

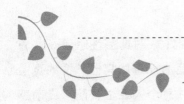

怎样预防水肿

在怀孕期间，尤其是怀孕中期以后，几乎每一位孕妇都会出现轻微的水肿现象。这是由于胎盘分泌的激素使体内水分大量囤积所造成的。如果想知道自己是否有水肿情形，可在早晨检查一下脚部状态。可用手指按压胫骨前的部位，当手指离开以后，如果该部位仍然呈现凹陷状态的话，则表示有水肿。

一般情况下在上午时脸部和双手会出现水肿，傍晚时会在双脚出现。经过一夜的睡眠以后，水分循环到全身，双脚的水肿会有所减轻。如果到了早上，脚部还有水肿未退，而在下午，脸部和手部又出现水肿，则表示水肿比较严重，也表明体内的水分比较多。出现严重的水肿状况，还往往预示着伴有其他疾病的可能，如心脏病、慢性肾盂肾炎、妊娠毒血症等疾病，有必要去医院检查并作出诊断。

消除水肿的方法一般是控制水分的摄取。不过，最有效的方法还是减少盐分的摄入。人体的体液必须保持平衡，一旦摄入较多的盐分，相应地就要吸收更多的水分，以维持平衡。一般状况下，每人每日盐分的摄取标准是6克以下，有水肿的孕妇则应相应降低摄入。除此之外还应进食足够的蔬菜、水果。因为蔬菜和水果中含有人体必需的多种维生素和微量元素，可以提高机体的抵抗力，加强新陈代谢，而且还具有解毒利尿等作用。积极运动也很重要，因为适当的运动可以促进血液循环。

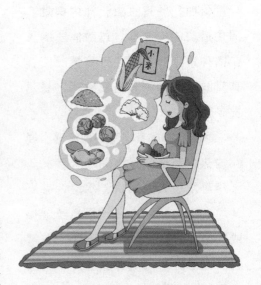

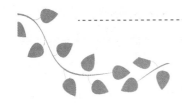

孕妇为什么会出现坐骨神经痛

大多数孕妇在妊娠晚期会出现坐骨神经痛，主要感觉为腰腿痛。这是由于增大的子宫压迫腰骶神经，从而引起神经周围组织充血、水肿；关节韧带松弛，增大的子宫向前突出，为了保持身体平衡肩、胸后仰、腰椎前突，所以造成下肢和腰部疼痛。不过不必担心，一般症状在产后即可缓解。症状不严重者，不需要特殊处理。

症状严重者，可采取以下措施适当缓解疼痛：

❤ 当疼痛发生时，可用热毛巾、纱布或热水袋进行局部热敷。

❷ 每天用温水泡脚。

❸ 坐着时将椅子调到舒服的高度，并在腰部、背部或颈后放置舒服的靠垫。

❹ 注意不要久坐或久站，工作约1小时就要休息一会儿，起来走动走动或活动活动四肢。

❺ 采用较为舒服的睡眠姿势，可将枕头垫在两腿间或肚子下面。

❻ 搬挪物品时，最好采用下蹲的姿势，不要弯腰。

❼ 症状轻微者，可以做按摩操。

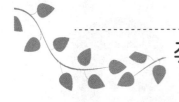

孕妇患膀胱炎有哪些危害

由于女性尿道短，尿道口与肛门靠近，易受粪便污染，加上妊娠后孕妇内分泌发生改变及增大的子宫的压迫，尿液引流不畅，膀胱易发生细菌感染。起初表现症状轻微，仅有膀胱刺激症状，如尿频、尿急、尿痛，此时如经治疗，病情会很快痊愈。如果治疗不及时，细菌会经由膀胱上行到达肾盂，引起肾盂肾炎。

十月怀胎

此时孕妇会突然有寒战、高热、腰痛、膀胱刺激症状加重等状况，有时因高热还可造成抽风。细菌毒素还可通过胎盘进入胎体，引发流产、早产，甚至胎儿死亡。病情迁延越久，症状越剧烈，流产、早产及胎儿死亡率会越高。

孕妇出现膀胱炎症状后应及早就医和治疗，以免发展成肾盂肾炎。

预防膀胱炎应注意保持外阴部清洁。每日用清水清洗外阴部，减少性生活刺激。因为性生活可使尿道口受摩擦，细菌易侵入而发生上行性感染。最好的方法是性生活后立即坐起排空小便，并用清水冲洗外阴部。

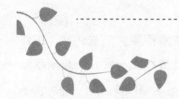

孕妇小腿抽筋
由哪些因素引起

在孕期约有一半的孕妇会发生腿部抽筋现象，一般多发生在晚上睡觉时。发生这种现象是因为孕妇体重逐渐增加，双腿负担加重，腿部的肌肉经常处于疲劳状态及血液循环不畅；另外，怀孕后对钙的需要明显增加，尤其在怀孕中、晚期。如果膳食中钙及维生素D含量不足或缺乏日照，就会缺钙，从而增加肌肉及神经的兴奋性。夜间血钙水平比白天要低，故小腿抽筋常在夜里发作。缓解这种状况也比较简单，抽筋发生时，只要将脚趾用力向上方或用力将脚跟下蹬，使踝关节过度屈曲，腓肠肌拉紧即可。如仍不缓解时，可把脚放在温水盆内，同时热敷小腿，并扳动脚部，一般都能使痉挛缓解。

为了防止出现腿部抽筋，孕妇

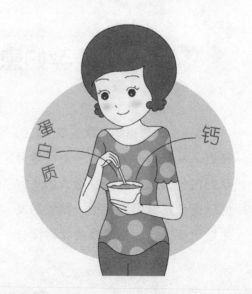

蛋白质

钙

不要长时间站立或坐着，应每隔1小时左右就活动一会儿，不要使腿部肌肉过度疲劳，不要穿高跟鞋。每晚临睡前用温水洗脚，洗脚时对小腿进行2～5分钟的按摩。平时要多摄入一些含钙及维生素D丰富的食品，适当进行户外活动，接受日光照射，必要时可加服钙剂和维生素D。

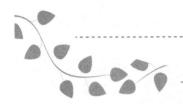

孕期如何预防肾结石

孕妇在妊娠期内分泌会发生很大的变化，代谢加快，致使肾盂、输尿管的正常排尿功能发生变化，主要是收缩蠕动作用减退，随即发生一定程度的扩张，使尿流变缓、瘀滞，这样很容易诱发肾结石。

此外，增大的子宫压迫输尿管，使输尿管发生一定程度的扩张和积水，也容易诱发结石。妊娠期肾结石以右侧为多，这与右肾位置稍低等原因有关。

可采取以下三个措施预防妊娠期肾结石的发生：

❤ 每天要多活动、多做操、多散步，这样可以促进肾盂和输尿管的蠕动，防止子宫长时间压迫输尿管。

❷ 每天要多喝水，尤其是在晚上应注意多喝水。喝水有助于排尿，因为夜间输尿管的蠕动本来就会减慢，再加上尿液分泌少，尿液中的结晶物质就很容易沉淀形成结石。

❸ 少进食容易诱发肾结石的食物，如菠菜、豆类、白薯等。

如果孕妇在妊娠期发生了肾结石，应尽量采取非手术方式治疗。如没有多次发作，可以等到分娩后再进行治疗。

此外，由于增大了的子宫压迫身体器官及生理上的变化，孕妇往往会感到坐骨神经痛，且有小腿抽筋的症状，也容易患上膀胱炎和肾结石等疾病，应多加关注。

十月怀胎

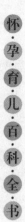

▶孕晚期

孕8~10月（29～40周）

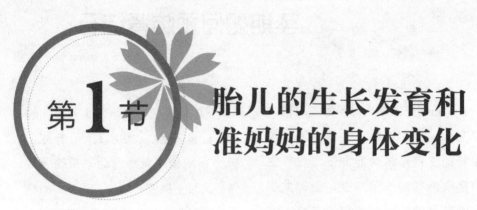

第1节　胎儿的生长发育和准妈妈的身体变化

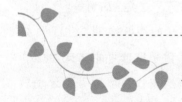

胎儿的生长发育

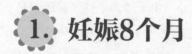

1. 妊娠8个月

　　此时的胎儿体重可达到1500克～1700克，身长为40厘米～44厘米。胎儿大脑皮层功能继续发育；胎儿的味觉、嗅觉和视觉已具功能；肺、肾、胃等重要器官发育完成，但器官功能都还较差。从外表看，胎儿胎脂继续蓄积，皮肤皱纹仍多，面部如小老头。这时胎儿已有一定生活能力，如果早产，在良好的护理下可以存活。

羊水量从此期起不再迅速增加了。胎儿身体紧靠子宫，位置固定。这时，准妈妈腹壁和子宫很薄，胎儿能听到准妈妈的声音，降生后即可很快辨认。

2. 妊娠9个月

此期胎儿重2000克～2500克，身长为45厘米～48厘米。此时，胎儿大脑发育良好，听觉已敏感，意识进一步发展，可有喜、怒等表情；内脏发育齐全、成熟；性器官发育完成，男性睾丸下降，女性大阴唇隆起。从外面来看，皮下脂肪增加，全身变得圆润，皮肤皱纹减少，肤色淡红，毳毛减少，指（趾）甲已长出一点儿。

这一时期大脑皮层发育得更好，胎儿已具备呼吸、吸吮等生活能力，如早产较易存活。

3. 妊娠10个月

此时的胎儿已达到新生儿的标准长度和重量，身长约为50厘米，体重可达到3000克～3200克。此时，胎儿头盖骨变硬，内脏和神经系统的功能健全，手、脚肌肉发达。从外表来看，胎儿外形、模样已形成，头发长2厘米～3厘米，指（趾）甲超过指端，皮肤呈粉红色，皱纹消失，皮下脂肪蓄积完成，体态圆润。

这时，胎儿比以前安静了许多，不太爱活动了，这是因为胎儿的头部此时已固定在骨盆中，他更多地将会是向下运动，压迫子宫颈，想把头伸到这个世界来。

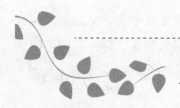

准妈妈身体的变化

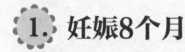

1. 妊娠8个月

此时的子宫向前挺，更加明显，子宫底的高度已经上升到25厘米～27厘米，位置上升到胸与脐之间。孕妇挺着大肚子，身体笨重，活动不便，甚至走路都困难。增大的子宫向下压迫肠及膀胱，向上压迫胃，孕妇此时又会出现厌食、尿频、便秘和烧心等症状。此时孕妇易患肾盂肾炎及妊娠高血压疾病。

到这一时期，孕妇面部的妊娠斑、腹部妊娠线也越来越明显。有的孕妇的耳朵、额头、嘴的周围也会出现斑点。孕妇肚子偶尔会一阵阵地发硬发紧，这是假宫缩，是这个阶段的正常现象，但一旦发生不规则宫缩应立即停下来休息，严重时要尽早去医院诊治。

2. 妊娠9个月

此期是孕妇怀孕以来最烦恼的时期，这时子宫底高28厘米～30厘米，位置上升至心脏正下方。增大的子宫对胃和心脏的压迫更加严重，孕妇会出现气喘、呼吸困难、

胃胀等不适症状。

此期的阴道分泌物更加增多，以起到适应分娩、保护阴道的作用。子宫压迫膀胱更甚，尿频现象更加严重。此时有些孕妇可有轻微宫缩。

3. 妊娠10个月

随着胎头入盆，胎体下降，子宫底也有所下降，子宫对胃、心脏的压迫减轻，呼吸、食欲好转。然而子宫对膀胱和盆腔器官的压迫却加重了，尿频、便秘更加明显。阴道分泌物增多，阴道口湿润，阴道和会阴部皮肤、黏膜变厚，肿胀，柔软而有弹性。

这时孕妇常常感到子宫收缩，腹部皮肤发胀，将手放在腹部上，会感到腹部发硬。如子宫收缩每天反复出现数次，即为临产前兆。

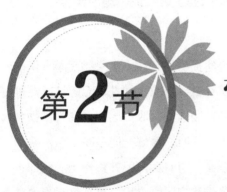

第2节 营养与饮食

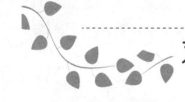

对钙的需求量明显增加

虽然准妈妈在怀孕的整个过程中都需要补钙，但怀孕晚期的准妈妈对钙质的需求量明显增加。同时，胎宝宝的牙齿和骨骼的钙化速度也在加速。胎宝宝体内一半的钙质都是在怀孕的最后两个月储存的。这一时期，胎宝宝骨、牙齿的钙化速度明显加快，至出生时，全部乳牙均在牙床内形成，第一恒磨牙也已钙化。胎儿时期钙、磷的摄入量对

十月怀胎

其一生牙齿的整齐、坚固起着很大的决定作用。

如果孕晚期钙、磷供给不足，胎宝宝就会从母体的骨骼、牙齿中争夺大量的钙、磷以满足自身的需要，很可能导致准妈妈产生骨质软化症。同时，胎宝宝也可能产生先天性佝偻病或缺钙抽搐。中国营养学会建议孕晚期准妈妈每日应该摄入钙1200毫克。而且，补充钙质有助于预防准妈妈发生妊娠高血压疾病。

维生素D缺乏会引起血钙下降，不仅会使准妈妈发生骨质软化，也可能会使胎宝宝发生骨骼钙化障碍和牙齿发育缺陷，甚至引起先天性佝偻病。

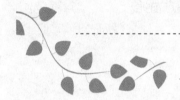

铁的需求量达到高峰

胎宝宝的肝脏在孕晚期以每天5毫克的速度储存铁，直至出生时达到300毫克~400毫克的铁质。孕30~34周对铁的需求量达到高峰，准妈妈每日应保证摄入35毫克的铁。动物肝脏、动物血、瘦肉是铁的良好来源，含量丰富且易于吸收。此外，蛋黄，豆类，某些蔬菜，如油菜、芥菜、雪里蕻、菠菜、莴笋叶等也能提供部分铁。水果和蔬菜不仅能够补铁，所含的维生素C还可以促进铁在肠道的吸收。因此，在吃富铁食物的同时，最好一同多吃一些水果和蔬菜，也有很好的补铁作用。例如，鸡蛋和肉同时食用，可提高鸡蛋中铁的利用率；或者鸡蛋和番茄同时食用，番茄中的维生素C可以提高铁的吸收率。

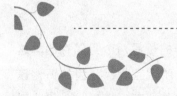

增加蛋白质摄入量

从怀孕28周到40周胎宝宝体重要从1000克增加到3000克左右，胎盘、子宫和乳房也要增大，需要增大蛋白质摄取量，孕期的最后10周，是蛋白质储存最多的一个时期。

2000年《中国居民膳食营养素参考摄入量》建议孕晚期膳食蛋白质增加值为20克/日。

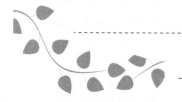

增加能量摄入

除了母体代谢加快、组织增大和胎宝宝快速生长发育外，胎宝宝开始在皮下和肝脏储存糖原和脂肪。因此，准妈妈需要增加热量的摄入。2000年《中国居民膳食营养素参考摄入量》建议孕晚期能量的摄入应在非孕的基础上增加836焦耳（200千卡）/日，即每日摄入能量9639焦耳（2300千卡）。

在各类营养素中，碳水化合物、脂类和蛋白质经体内代谢可释放能量，统称为"产能营养素"。一般来说，人体所需能量的50%以上是由食物中的碳水化合物提供的。特别是脑组织消耗的能量，均来自碳水化合物在有氧条件下的氧化。脂肪也是重要的能源物质，在短期饥饿情况下，能量主要由体内的脂肪供给。在某些特殊情况下，如长期不能进食或消耗量过大时，将依靠组织蛋白质分解产生氨基酸来获得能量。

根据我国的饮食特点，成人碳水化合物供给的能量以占总能量的55%~65%、脂肪占20%~30%、蛋白质占10%~15%为宜。成人脂肪摄入量一般不宜超过总能量的30%。

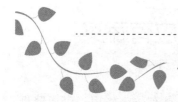

准妈妈不宜吃热性香料

大料、小茴香、花椒、胡椒、桂皮、五香粉、辣椒等热性香料都是调味品，但准妈妈食用这些热性香料则不适宜。女性怀孕后，体温相

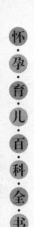

应增高，肠道也较干燥。而热性香料其性热且具有刺激性，很容易消耗肠道水分，使胃肠腺体分泌减少，造成肠道干燥、便秘或粪石梗阻。

当发生大便秘结时，准妈妈必然用力屏气解便，这样就引起腹压增大，压迫子宫内的胎儿，易造成胎动不安、胎儿发育畸形、羊水早破、自然流产、早产等不良后果。所以，准妈妈不宜吃热性香料。

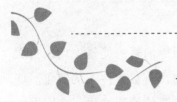

准妈妈不宜多吃桂圆

女性怀孕后，阴血偏虚，阴虚则滋生内热，因此准妈妈往往有大便干燥、小便短赤、口干、胎热、肝经郁热等症状，如果这时再食用性热的桂圆，非但不能产生补益作用，反而增加内热，容易发生动血动胎、漏红腹痛、腹胀等先兆流产症状，严重者可导致流产。

在民间，有的准妈妈在分娩前服用桂圆汤（以桂圆为主，加入红枣、红糖、生姜以水煎煮而成），这主要是针对体质虚弱的准妈妈而言。因为分娩时要消耗较大的体力，体虚的准妈妈在临盆时往往容易出现手足软弱无力、头晕、出虚汗等症状，喝桂圆汤对增加体力、帮助分娩都有一定好处，但体质好的准妈妈在分娩前则无须喝桂圆汤。

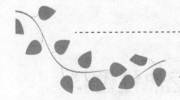

一日三餐都应有蔬菜

蔬菜是人体所需维生素 C、β-胡萝卜素、叶酸、钾和膳食纤维的良好来源，是维生素 B_2、铁、钙、镁等营养素的较好来源。研究表明，多吃蔬菜具有防癌作用，可以降低心血管疾病的发病风险，可以降低发生糖尿病的危险性，有助于控制体重、促进排便、缓解便秘。这些作用使蔬菜（还有水果）成为膳食结构中的佼佼者，备受推崇，孕期膳食也不例外。

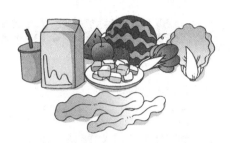

1. 蔬菜要吃够量

《中国居民膳食指南2007》建议，成年人每天吃蔬菜300克～500克，孕妇的蔬菜推荐摄入量与此相同。孕妇一日三餐食谱都要有蔬菜。当孕妇出现体重增长过快或血糖异常时，控制谷类、油脂和肉类摄入的同时，要加大蔬菜摄入量，每天应摄入500克～750克。

2. 增加绿叶蔬菜

不同种类的蔬菜，营养价值有差异。其中，深色蔬菜营养价值比浅色的更高，所以《中国居民膳食指南2007》建议，每天蔬菜要有一半是深色蔬菜。深色蔬菜主要包括：绿色蔬菜如菠菜、油菜、绿苋菜、茼蒿、芹菜叶、空心菜、菜心、莴笋叶、芥菜、西蓝花、西洋菜、生菜、小葱、韭菜、萝卜缨、青椒、蒜薹、荷兰豆、四季豆、豇豆、苦瓜等；红黄色蔬菜如西红柿、胡萝卜、南瓜、红辣椒等；紫色蔬菜如茄子、紫甘蓝等。

在深色蔬菜中又以绿色叶菜营养价值最高。这是因为绿色叶菜富含叶绿素，叶绿素是植物进行光合作用的所在。光合作用是植物一切养分合成的基础。植物中绝大多数营养成分都在叶片中合成，叶片是植物生命中最具活力的部分，它富含养分是一点儿也不奇怪的。在孕期膳食结构中，绿色叶菜应该占50%，达到每天250克。

十月怀胎

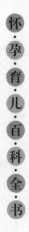

3. 增加菌藻类和薯芋类

除深色蔬菜,尤其是绿色叶菜之外,菌藻类蔬菜（如蘑菇、香菇、木耳、银耳、海带、紫菜、裙带菜等）、十字花科蔬菜（如甘蓝、西蓝花、油菜、大白菜、萝卜等）也因营养价值较高和（或）有特殊保健价值而被《中国居民膳食指南2007》推荐。

还有一类蔬菜值得强调——薯芋类。薯芋类主要包括马铃薯（土豆、洋芋）、红薯（甘薯、地瓜）、芋头、山药、莲藕、荸荠等。它们具有蔬菜的一般特点,但又与其他类蔬菜明显不同——含较多淀粉,其含量在10% ~ 25%。淀粉含量高,这是谷类食物的特点。所以薯芋类兼具蔬菜类和粮食类食物的特点,既是粮食,又是蔬菜。对那些面临体重增长过快压力的孕妇而言,薯芋类应该作为主食,代替谷类来食用。当然,对那些体重增长正常的孕妇,薯芋类完全可以作为蔬菜食用。此时,推荐数量是每周250克 ~ 500克。

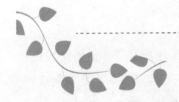

黄芪炖母鸡不宜多吃

黄芪是人们较为熟悉的补益肺脾之气的中药,气充则血足,对人的身体保健有益。鸡肉营养丰富,有温中益气,补虚填精,益五脏、健脾胃、活血脉及强筋骨之功效。黄芪与老母鸡同炖食之,补养作用更强,所以,它常被一些气虚体弱的人用来补身。但准妈妈常吃黄芪炖母鸡并不好。

准妈妈常吃黄芪炖母鸡易引起过期妊娠,造成难产。结果在分娩时不得不使用产钳助产,甚至行剖宫产分娩,会给准妈妈带来痛苦,给新生宝宝增加受创伤的概率。

为什么准妈妈常吃黄芪炖母鸡会造成难产呢? 这是因为,黄芪有益气、升提、固涩作用，干扰了妊娠晚期胎儿正常下降的生理规律。此外，黄芪有"助气壮筋骨，长肉补血"的功用，加上母鸡本身是高蛋白食品，黄芪和鸡肉两者共同起滋补作用，使胎儿骨肉发育长势过猛，造成难产；再就是黄芪有利尿作用，通过利尿，使羊水相对减少，以致延长产程。因此，从顺利分娩的角度考虑，准妈妈不宜多吃黄芪炖母鸡。

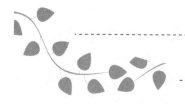

孕晚期营养食谱

炝炒紫甘蓝

材料：紫甘蓝300克，鸡蛋2个。

调料：姜2克，橄榄油、食盐各适量。

做法：

（1）将紫甘蓝清洗干净，切成丝。

（2）把鸡蛋磕入碗中打散，搅拌均匀。

（3）炒锅上火，倒入少量橄榄油烧热，放入鸡蛋液，炒熟后盛出。

（4）原锅上火，倒入橄榄油烧热，放入姜丝炒香，加入紫甘蓝丝用大火快炒。

（5）炒至断生时，倒入炒好的鸡蛋，加入盐调味，炒匀即可食用。

特点及营养：紫甘蓝含有丰富的维生素C，给人体提供一定量的抗氧化剂，常食用紫甘蓝能防治过敏症。另外，它不仅能减肥，还能减轻关节疼痛。鸡蛋含有丰富的蛋白质、脂肪、维生素、锌、钙、铁、核黄素、DHA和卵磷脂等营养物质，常食用鸡蛋可以健脑益智。橄榄油中含有最优的不饱和脂肪酸、丰富的维生素A、维生素D、维生素E、维生素K及胡萝卜素等脂溶性维生素，不含胆固醇，孕妈妈长期食用可以有效缓解便秘。

十月怀胎

鱼肉馄饨

材料： 鱼肉125克，猪肉馅75克，干淀粉50克，韭菜、香菜各50克.。

调料： 绍酒5克，葱花、味精、精盐、熟鸡油各适量。

做法：

（1）将鱼肉剁成泥，加精盐拌匀做成鱼丸。砧板上放干淀粉，鱼丸放在淀粉里逐个滚动粘匀干淀粉使其有黏性。用擀面杖擀成薄片，即成鱼肉馄饨皮，包入猪肉馅做馄饨，卷好捏牢。

（2）武火烧沸一锅清水，下馄饨用筷子轻搅，以免黏上。用文火烧，直到馄饨浮上水面5分钟左右，捞出装碗。

（3）汤中加精盐和绍酒烧沸，放入韭菜、香菜、味精调味。倒入馄饨碗中，撒葱花，淋鸡油即可。

特点及营养： 质地嫩滑，味道鲜香可口，且含有丰富的蛋白质。

熘炒黄花猪腰

材料： 猪腰500克，黄花菜50克。

调料： 盐、糖、淀粉、植物油、姜、葱各适量。

做法：

（1）将猪腰剖开，去筋去膜，洗净，切成块；黄花菜用温水泡发，切成寸段；葱洗净切成葱花；姜洗净切丝备用。

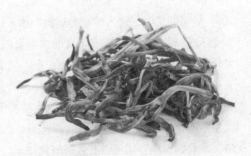

（2）锅中放入植物油烧热，再放入葱花、姜丝炒出香味，放入猪腰块爆炒。

（3）猪腰将熟时，加黄花菜、盐、糖熘炒，将淀粉加适量水勾芡，汤汁透明时即可。

特点及营养： 佐餐食之，可以补肾强腰，同时还有益脾之功。

糖醋排骨

材料： 排骨250克。

调料： 油、酱油、醋、酒、盐、白糖、面粉、淀粉各适量。

做法：

（1）将排骨斩块，用酒、盐、湿淀粉、面粉拌匀待用，其余的作料倒入碗中，加入50克水调成汁备用。

（2）把油锅烧至六成热，将排骨一块块放入炸2分钟，捞出，等油锅热至九成再炸1分钟，捞出，将油倒出。

（3）锅内留少许底油，把糖醋汁倒入，将排骨翻炒几下即可食用。

特点及营养： 排骨酥烂，糖醋口味酸甜可口，有利于增进孕妈妈的食欲。

海参豆腐汤

材料： 海参450克，嫩豆腐1盒，鸡蛋1个。

调料： 高汤4杯，麻油1小匙，葱3根，姜4片，胡椒粉1/4小匙，水淀粉、米酒、酱油各1大匙。

做法：

（1）将海参的腹部剪开，去肠泥，清洗干净。

（2）把豆腐清洗干净切成小块；葱清洗干净，一半切末，一半切段。

（3）姜清洗干净去皮，一半切末，一半切片；将鸡蛋打散。

（4）热油1大匙爆香葱段和姜片，再倒入3杯水煮沸，放入海参氽烫，捞出沥干。

（5）另起锅倒入高汤煮开，加入豆腐、海参、葱段及姜片，小火焖煮8分钟。加入麻油、胡椒粉、米酒、水淀粉和酱油并搅拌均匀，淋上蛋汁，撒上葱末和姜末即可食用。

特点及营养： 海参豆腐汤有嫩滑的口感和丰富的营养，孕妈妈长时间食用有滋补和美容的功效。

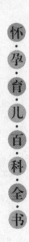

砂仁馒头

材料：小麦面粉500克，砂仁20克。

调料：炼制猪油50克、白砂糖150克。

做法：

（1）将砂仁去壳清洗干净烘干，研成细末。

（2）将白砂糖、熟猪油、砂仁末和面粉一起加水和成面团，分成20份，形状自定，上笼蒸约10分钟即可食用。

特点及营养：砂仁馒头具有温中化湿、开胃健脾的功效。

党参当归蒸鳝段

材料：鳝鱼500克，熟火腿150克，党参10克，当归5克。

调料：生姜1块，葱1根，鸡汤2碗，料酒1大匙，胡椒粉1小匙，盐、鸡精各适量。

做法：

（1）党参、当归清洗干净浸润后切片备用；熟火腿切成大片；姜、葱清洗干净，姜切片、葱切段备用。

（2）鳝鱼剖后除去内脏，用清水清洗干净，再用开水稍烫一下捞出，刮去黏液，剁去头尾，再把肉剁成段。

（3）锅内倒入清水，放入一半的姜、葱、料酒烧沸后，把鳝鱼段倒入锅内烫一下捞出，装入汤钵内。

（4）将火腿、党参、当归放于上面，加入葱、姜、料酒、胡椒粉、盐，再倒入鸡汤。

（5）上蒸笼蒸约1小时至熟为止，挑出姜、葱，加入鸡精，调味即可食用。

特点及营养：孕妈妈常食用黄鳝可以防治妊娠高血压疾病。另外，鳝鱼皮可以治疗女性乳房硬肿、疼痛，食用党参当归蒸鳝段能帮助孕妈妈缓解孕期的各种不适。

赤豆鲤鱼汤

材料：鲤鱼1条（约500克），赤豆80克，白果15克。

调料：花生油18毫升，葱10克，生姜10克，盐6克，绍酒3毫升，胡椒粉适量。

做法：

（1）将鲤鱼处理干净，在鱼脊上切上花刀。

（2）赤豆用温水泡透，生姜切成片，葱切成段。

（3）锅内烧油，待热时，放入鲤鱼，用小火煎透，放入绍酒、姜丝，倒入适量的清水，加入赤豆，用中火煮至汤浓。

（4）放入白果和葱段，放入盐、胡椒粉，续煮8分钟至透，即可食用。

特点及营养：赤豆含有比较丰富的皂角苷，能刺激肠道，有良好的利尿作用，可治疗小便不利、脾虚水肿、脚气症等症状。赤豆还含有比较丰富的膳食纤维。赤豆鲤鱼汤可治妊娠水肿及其他水肿，适合孕晚期食用。

腐竹炒油菜

材料：油菜100克，腐竹50克。

调料：糖、盐、植物油、葱花、姜末各适量。

做法：

（1）将泡好的腐竹切成柳叶形；油菜择洗干净，控干水分。

（2）炒锅内放入少许油，待油温五成热时放入葱花、姜末爆炒出香味。

（3）放腐竹翻炒片刻，放入油菜、适量糖和盐翻炒均匀即可。

特点及营养：准妈妈孕期补钙，可以多吃豆制品，物美价廉。

鱼香肝片

材料：猪肝250克。

调料：水豆粉30克，汤25毫升，葱25克，泡辣椒20克，菜油150毫升，蒜15克，酱油15毫升，姜10克，醋10毫升，绍酒10毫升，白糖10克，盐2克，味精1克。

做法：

（1）将猪肝切成长约4厘米、宽约3厘米、厚约0.5厘米的片，加入盐和20克水豆粉码匀。

（2）把姜、蒜去皮，切成小粒；葱切成葱花；泡辣椒剁成碎末。

（3）用1碗10克的水豆粉、酱油、绍酒、醋、白糖、味精及汤兑成汁。

（4）把炒锅置武火上，倒入菜油，烧至七成热时，放入猪肝炒散后倒入姜、泡辣椒和蒜末。等猪肝炒至伸展时，加入葱花、盐、汤汁，开锅后盛入盘中即可食用。

特点及营养：猪肝含有丰富的铁、磷，是造血不可缺少的原料。猪肝含有丰富的蛋白质、卵磷脂及微量元素，还含有丰富的维生素A。鱼香肝片这道菜的肝片细嫩，葱、姜、蒜味醇厚，最适宜佐餐。猪肝味苦性温，养血、补肝、补铁。

荔枝鸡翅

材料：鸡翅500克。

调料：红葡萄酒30克，植物油15克，料酒5克，大葱3克，姜3克，冰糖2克，花椒2克，盐2克，胡椒粉1克，味精1克。

做法：

（1）将鸡翅切成两截，用盐、料酒、胡椒粉腌制30分钟至1小时，再放入沸水去除浮沫，捞出备用。

（2）将葱切成长段，姜切成片。锅里放油烧热，加葱、姜略炒，放入冰糖汁、盐、红葡萄酒和花椒，烧沸后放入鸡翅，用小火慢煨约1小时。等汁浓肉熟时，拣去葱和姜，放入味精炒匀，盛入盘中即可食用。

特点及营养：鸡翅含有丰富的维生素A，有利于视力、上皮组织和骨骼的发育，对胎宝宝生长发育很有益处。

酱烧排骨

材料： 肋排450克。

调料： 豆瓣酱30克，油30毫升，料酒10毫升，姜3片，葱2段，八角2个，桂皮1块。

做法：

（1）将排骨段放入沸水中焯烫3分钟，捞出沥干。

（2）往锅里倒入油，加入葱段、姜片、八角和桂皮。

（3）将已经焯烫好的排骨、料酒、豆瓣酱、盐和清水放入锅内，盖上锅盖，将排骨炖烂。

（4）排骨炖烂后，搅拌锅内食物，盛入盘中即可食用。

特点及营养： 酱烧排骨酱香味美，肉质香嫩，适合孕妈妈食用。

蜜烧红薯

材料： 红心红薯500克，红枣5颗。

调料： 蜂蜜100克，冰糖50克。

做法：

（1）将红薯清洗干净，削去皮，削成鸽蛋大小的块；红枣用温水泡发，清洗干净去核，切成碎末。

（2）锅内加入植物油烧热，放入红薯块炸熟，捞出来控干油。

（3）另起锅加一碗清水，大火烧沸，加入冰糖熬化，放入过油的红薯，小火煮至汤汁浓稠。

（4）加入蜂蜜，撒入红枣末，搅拌均匀，再煮5分钟即可食用。

特点及营养： 红薯含有大量胶原和黏多糖物质，是一种多糖与蛋白质的混合物，同时纤维素含量也很丰富，有通便作用。

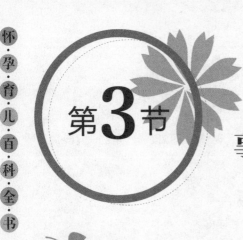

第3节 生活注意事项及胎教

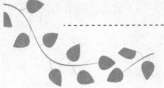

上下楼梯要小心

有些准妈妈住在楼上，一天内几次反复上下楼梯。上下楼梯对准妈妈是有危险的，稍不注意就会摔倒。准妈妈应把有些事结合起来办，尽量减少上下楼的次数，有电梯的一定要利用。

准妈妈上下楼时不要猫腰或过于挺胸凸腹，只要伸直背就行。要手扶楼梯栏杆，不要被隆起的大肚子遮住视线，要看清楼梯台阶，将整个脚踏在楼梯台阶上，一步一步地慢慢上下。不要只用脚尖踩台阶，否则容易摔跤。

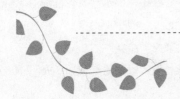

够取重物要小心

准妈妈在提取或放下东西时，注意不要压迫肚子。不要采取不弯膝盖、只倾斜上身的姿势，那样容易造成腰疼。以屈膝落腰，完全下蹲、单腿跪下的姿势，把要提的东西紧紧地靠住身体，再站立拿起。拿棉被等大件物品时，要蹲下使身体压在一条腿上，然后再站起来。拾取地板上的物品时，要先屈膝后落腰，蹲好后再拾，然后站起来，不能弯腰拾取。

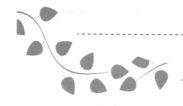

不宜长时间坐车

怀孕晚期，准妈妈的生理变化很大，对环境的适应能力降低，长时间坐车会给准妈妈带来诸多不便。首先，长时间坐车，车里的汽油味会使准妈妈出现恶心、呕吐等现象，影响食欲；其次，长时间颠簸影响准妈妈休息，可引起疲劳和心情烦躁；再次，长时间坐车，下肢静脉血液回流减少，会引起或加重下肢水肿，行动更加不便。另外，乘车时多较拥挤，怀孕晚期的准妈妈腹部凸出，受到挤压或因颠簸容易导致早产等。因此，准妈妈在怀孕晚期应尽量避免长时间坐车。

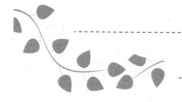

睡觉适合左侧卧

妊娠晚期，子宫增大，仰卧时就压迫了它后方的下腔静脉。因下腔静脉受压，血液不能回流心脏，心脏得不到充盈，搏出血量突然减少，对全身各器官供血量就明显减少，从而引起胸闷、头晕、恶心呕吐、血压下降等症状。准妈妈仰卧时，增大的子宫还可压迫子宫后腹主动脉，影响子宫动脉的流血量，使胎盘供血不足，直接影响胎儿的生长发育。如果准妈妈患妊娠中毒症，本身已有胎盘血管痉挛和供血不足，再行仰卧位时就会进一步加重影响，甚至使腹中胎儿死亡。

准妈妈仰卧还能引起下肢和外阴部的静脉曲张。大约有80%准妈妈的子宫向右侧旋转倾斜，因而使右侧输尿管受到挤压，以致尿液积滞；由于右侧的肾脏与临近的升结肠和盲肠之间有淋巴管相通，因而肠道细菌侵入右肾的机会也较左肾为多，这样，就容易发生右侧肾盂肾炎。所以，准妈妈不宜右侧卧。

从以上情况可以看出，准妈妈以左侧卧位为好。如果较长时间的左侧卧位感到不舒服，可暂改为右

十月怀胎

侧卧位。若仰卧位时发生了晕厥，家人应立即轻轻地将准妈妈的身体推向左侧卧，这样她会很快苏醒过来。

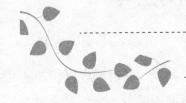

孕晚期不宜长途旅行

旅行，尤其是长途旅行，是一件十分辛苦的事情。人的身体容易因气候、地点的变化而出现不适。正常人均有可能发生旅途生病的事情，对于准妈妈，特别是孕晚期的准妈妈，就更为辛苦。妊娠晚期，由于身体的变化，准妈妈活动能力会明显下降，适应环境的能力也远远不如从前，加上此时已临近分娩，如果进行长途旅行，长时间的颠簸、作息时间被打乱、环境的变化无常等因素，极易使准妈妈精神紧张、不安，身体疲惫；由于旅途条件有限，车船中人员高度集中，准妈妈免不了受到碰撞或拥挤。

另外，由于交通工具内人员杂聚，空气相对污浊，各种致病细菌比其他环境要多，准妈妈清洗洁身比较困难，容易感染疾病。在这种条件下，准妈妈往往还易发生早产、急产等意外情况，旅途中的医疗条件不一定理想，当地的医务人员也不了解准妈妈的情况，在处理紧急情况时难免会有所偏差。因此，妊娠晚期旅行对准妈妈来说是不可取的，最好能避免。

如果由于特殊情况，准妈妈一定要进行旅行，也应该从以下几个方面做好准备：不要临近预产期才开始动身，一般最好提前1～2个月，以防途中早产；为防万一，最好随身带些临产的物品，如纱布、酒精、止血药品以及婴儿衣被等；交通工具以乘火车为宜，一定要购买卧铺车票；考虑目的地的气候条件，带好必要的衣物；旅途中注意饮食卫生，不要吃生冷、变味的食品，不喝生水，以预防肠道传染病；准妈妈如果晕车，应在医生的指导下，备好准妈妈可以服用的防晕车的药物，千万别自己乱服晕车药，以免造成对胎儿的伤害；万一途中出现腹部阵痛、阴道出血等情况，应及时报告车上的工作人员，最好能争取在沿途大站下车，及早到当地医院分娩。

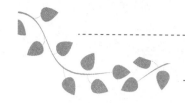

孕晚期不宜坐浴

淋病、艾滋病、梅毒、生殖道病毒感染、真菌和滴虫性阴道炎等，其主要传播途径为直接接触，如性交、接吻，间接传播途径为输血、注射器及浴盆等。因此，为防止性病、性传播疾病和生殖道感染的发生，应避免盆浴或池浴，尤其是准妈妈，更不要坐浴或到公共浴池去洗澡。因为妊娠以后，胎盘可产生大量雌激素和孕激素，后者多于前者，阴道上皮细胞通透性增强，脱落细胞增多，宫颈腺体分泌功能增强，以致造成孕期阴道分泌物增多，改变了阴道正常的酸碱性，易

导致感染，从而发生阴道炎、宫颈炎和宫内胎膜及胎儿感染。

妊娠晚期，宫颈短而松，也是造成宫内感染的因素之一，可引起胎儿宫内感染，增加围产儿发病率和死亡率。胎膜感染者可造成胎膜早破而使早产可能性增加，有些病毒感染还可引起胎儿畸形。梅毒与艾滋病病毒还可通过胎盘感染胎儿，造成先天性梅毒或艾滋病。淋病患者经阴道分娩易引起新生儿淋菌性眼炎，治疗不及时还会造成失明。因此，为确保母婴健康，孕期尤其在妊娠晚期应避免坐浴。

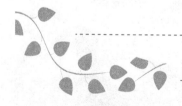

暂时不宜进行性生活

此时准妈妈身体笨重，身心不适，性欲减退，丈夫应克制自己。由于此时子宫敏感，有些准妈妈平时即可有轻微的宫缩，给予子宫机械性的强刺激极易引起子宫收缩，严重时可导致早产，所以这时不宜进行性生活。

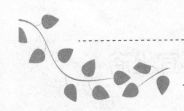

胎教方案

1. 对话胎教

到了孕晚期，生活在准妈妈腹中的胎儿已经是一个能听、能看、能"听懂"话，以及能理解准父母的有生命、有"思想"、有感情的人了。准父母对胎儿说话绝不是对牛弹琴。凝聚着准父母深情的呼唤和谈话一定会让胎儿聚精会神地倾听。因此，准父母应该不失时机地增加与胎儿之间的语言沟通与交流，对其施以良性刺激，以丰富胎儿的精神世界，这对于开发胎儿的智力有极大好处。比如，可以告诉胎儿："我的小宝宝，不久以后你就要出生了，妈妈好盼望这一天啊。你也一定想和妈妈见面了，是吗？"

在对胎儿讲话、给胎儿讲画册、讲故事、唱歌的基础上，可以教胎儿学习算术和认识图形。在教胎儿学习算术和认识图形时，要充分发挥想象力，将数字和图形变成立体形象，这样会使胎儿学习起来更有兴趣。如将数字"1"联想为竖起来的铅笔。做算术也是一样。例如教胎儿1加1等于2的时候，可以这样对胎儿说："这里有一个苹果，又拿来一个苹果，现在一共有2个苹果了。"这样就将具体的有立体感的形象导入语言中。

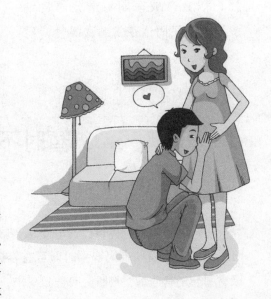

2. 音乐胎教

音乐是情感的表达，是心灵的语言，它能使人张开幻想的翅膀。优美的旋律有助于胎儿的发育。

音乐还可以促进孩子性格的完善。不同的乐曲对于陶冶孩子的情操起着不同的作用。有的乐曲能促使孩子有恬静、稳定的性情；有的能促使孩子有欢乐、开朗的性情；有的能激发孩子的热情和使其变得奔放等。久而久之可影响孩子的气质的形成。

音乐胎教的作用是不可低估的，音乐的物理作用是通过音乐影响人体的生理功能。音乐可以通过人的听觉器官和神经传入人体。音乐使母体与胎儿产生共鸣，影响人的情绪和对事物的评价，塑造胎儿良好的性格，锻炼胎儿的记忆等能力。

给胎儿听音乐每次5～10分钟为宜，曲子最好是先选同类型的曲目挨着听，不要只给胎儿听几首固定的曲目。在听的过程中，注意观察胎动的变化和情绪的反应。这样就可以体会到你的宝宝喜欢听哪类音乐，并把它记录下来。

3. 联想胎教

联想胎教是通过孕妇的联想产生一种信息传输给胎儿，在胎儿身上产生作用的胎教法。它可以贯穿于所有胎教方法中，例如，准妈妈在欣赏音乐时，就可以借助音乐声，对乐曲所描述的画面展开联想；准妈妈在阅读文学作品、欣赏绘画作品时，也可以展开场景的联想和画面意境的联想；孕妇在大自然中也可以展开对美景诗情画意的联想。通过联想，孕妇把这些意识的信息传输给胎儿，达到影响胎儿的作用。

联想胎教要求孕妇所听的音乐、所读的作品、所欣赏的画面是积极美妙的，孕妇所联想的内容也必须是健康美好的。只有这样，胎儿才能接收到良好的意识信息，从而促进意识的萌芽和心智的发育。

十月怀胎

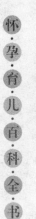
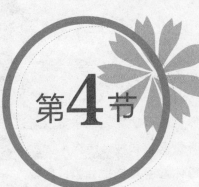

第4节 产前检查、孕期 不适与疾病防治

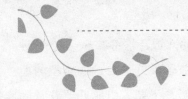

定期进行产前产检

　　自妊娠28周后，孕期检查时间应做到每2周1次，直至36周，36周以后应1周1次。2周1次的复诊内容包括：测量血压，称体重，检查尿蛋白，以了解准妈妈是否会出现妊娠高血压疾病的情况。宫高、腹围的检查是了解胎儿的生长速度是否正常。在妊娠28～34周之间，如果没有特殊情况，应做骨盆的测量，了解骨产道是否正常。在这个阶段，如发现胎位异常，可以进行纠正。在这期间，准妈妈的血流量增大，易发生贫血，所以准妈妈的血色素至少要每月检查1次，以便及时发现异常并治疗。准妈妈应学会自我监护胎儿的方法，如数胎动、听胎心。孕36周以后，如有条件，

应坚持每周用电子胎心监护仪至少做1次监护，以及时发现胎儿异常。孕36周的B超检查也是必需的，它可帮助了解胎儿的位置、胎儿的大小、胎盘的位置及状况、羊水量的多少，对医生判断胎儿存在的问题、进行进一步的治疗、制订分娩方式有帮助。在整个产前检查的过程中，准妈妈如出现头痛、腹痛、阴道出血、流水、胎动异常，都应及时告诉医生，否则会延误病情的诊治或发生危险。

　　怀孕7个月时，胎位已基本确定。正常的胎位为枕前位，占所有胎位的90%以上。胎儿屈膝倒坐，头下臀上，胎头俯屈下颏紧贴胸部，后枕骨最低，背部在母体腹前壁方

向。如果出现枕后位、臀位、横位、额位等都为不正常的胎位。臀位和横位一般能够诊断，枕后位、额位和面位等头位异常往往难以确诊，要等到分娩进行到一定阶段才能表现出来。产前检查中发现臀位和横位时可采取措施纠正，以使分娩前能转为正常。发现横位，医生可用手法扭转胎位，但要注意有可能因此产生脐带绕颈。如临产时不能纠正，则应行剖宫产分娩。此期臀位较多见，通常不必纠正，可自然转为正常胎位。如不能自然转正，要采取纠正措施。如纠正无效，则提前决定分娩方式，及早入院待产。

准妈妈应坚持进行定期产前检查，应注意有无妊娠并发症发生，有无异常分娩出现。这个时期，要特别注意有无阴道出血现象。如果发现阴道流血，即使只有少量的出血，也应立即就诊，尽早接受诊治，因为可能会出现早产、前置胎盘等现象。另外，准妈妈容易出现妊娠高血压疾病，其表现为水肿、高血压、尿中出现蛋白，该病是引起早产和胎儿、婴儿、产妇死亡的重要原因之一。准妈妈应注意血压情况，如发现异常应引起高度重视，并及时就诊。这时，还要继续观察胎儿胎位，如有可能自然纠正胎位，而未能纠正，应及时进行人工纠正或尽早确定分娩方式，以便准妈妈能稳定情绪，并早做准备。

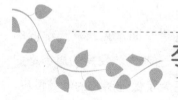

孕妇为什么会头晕眼花

妊娠使妇女身体出现不同程度的生理变化，以及多种多样的症状，头晕眼花就是其中之一。造成头晕眼花往往有以下几个原因：

❶ 妊娠后孕妇的植物神经系统失调，调节血管的运动神经不稳定，可在体位突然发生变化时，因一过性脑缺血出现头晕状况。

❷ 妊娠使孕妇体内血容量增加，以适应胎儿的生长需要。此时孕妇的血循环量可增加20%～30%，其中血浆增加40%、红细胞增加20%左右，血液相应地稀释，形成生理性贫血，这会使孕妇感到

十月怀胎

头晕或站立时眼花等。

❸ 妊娠中期由于胎盘的动、静脉间形成短路，周围血管扩张阻力下降，使孕妇的舒张压较妊娠前降低，以及孕期整个盆腔范围的血管高度扩张，使血液较多地集中在有子宫的下腹部，加之增大的子宫又压迫下腔静脉的回流，使回心血量减少，致使心血排出量下降，引起低血压及暂时性脑缺血。

❹ 有些孕妇由于妊娠反应影响进食，因而血糖低，所以容易出现头晕和眼花状况。在长时间站立、突然站起、在澡堂洗澡或在拥挤的人流中更易发生这种状况。

为预防这种现象的发生，孕妇应避免长时间站立，在站起时速度要慢。如感不适，稍稍休息一下就可有所缓解。

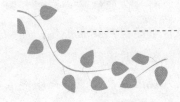

怀孕后怎样预防痔疮

痔疮的早期症状是大便外表有血迹或大便后肛门出血。内痔一般有坠胀感。内痔进一步发展，排便时会有痔核脱出，轻者便后自行还纳回肛门，重者需用手上推还纳。当痔核脱出没有及时还纳时，会出现嵌顿水肿，发生疼痛。外痔的症状为发胀、瘙痒等，当发炎或形成血栓性外痔时，会使人疼痛加剧、坐立不安、行走困难。经常出血可造成贫血，孕妇会有头昏、气短、疲乏及精神不佳之感。孕妇分娩后腹内压力即可降低，静脉回流变得顺畅，痔疮在三四个月内可自行消除。

痔疮是孕期常见疾病，孕妇的患病率高达66%。发病的原因是妇女怀孕后为了保证胎儿的营养供应，盆腔内血流量会增多；随着胎儿的发育，增大的子宫又会压迫盆腔，使直肠黏膜下及肛门皮肤下血管血液回流受阻。另外，孕妇常伴有便秘，排便困难，使静脉血管血液淤积，易形成痔疮或使原有痔疮加重。

孕期痔疮重在预防，应在以下几个方面多加注意：

❶ 保持大便通畅，防止和治疗便秘。应适量进食含纤维素较多的蔬菜，如韭菜、芹菜、白菜、菠菜等，以促进肠蠕动；每天早晨空腹饮适量凉开水，吃好早餐，可有助于排便；平时避免久坐久站；有排便感时应立即排便，不要忍着；排便时不要蹲得太久或过分用力。大便难以排出时，应吃些蜂蜜、香蕉、麻油或口服石蜡油等润肠药物，不可用芒硝、番泻叶、大黄等攻下的药物。

❷ 适量运动。运动太少也是导致便秘的原因之一，所以孕妇应适当参加一些体育活动，避免久坐久站。

❸ 改善肛门部位的血液循环，促进静脉回流。每日可用温热的 1：5000 高锰酸钾（PP 粉）溶液坐浴；还可做提肛动作以锻炼肛提肌；也可在临睡前按摩尾骨尖的穴位。

❹ 减少对直肠、肛门的不良刺激。不饮酒，少吃辣椒、芥末等刺激性食物；手纸宜柔软、洁净；痔核脱出时应及时慢慢送回；内裤应常洗常换，保持清洁。

因痔疮肿痛时可用痔疮膏外敷。如症状较为严重时应及时去医院诊治。

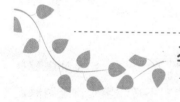

孕妇为什么易患胆囊炎

胆囊炎一般是由于胆囊结石引起的，妇女怀孕后，由于血液和胆汁中的胆固醇增高，加之胆囊排空迟缓，且胆固醇与胆盐的比例改变，易导致胆固醇与胆盐的比例改变，致胆固醇沉积而形成结石，所以孕妇容易罹患胆囊炎。

胆囊炎可发生于妊娠的各个时期，于妊娠晚期和产褥期多见。该病的主要临床表现为发热、有黄疸（有的则没有）、白细胞升高、胆囊部位有压痛，以及有放射性疼痛等。胆囊炎常因消化不良而被误认为"胃炎"或"胃溃疡"发作。

孕妇患了胆囊炎后一般不宜做手术，但如果经内科处理后，仍反复出现胆绞痛，有胆囊穿孔或弥漫性腹膜炎等征兆时，应及时做手术处理。

十月怀胎

如患有胆囊炎，在饮食上应多加注意，如果食物摄入不当，会加重胆囊负担，使病情加重。具体应注意以下几点：

❶ 要摄入充足的蛋白质、糖类和维生素。

❷ 宜少吃多餐，以减轻胆囊的负担。

❸ 在发病时食物宜少渣，以避免多渣食物对胆囊造成刺激。

❹ 忌刺激性食物和油腻食物，可适当食用植物油。

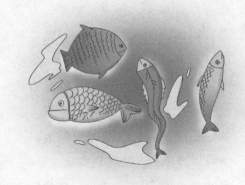

孕妇耻骨痛怎样处理

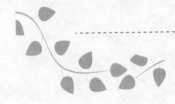

骨盆是由骶骨、尾骨、髂骨、坐骨、耻骨融合而成的。左、右耻骨在骨盆前方连接，形成耻骨联合，其间有纤维软骨，上下附有耻骨韧带。

妊娠后由于激素的作用，骨盆关节的韧带变得松弛，耻骨联合之间的缝隙可加宽0.3厘米～0.4厘米，使骨盆容积在分娩时略有增加，以利于胎头通过。这是正常的生理现象。

但如果韧带过于松弛，骨盆就不稳定了，孕妇坐、立或卧床翻身等均会感到不适和困难，走路时迈不开腿，用不上劲。如果耻骨间隙能够插进指尖，则说明耻骨联合分离，就不正常了。有时属合并纤维软骨炎，往往痛得很厉害，这种现象一般在怀孕最后两个月出现。

孕妇如出现耻骨痛症状应减少活动，或者卧床休息直到分娩。产前应估计胎儿大小，如胎儿小于4千克一般可从阴道分娩，但要避免使用产钳、胎头吸引器等助产手术，以免耻骨联合组织在胎头娩出时承受过大的压力而加重分离；胎儿如超过 4 千克或骨盆狭窄者则应考虑做剖宫产手术。产后激素作用会慢慢消退，韧带张力便逐渐恢复，但有的耻骨联合分离的产妇仍须卧床一两个月才能正常活动。

此外，弹性腹带或弹性绷带对固定骨盆可有所帮助。

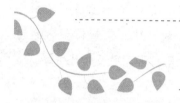

怀孕晚期阴道出血的主要原因是什么

怀孕 28 周后阴道有出血现象叫妊娠晚期阴道出血，其发生的原因一般为前置胎盘和胎盘早期剥离。妊娠晚期无原因、无腹痛反复发生的阴道出血是前置胎盘的主要特征。

此外，引起妊娠晚期阴道出血的原因还有子宫颈癌、宫颈息肉和糜烂等子宫病变。如妊娠晚期出现阴道出血，应及时去医院检查、治疗，以防不测。

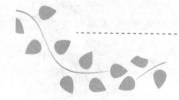

胎位不正有哪些类型

胎位不正主要有以下几种类型：

❶ 单臀位（只有臀部先出来）：胎儿的臀部在下，身体好像折成两半似的，双脚高举至头部附近。

分娩时，臀部先出来。这种分娩方式，是逆产中最安全的一种。如果子宫开得够大，足够让胎儿臀部出来，就不必担心头部会被卡住了。

❷ 复臀位（臀部和脚一起先出来）：胎儿有如呈蹲下的姿势，臀部（为主）和一只脚一起先出来。

十月怀胎

这是胎位不正类型中较为安全的一种。有时臀部和脚不会一起出来，而只有脚先出来，也就是下面所说的不全足位。

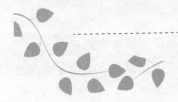❸ 不全足位：就是只有一只脚先出来。这种类型与前两种情形不同，它容易提早破水，因此有时脐带会脱落至子宫口外。因此，脐带便会被压迫在子宫壁与胎儿之间，危及胎儿生命。

此外，这种分娩方式即使臀部已经出来，但由于子宫口不一定会全开，有时胎儿的头部会被卡住，容易造成难产。

❹ 全足位：就是胎儿的两只脚先出来。它是胎位不正类型中最不安全的一种，比不全足位更容易造成脐带脱落，因而危及胎儿生命。

胎位不正有哪些危害

胎位不正会给孕妇的分娩造成很大的危害。

胎位不正时分娩顺序和正常分娩不同，当胎儿的头部还滞留在产道时，腹部、胸部却已露出母体外，由于此时胎儿已开始呼吸，使得堵塞在胎儿口、鼻中的产道分泌物、羊水等，会被吸入气管内，因此会造成许多新生儿呈假死状态。

此外，由于最硬的头最后才出来，而初产妇在助产的阶段又已耗费许多时间及体力，因此增加了假死状态出现和胎儿的危险性。

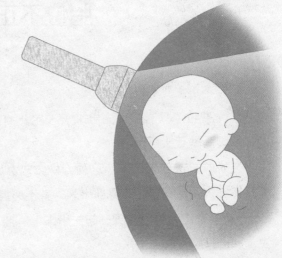

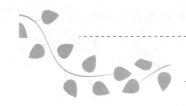

妊娠高血压疾病

妊娠高血压疾病是妊娠期妇女特有而常见的并发症。主要表现为高血压(≥ 140/90毫米汞柱)、水肿、蛋白尿。病情严重时孕妇会出现抽搐、昏迷，甚至危及孕妇和胎儿的生命。根据症状的不同程度，可分为轻、中、重度。多发生在妊娠20周以后至产前2周。本病会严重威胁母婴健康，是引起孕产妇和围产儿死亡的主要原因。

该病的预防是非常重要的，主要是做好孕期保健工作，坚持产前检查，经常测量血压，以及时发现疾病。在妊娠中、晚期孕妇要注意增加营养，多摄入富含蛋白质、维生素及叶酸的食物，这有利于预防该病的发生。

如孕妇的外祖母、母亲或姐妹中曾有妊娠高血压疾病者，或有原发性高血压、肾脏疾患、糖尿病者，或孕妇是年轻初产妇及高龄初产妇，体形矮胖，营养不良或伴有严重贫血，羊水过多、葡萄胎、双胎者，均应引起注意。此外，孕妇在冬季还应注意保暖，以防全身血管遇冷后收缩，血压进一步升高，使病情恶化。

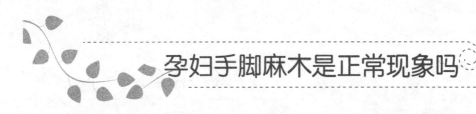

孕妇手脚麻木是正常现象吗

妊娠晚期，有少数孕妇会感到单侧或双侧手部有阵发性疼痛、麻木，有针刺或烧灼样的感觉，在过于伸展、屈腕关节时症状更加明显。这种现象往往是由于孕期中筋膜、肌腱及结缔组织的变化使腕管的软组织变紧而压迫神经所致，因而取名为"腕管综合征"。

拇指、食指、中指及小指的侧方一般最感疼痛或麻木，因而往往使手

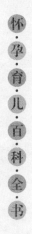

指无法进行一些精细动作，但并没有大的影响。抬高手臂，使手保持适中的位置可减轻症状，此种状况一般无须特殊治疗。孕妇分娩后，症状可渐渐减轻、消失。

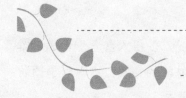

孕妇"烧心"怎么办

怀孕后期，孕妇常常出现胸骨后、"心窝"处有烧灼感、重压感或烧灼样疼痛，尤其是在睡醒之后。当体位从坐位、站立位转变为卧位时，或在咳嗽和排便时也易出现。吃过酸性食物或辛辣刺激性食物后，"烧心"感可加重。同时会伴有嗳气、反胃，中上腹闷胀不适等症状。这种"烧心"是因为孕妇腹内压升高、食管反流所致。

所以孕妇在生活中穿衣要宽松，大便要通畅，积极防治呼吸道感染，以避免增加腹内压力。睡觉时，头部的床脚要抬高15厘米～20厘米，使上身与水平面成10°～15°角，但切记不宜用靠垫、高枕头来抬高上身。

同时，孕妇进食不宜过饱，尤其是晚餐，以免使胃内压力升高，横膈上抬。还应尽量少吃油腻和高脂食物；不吃酸性食物、辛辣刺激性食物及过冷、过热的饮食。如果有必要，也可以在医生指导下服用碱性药物，如氢氧化铝凝胶、乐得胃、硫糖铝等，以减轻"烧心"感。

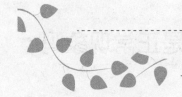

孕 期 用 药

若在此期用药不当，会导致胎儿发育不良等严重后果，所以孕妇用药必须慎重。有许多药物对胎儿的影响至今仍未完全肯定，一般认为用药剂量大、时间长及注射药对胎儿造成不良影响的概率增多，因此，要慎重衡量，正确选择与合理用药。

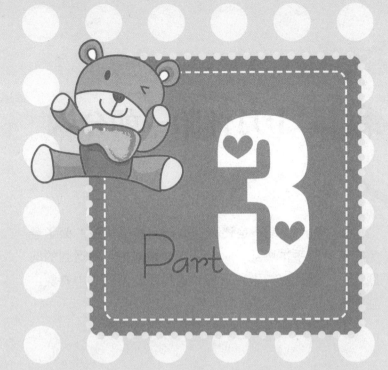

Part

3

临产与分娩

经过近10个月的漫长等待，眼看分娩的时刻就要到来，曾梦见过千百回的小宝宝即将诞生，准爸爸准妈妈一定是既兴奋又激动，恐怕还有紧张和担心吧！真是百感交集。不过可千万不要在这个紧要关头乱了方寸，想想该准备的是不是都准备齐了呢？

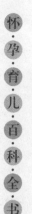

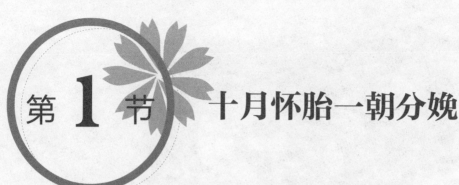

第1节 十月怀胎一朝分娩

面对临产,是不是还有什么疑问和担忧呢?为了避免在临产时手忙脚乱,一定要在分娩前把可能遇到的问题汇总一下,提前做好准备,这样才能做到心中有数、临阵不乱。

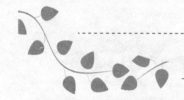

孕晚期的胎动

胎动是子宫内生命存在的象征。数胎动是孕妈妈自我监护胎儿情况的一种简易的手段。准妈妈一般18～20周开始自感有胎动,夜间尤为明显,孕29～38周为胎动最频繁时期,接近足月略为减少,一般每小时3～5次。如胎动异常应警惕胎儿宫内窘迫。缺氧初期胎儿躁动不安,表现为胎动明显增加,当缺氧严重时,胎动减少、减弱甚至消失,胎动消失后,胎心一般在24～48小时内消失。准妈妈自28周开始应自数胎动。

计数方法:于每天早、中、晚固定时间各数1小时,每小时大于3次,反映胎儿情况良好。也可将早、中、晚3次胎动次数的和乘4,即为12小时的胎动次数。如12小时胎动达30次以上,反映胎儿情况良好,少于20次,说明胎儿异常,如果12小时胎动少于10次,则提示胎儿宫内缺氧。

1. 胎动次数多少为正常

许多专家学者研究发现，准妈妈在主观感觉上的"胎动"可以作为胎儿状态的评估参考，并及时发现胎儿在腹内危急情况。

准妈妈在妊娠 28 周以后，要开始每天计算胎动。准妈妈可以选择早餐或是晚餐后 1～2 小时计算胎动次数，由于饭后胎动会比较明显，因此比较适合胎动计算。在数胎动时，应保持思想集中，取卧位或坐位，可记录在纸上，也可用一些硬币或纽扣等做标记，以免遗漏。

连续的胎动自然算作 1 次，有停顿之后的一次胎动则算是两次。通常两小时之内有 8 次胎动，都说明胎儿的发育是正常的。如果两小时之内胎动数不到 8 次，就应该怀疑有问题。如果连续观察 6 小时，胎动数两小时内仍不足 8 次，则必须到医院检查。到了 34 周以后，每餐饭后及睡前，在 1 小时内至少要有 4 次胎动才算合格。

若连续胎动或在同一时刻感到多处胎动，只能算做 1 次，等到胎动完全停止后，再接着计数。若胎儿长时间持续胎动，要提高警惕。每次数过胎动之后，其强弱和次数差异很大，有的 12 小时多达 60 次以上。准妈妈经一段时间后会得出一个常数，以后便可以此为标准，进行自我监测胎儿的安危。

2. 异常胎动

通常胎儿静止不动的时间，最长不应超过 75 分钟。所以，如果觉得胎儿不动超过一个半小时以上，准妈妈应该吃一些小点心，摸摸腹部，甚至拍打腹部，或是推一下小宝宝，给胎宝宝放音乐听。如果以上的方式都没有反应，就该上医院检查。

医学上把胎儿在 12 小时内胎动次数少于 20 次，或 1 小时内胎动次数少于 3 次的现象，称为"胎儿危险先兆"。出现这种情况往往是因为胎儿缺氧，小生命可能受到严重威胁，准妈妈一定要重视。准妈妈如发现胎动次数突然减少甚至胎动停止，或在 12 小时内胎动次数小于 20 次，或 1 小时内胎动次数少于 3 次，就要考虑是胎儿健康情况不好或出现了异常问题，应尽快到医院检查。胎儿从胎动消失至胎儿死亡，这一过程一般需 12 小时至 2 天左右的时间，而多数胎儿夭折的情况发生在 24 小时左右。因此，准妈妈要注意观测胎动，如能及时发现胎动不正常，并及时到医院接受治疗，往往可避免不幸的发生。这对于保全将要出生的小宝宝，肯定是大有裨益的。

3. 怎样辨别异常胎动

如果有 12 小时胎动次数少于 20 次，或 1 小时内胎动次数少于 3 次的情况则应视为异常胎动。如果在 12 小时内胎动次数少于 10 次，则表明胎儿有危险，或是子宫内有缺氧现象。如果在一段时间内胎动超过正常次数，胎动频繁或无规律地、不停地躁动，也表明子宫内有缺氧现象。胎动次数明显减少直至停止，是胎儿在宫内重度窒息的信号。胎动异常是因病理情况和功能障碍造成的，如脐带绕颈较紧、胎盘功能障碍，或准妈妈不正常用药及外界的不良刺激等，这些原因都有可能导致胎儿在子宫内缺氧。当正常发育受到威胁时，胎儿便会出现异常的胎动，不仅表现在次数上，而且体现在胎动的强度上，如出现强烈的、持续不停的推扭样的胎动或踢动，或者是微弱的胎动，这些都是危险信号，应及时就诊。

在妊娠 28 周后，胎动部位多在中上腹，很少出现在小腹下部。如果小腹下部经常出现胎动，则可视为异常，表明胎位不正常，多为臀位或横位，容易造成分娩困难，应及时纠正胎位。

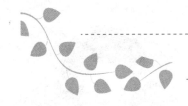

哪些情况表明要生了

在临近预产期的 1 个月内，准妈妈体内激素水平的变化使子宫肌细胞兴奋性增高。有些准妈妈会出现不规律的子宫收缩，有时几分钟一次，有时半小时以上才有一次。如每次宫缩时间在 30 分钟以下，并不逐渐增强，反而逐渐减弱或消失，宫颈并未开大，这种情况称为"假临产"。

1. 临产的预兆

准妈妈在有子宫收缩时，常伴有腹痛且腹部发硬的感觉，随着产程的进展，宫缩时间会逐渐延长，而间歇时间逐渐缩短，强度逐渐增加。如果准妈妈在临近预产期时出现规律性的子宫收缩，时间持续至少 20 ~ 30 秒，并感觉子宫收缩强度在逐渐加强，两次宫缩的间隔为 5 ~ 6 分钟，这就表明胎儿要降生了。子宫收缩的同时，颈口也会逐渐扩张开，胎儿的头不断下降。正常初产妇预计在 14 ~ 18 小时内宫颈口会张开。

阵痛

准妈妈在一天内可感觉子宫规律地收缩、膨胀 6 次以上，就表示阵痛开始了。初次分娩的准妈妈每 10 分钟阵痛 1 次，有分娩经验的准妈妈每 15 ~ 20 分钟阵痛 1 次时，就要住院待产。

阵痛从分娩开始时发生，有规律性，疼痛感觉强烈，即使是准妈妈走动也无法减弱疼痛。疼痛的部位发生在腹部、背部、尾椎骨处。子宫颈因子宫收缩而渐渐张开。

见红

如果准妈妈在临近预产期时，阴道出现少量的、粉红色或红色、黏稠状的分泌物或掺杂少量血液的黏液状白带，这种情况也表明胎儿就要降生了，这是因为子宫颈口的黏液栓脱落以及微血管破裂，而出现少量的阴道出血。这种情况一般在分娩前1～2天开始出现。

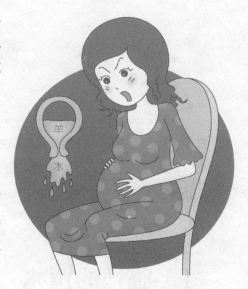

破水

包裹胎儿的卵膜破裂使羊水流出，称为破水，稍黏、无色与尿液相似。一般先阵痛才破水，但也有无阵痛即破水的。破水发生后应尽量取平卧姿势并立即入院待产。

2. 临产前禁忌

忌忧虑

临近预产期，准妈妈要保持心情放松舒畅，如果在生活、工作中遇到困难，或者是发生意外事件，丈夫都要给予充分理解，并积极劝勉，否则可能会引起准妈妈产前精神不振、忧愁、苦闷。这种消极的情绪会影响顺利分娩。

忌饥饿

进入待产期，家属应想办法让产妇多吃些营养丰富又易于消化的食物，切忌什么东西都不吃就进产房。因为产妇分娩时要消耗很大的体力，因此在临产前准妈妈一定要吃饱、吃好。

忌急

预产期有一个活动范围，提前10天或错后10天，都属正常现象。俗话说"瓜熟蒂落"，如果准妈妈和胎儿发育指标一切正常，就不必因此而着急。

忌累

到了预产期，准妈妈的活动量应该适当减少，注意充分休息，为分娩储备体能。只有休息好，睡眠充足，才能在分娩时保持充沛的精力和体力。

忌懒

有些准妈妈怀孕早期担心流产，怀孕晚期害怕早产，在整个孕期内都不敢活动。还有些准妈妈因为懒惰而不愿意多活动。其实，从孕中期开始准妈妈就可以适当地活动，事实证明孕期活动量过少的产妇，更容易出现分娩困难。所以，在妊娠末期准妈妈不宜生活得过于懒散，也不宜长时间地卧床休息。

忌恐惧

不少准妈妈由于缺乏孕期保健知识，对分娩有不同程度的恐惧心理，从而影响了准妈妈临产前的饮食和睡眠，并且妨碍了准妈妈全身的应激能力，使身体不能尽快地进入待产的最佳状态，这会影响正常分娩。

忌孤独

在妻子临产前丈夫应尽可能抽出较多的时间陪伴她，亲自照顾她的饮食起居，因为准妈妈临产前都会出现一定程度的紧张心理，此时最需要亲人尤其是丈夫的鼓励和支持。丈夫的支持会给妻子的顺利分娩带来莫大的帮助。

忌粗心

临近预产期，准妈妈和家人应做好充分的产前准备，而不能大大咧咧，到了妊娠末期仍不以为然，结果临产时常常会忙得不知所措，很容易出差错。

忌远行

在预产期，如果准妈妈远行，会受途中各种条件的限制，一旦分娩出现难产是很危险的事情，有可能威胁到母子安全。所以一般在接近预产期的前1个月，准妈妈就不宜远行了，更不宜乘车、船远行。

忌滥用药物

在临近预产期，准妈妈是禁忌乱用药物的。分娩是正常的生理活动，一般不需要用药。因此，产妇及亲属千万不可自行其是，滥用药物，更不可随便注射缩宫素（催产剂），以免造成严重后果。

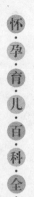

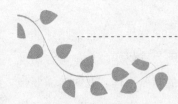

新生儿需要的物品

　　在接近预产期的时候，喜悦又紧张的心情，几乎是每个准妈妈都会有的。医生建议，在预产期准妈妈多充实分娩的相关知识，不但能有效舒缓待产心情，对顺利分娩也有很大的帮助。但在此之前可别忘了为宝宝准备好所需要的物品，以迎接宝宝的出生。

1. 喂奶用品

　　❶ 供宝宝喝水和喝配方奶用的奶瓶。婴儿出生后，即便是母乳喂养的，也要准备一个120毫升和200毫升的奶瓶。因为产后的前几天，多数妈妈会出现奶水不足的情况；非母乳喂养的婴儿要准备200毫升和120毫升的奶瓶各1～2个。耐热玻璃奶瓶能煮沸消毒，易于洗刷；塑料奶瓶重量轻，不易破碎，外出时携带方便。

　　❷ 奶嘴两三个以备替换。奶嘴孔的大小要根据宝宝的月龄来选择。

　　❸ 两个刷奶瓶和刷奶嘴的大小不同的刷子。

　　❹ 消毒器具。家用的消毒柜或用沸水消毒都行，但要保证煮沸消毒的锅为宝宝专用。

　　❺ 奶瓶夹一个。在消毒时用来夹奶嘴和奶瓶。

　　❻ 保温性能好的奶瓶套，方便外出时携带。

　　❼ 手动针筒式吸奶器，在妈妈哺乳完后可将奶水吸空，防止乳房产生奶积。这样可以预防乳腺炎。

2. 洗浴用品

❶ 稍大一点儿的宝宝专用浴盆，可供宝宝洗澡和玩水。

❷ 可挂在浴盆上使用的浴床。

❸ 量洗澡水温的专用温度计，有吸盘式和漂浮式等，能显示温度。

❹ 婴儿用品一套，包括洗发水、沐浴液、香皂、爽身粉、护臀霜、润肤油等。

❺ 纯棉浴巾，大、中型各准备两条。

3. 寝具与其他用具

❶ 木制婴儿床，里面设有可拆卸的摇篮和蚊帐。围栏的高度要大于60厘米，防止宝宝较大时翻越摔伤；栏杆之间的距离要小于6厘米，防止宝宝头部伸出受伤；各活动连接处螺栓牢固，不易被摇晃导致松动脱落。买回来后要放在通风处吹散油漆味道。

❷ 稍硬一点儿的床垫，以便于宝宝的脊椎正常发育。

❸ 一条护帷。

❹ 厚薄适中的被子，被面和里子均应为纯棉。

❺ 两个垫被，以备换洗。

❻ 两条以上棉质的毛巾被、床单，吸湿性强。

❼ 防水床单或宝宝专用尿垫，可有效防止尿液或粪便渗透到床垫上。

❽ 固定头形枕一个，3个月之内可用毛巾折叠，3个月以后再用宝宝专用的固定头形枕。

❾ 婴儿背带一个，要选择既可放在前面抱着又可后背的两用型；肩带要宽一些，不会勒着宝宝的腿，大人背起来也很轻松。

❿ 坐躺两用式的婴儿车。

临产与分娩

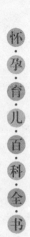

4. 婴儿衣物及其他用品

❶ 要准备5套以上婴儿开襟纯棉内衣，要柔软舒适、吸湿性强、耐洗，摁扣或系带式较好。

❷ 护脐带两条，夏天用的肚兜3~4个。

❸ 纸尿裤两大包，选择信誉较好的品牌。

❹ 褓裸、围嘴，3个月以内宝宝可用纱布代替围嘴。

❺ 厚、薄不同的帽子各2顶。

❻ 纯棉尿布若干条，可用大人穿旧的线衣裤做，要事先消毒。

❼ 春秋天穿的毛衣4套以上。

❽ 冬天穿的棉衣和外套各3套以上，保暖性好一些。

❾ 婴儿睡袋1个，视需要而定。

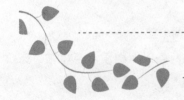

产妇需要的物品

分娩时所需物品，怀孕期间都要陆续准备好，临近预产期将其归纳在一起，放在家人知道的地方，以免临时慌乱找不着。这些物品包括入院分娩所需证件：产妇医疗证、孕产期保健手册或病历、各项化验单、特殊检查报告单等。还有以下衣物和哺乳用品。

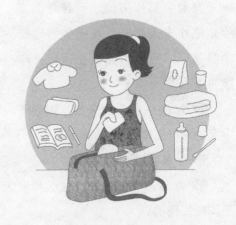

1. 衣物

毛巾

为了有效地抵抗阵痛，准妈妈要带上一些随身物品，有些可以握在手中或咬在嘴里，以舒缓疼痛；有些可以转移注意力；有些对安产非常有帮助。无论在什么季节分娩，产妇在产后总是会大汗淋淋，毛巾在此时可用来擦汗，还可以用来遮掩因痛苦而扭曲的面孔。

睡衣

❶ 睡衣一定要宽大。刚生完宝宝，身材不会有很大的变化，腹部仍高高隆起，而且在哺乳期内，乳房也增大了，睡衣如果较瘦，根本就不能穿，因此要宽松些才舒适。

❷ 面料要采用纯棉的，在月子里，妈妈出汗特别多，纯棉的布料吸汗且柔软。

❸ 要多准备几套，因为喂奶时溢出的奶汁和经血很容易弄脏衣服，所以要多备几套方便替换。

经期专用底裤

无论是顺产还是剖宫产，在生完宝宝后，妈妈都会有经血排出，因此要提前准备大号经期专用底裤，因为刚刚生完孩子腹部仍较大，最好准备大尺码的裤子。

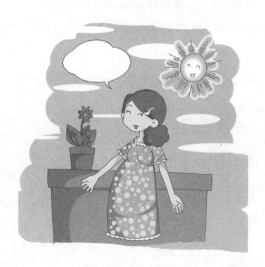

卫生巾

一般在分娩后的头 3 天内，经血量很大，比平时要多很多，此时妈妈身体虚弱，行动不便，如果是剖宫产的妈妈，还会插着导尿管，只能躺着。因此，要提前准备好妇婴两用尿片式卫生巾。它不是一般的夜用卫生巾，而是在夜用卫生巾的基础上加宽加长了 1/3，可以把整个臀部包起来，在医院里就能买到，无须消毒。

袜子

刚生完宝宝的妈妈月子里身体比较虚，身体排汗又多，所以更怕见风受凉。与宝宝出生前大不相同。宝宝出生前准妈妈会觉得自己比较耐寒怕热，那是因为怀着宝宝的缘故。一旦宝宝出生，情况就不同了，特别是脚，最怕受凉。有句古话说"寒从脚上来"，意思就是寒气比较容易从脚侵入人体。所以要特别注意对脚的保暖。

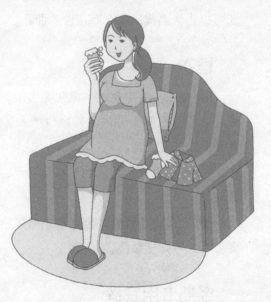

即便是恰好在夏季坐月子，也不要忘记准备袜子，如果是在空调环境中，最好还是穿上袜子。因为医院产房和病房基本都备有空调，会把室温控制在令小宝宝舒服的温度：在 24℃～27℃之间，新妈妈在这种环境中，应穿上袜子，以避免因脚受凉而引起腹痛或者感冒。

软底鞋

新妈妈在月子里穿鞋也须谨慎，要注意 3 点：

底子要软

生完宝宝后，穿软底鞋不容易累，如果过早地穿硬底鞋，且长时间站立的话，容易落下后脚跟痛的毛病。

宽松保暖

最好是一脚蹬，不用系鞋带的。因为新手妈妈刚开始时难免有些手忙脚乱，夜里起来喂奶或者孩子突然哭闹，都会匆匆忙忙。

防滑鞋底

新妈妈身子虚，自己走路要注意别滑倒了，再加上抱着刚出生的宝宝，就更要特别小心，所以鞋底必须防滑。

2. 哺乳用品

吸奶器

刚生完宝宝时，有些妈妈奶量大而宝宝食量小，多余的奶最好还是挤出来，以免影响下一次的分泌量，而且留存在乳房里很容易引起乳腺炎，所以准备一个吸奶器很有必要。

当新妈妈乳头破裂不能喂奶，或是因各种原因需及时把奶水从乳房里排出时，吸奶器是不可缺少的。带奶瓶的吸奶器尤其适合上班族的妈妈，可以挤出奶后放在冰箱或冰袋里，下班之后再喂宝宝。

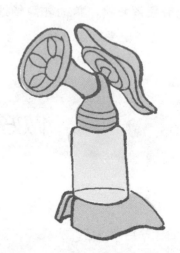

哺乳胸罩

❶ 材料要选择纯棉、透气性好的，有利于保持乳头清洁。

❷ 事先试好尺寸。哺乳期的乳房要比平时大很多，孕晚期应该先到商店去试戴购买。

临产与分娩

乳垫

乳垫是放在哺乳专用乳罩和乳头之间的软垫。生完宝宝的初期，妈妈乳汁分泌旺盛，而宝宝食量有限，过剩的乳汁会不断地向外涌出，常会弄湿外套，放上乳垫后可以很好地吸收掉这些乳汁，以免频繁地清洗衣物。

热水袋

新妈妈在月子里还可以准备1个热水袋，它主要有下面几种用途。

月子里的妈妈，乳腺不很畅通，容易起肿块，用热水袋做适当的热敷能够缓解疼痛，帮助乳腺畅通。另外，月子里受凉或者腹痛、腰痛时，都可用热水袋减轻症状。

刚出生的婴儿一次吃不了多少奶汁，这样会使奶水留存在乳房里，造成乳房一侧或者两侧同时有奶汁瘀积而形成的肿块，自己摸一下如果乳房有硬块了，就应该排空乳汁。这时要想迅速排空并减轻疼痛，热水袋是个好帮手。

要排空乳汁时，最好先用热水袋或热毛巾热敷，使乳房血液循环加快、乳腺扩张，再用吸奶器吸出奶水即可。如果奶水一次吸不出，肿块不见变软，可加长热敷时间，进行多次排空。

在冬天天冷时，可以把热水袋放在宝宝的包被外面，为宝宝取暖。

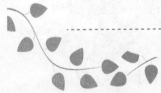

做好分娩前的心理准备

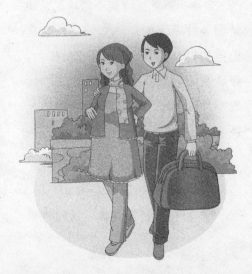

进入孕后期以后，准妈妈子宫极度膨胀，各器官、系统的负担也接近高峰，因而，准妈妈心理上的压力也会随身体负荷的加重而变得更大。临近预产期，准妈妈对分娩的恐惧、焦虑或不安可能会加重，而

且由于体形变化和运动不便，许多准妈妈心理上会发生变化，产生一种兴奋与紧张的矛盾心理，从而导致情绪不稳定、精神压抑等心理问题，甚至会因心理作用而感到全身无力，即使一切情况正常，也不愿活动。

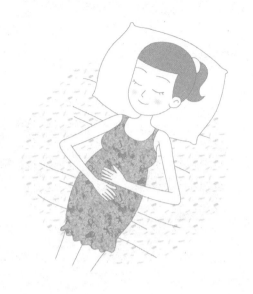

 1. 产前心理准备

做好心理准备

其实，孕妈妈心里也很清楚，怀孕不是生病，分娩也不是极度痛苦的事，只要有充分的产前心理准备，就能平安度过分娩、产后身体恢复这一关。孕妈妈的精神状态肯定会受到外界各种因素的影响，但这并不是完全不可控制的，是可以不断进行自我调整的。

人的心理作用产生的力量，有时是非常巨大的，是我们难以预料的。孕妈妈如果明白宫缩是帮助胎儿分娩的正常现象，事先对分娩的过程有详细的了解，对可能出现的各种不正常因素都有心理准备，那么对分娩也就不会产生恐惧的心理了。如待产的过程中不急躁，抱着"既来之，则安之"的态度，充分配合助产人员，这种心理状态能很好地帮助准妈妈克服产前的种种不适，并能使产后尽快恢复。事实证明，有产前心理准备的准妈妈，比没有产前心理准备的准妈妈生孩子要顺利得多。

许多人对于分娩的经过缺乏了解，难以相信这么大的一个婴儿是能自然分娩的，也有些人把分娩看做是非常痛苦的事，这些对分娩的认识都是不正确的，易使产妇对分娩感到恐惧。当然，婴儿通过产道，

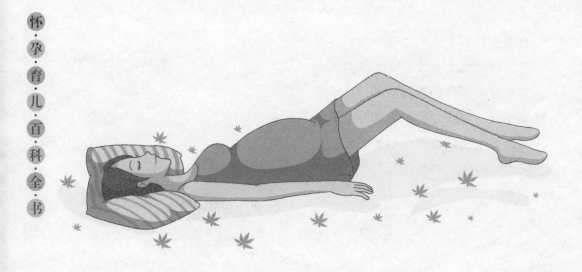

可能会对产妇的身体有一定的伤害，但这种伤害又是因人而异的，有人并不感到很痛，有人却感到很痛。

对于人体来说，心情舒展，肌肉也会放松；心情紧张，肌肉就会收缩。分娩时，婴儿是从狭窄的产道出来的，只有肌肉和骨盆都放松，婴儿才能顺利通过。如果产妇这时精神非常紧张，则肌肉也会收缩得很紧，产道不容易撑开，婴儿就不能顺利出来，疼痛就会增加。

产前应进行充分的分娩知识的学习。许多准父母没有意识到他们所面对的问题，因此一旦面对这些问题时就显得束手无策。其实只要有医生的指导，准妈妈对分娩等情况有充分的心理准备，她便得到了更大范围的心理保护。

产程中的心理支持

阵痛是分娩过程中受注意的中心。在对分娩的心理准备过程中，准妈妈应真正了解阵痛的意义，消除对其负面影响的恐惧，分娩过程中勇敢地去面对，会有助于顺产并有利于调整随后的母子关系。

分娩时的阵痛是自然现象，与受伤、疾病产生的疼痛有本质上的区别。人感受到痛是大脑皮层中枢神经的感知作用。如果产妇自我感觉不安，中枢神经反应将变得非常敏感，疼痛就会更厉害。所以，消除对分娩的恐惧不安，保持平静的心情，分娩时就不会感觉太痛。精神越紧张，就会觉得越痛。

2. 防止临产时精神过度紧张

① 分娩是一种自然的生理现象，是每一个健康的育龄妇女完全能够承受得住的，正如人们俗话所说的"瓜熟蒂落"。分娩如同一个物体通过自然通道一样，一般不必要有太多外力的干涉，对准妈妈来说不是一次手术，对准妈妈产道不会造成大的损伤。虽然一阵阵的子宫收缩，确实会让产妇感到一阵阵腹部和腰骶部的疼痛不适，但是如果从分娩开始就心中有底，泰然处之，情绪稳定，疼痛就不会那么严重。

② 在医学技术发达的今天，与过去相比，分娩的安全性已大大提高了，产妇应明白这些道理。在医院里分娩，产妇的生命危险性几乎接近于零，因为一旦发现自然分娩困难较大，或有一定危险，医生会马上施行剖宫产术，而这种手术的成功率接近100%。所以，产妇的那些顾虑是不必要的，应该放心地待产，满怀信心地分娩。

③ 为了消除产妇的紧张心理，家属帮助产妇做好临产前的准备工作是很有必要的。因为，如果产前准备工作不充分，产妇匆匆忙忙、慌慌张张地进入产房，即使产妇做好了充分的心理准备，也很容易出现精神紧张和恐惧感。相反，产前准备若做得周到、细致，准妈妈能安心坦然地待产，则对稳定临产时的情绪，防止精神过度紧张是十分有益的。

④ 分娩时如果产妇精神过度紧张，就会造成子宫收缩无力，宫颈口不开，并导致对疼痛的敏感性增高，使产妇感到宫缩时更加疼痛，从而造成恶性循环，越疼就越紧张、越害怕，导致产程延长。若处理不当，就会危及胎儿的生命，对产妇自身安全也会造成威胁。

总之，精神高度紧张对分娩会产生十分不利的影响。消除精神紧张的关键在于产妇自己要对分娩有正确的认识，放松心情。

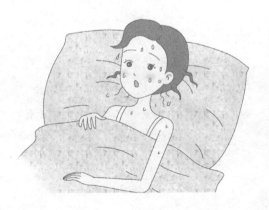

临产与分娩

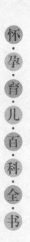
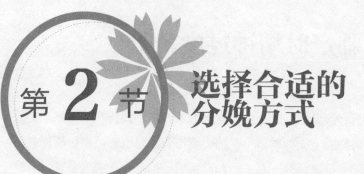

第2节 选择合适的分娩方式

妊娠40周以后，胎儿及其附属物如胎盘等，由母体产道娩出的过程称为分娩。分娩是一种自然的生理现象，包括疼痛在内的生理反应，只要在正常的范围，都是自然的、合理的。

在选择分娩方式前，医院会对产妇做详细的全身检查和产妇检查，检查胎位是否正常，估计分娩时胎儿有多大，测量骨盆大小是否正常等。如果一切正常，产妇在分娩时就可以采取自然分娩的方式；如果胎儿过大或有其他异常情况，医生会建议采取剖宫产。自然分娩的产妇可根据自己的需要来决定是否选择无痛分娩。

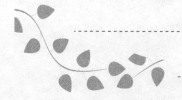

顺 产

顺产并不是完全听天由命，有很多方法都可以让宝宝顺利地出生，所以应尽量创造条件，提前做好准备，为顺产创造条件，彻底打消产妇关于"顺产不顺"的担忧。

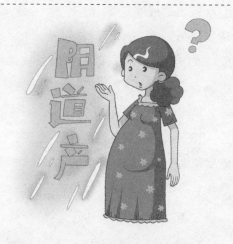

1. 决定顺产的3个要素

产力

即子宫的收缩力。产力应该有一定的强度、频率，有一定时间的持续，并且随着分娩的进展不断加强。如果产妇在分娩过程中力量不够，宫缩乏力，就要采取措施加强了。

产道

即胎儿通过的腔道。首先是骨盆，骨盆的入口形态、大小正常时，胎儿的头才能入盆；中腔通道正常，胎儿才能顺利完成旋转，转成能够通过出口的姿势。

骨盆出口是胎儿最后通过的部分，也叫"坐骨结节间径"。骨盆出口正常才能使胎儿顺利通过；最后，宫颈、阴道、外阴则是软产道部分，没有梗阻时，分娩才能顺利进行。

胎儿

胎儿的头是出生时最大的部分，又称为胎头。胎头大小正常，就可顺利通过产道，如果胎头过大就很难通过产道。胎儿所处的位置也很重要，胎头向下就是正确的胎位；横位是不可能顺产的；臀位时如果胎儿不大，尚有可能从阴道顺产。

临产与分娩

2. 顺产的优点

顺产是在助产人员的帮助下，采用普通助产法，使胎儿顺利地通过产道，母亲和宝宝都很健康，没有并发症。因为产前阵痛和产后一时的阴道松弛等，怕影响到以后的夫妻生活，因此有不少的孕妈妈都选择了剖宫产。但顺产比起剖宫产对于胎儿会更有好处：

❶ 分娩中产道对胎头的挤压，激活了胎儿的中枢神经，对于出生后其运动神经功能的建立是很有帮助的。由于免受麻醉和手术的影响，对产妇来说顺产损伤小、出血少，分娩当天就能下床走动，而且产后身体恢复起来会比较快，可以早日照料宝宝，还能避免宫腔手术操作可能带来的感染等产后并发症。

❷ 自然分娩时，随着子宫有节奏地收缩和产道的阻力，可以将胎儿呼吸道内的羊水逐渐地挤出，有利于胎儿出生后的正常呼吸，又可减少发生湿肺、窒息及吸入性肺炎的可能性。

当然，并不是所有的女性都适合顺产，如胎位异常、骨盆小，这些都可以事先通过 B 超检查测出；出现下列情况，如过期产（晚产儿）、巨大儿、胎位临时出现异常变化等，对于有这些情况的产妇，医生才会建议其选择剖宫产。

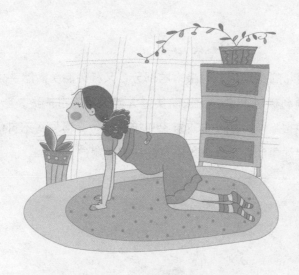

3. 为安全顺产可以做的努力

孕期和产前做体操可增加腹肌、腰背肌和骨盆底肌肉的张力和弹性，使关节、韧带松弛柔软，有助于分娩时肌肉放松、减少产道阻力，使胎儿较快通过产道。这对顺产及产后恢复都有很大好处。特别是在孕晚期，孕妈妈可选择适合自己的运动方式，详细了解分娩知识，缓解分娩时的紧张和恐惧心理，使自己保持镇定和勇敢。

预产期前几天，孕妈妈要安排好饮食起居和住院后的日常生活，包括按时吃饭、喝水、大小便和睡眠等。宫缩时体力消耗大，产妇应及时补充能量和水分，保持充沛的体力才能顺利完成分娩。此时，丈夫也要给予精神和物质上的强力支持。

4. 轻松顺产的窍门

好的心情减少疼痛

分娩时孕妈妈如过分紧张，机体会自动屏气使子宫供氧受阻，使疼痛增加，从而减小了宫缩效率。如果感到害怕，孕妈妈的身体还会分泌过多的肾上腺素，延缓分娩时间。所以放松对于减轻痛苦和加快分娩进程是非常重要的。

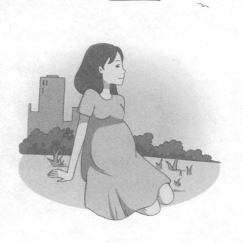

PART

1

2

3

4

5

6

临产与分娩

正确的呼吸方法加速分娩

在宫缩时，孕妈妈要保持有节律的深呼吸，身体仰卧，屈起双膝，将双手轻轻地放在下腹部，以每分钟约 15 次的速度进行深吸气、呼气，反复进行，宫缩过后就完全放松，这样可以减轻疲劳，并能提高孕妈妈血中的含氧量。正确的呼吸方法可以加速分娩过程，让子宫得到足够氧气，使宫缩更加有效。

胎宝宝在子宫里正常的胎位

正常分娩前胎宝宝在子宫里的位置应该是头朝下、面向孕妈妈，稍稍向左倾斜一些。这样的位置最容易让胎宝宝下降到产道。但是有的胎宝宝并不是这样的，为了纠正不良胎位或引导良好胎位，可以在医生的指导下采取下列方法：（1）孕妈妈可以跨坐在椅子上，让上身趴在椅背上。（2）孕妈妈手脚着地，呈爬行状，每天保持 20 ～ 30 分钟。建议孕妈妈在舒适的地方练习，但腰部不要使劲。孕晚期睡觉的时候最好取左侧卧位。

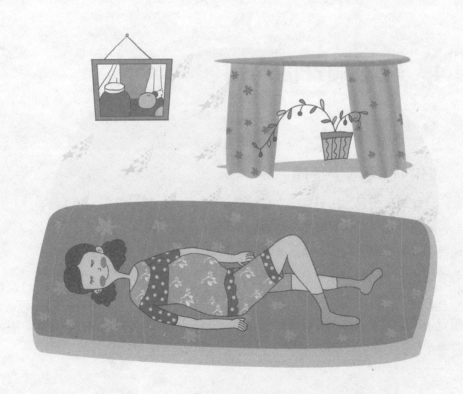

选择最适宜的环境

环境对分娩的影响非常大，只有放松，准妈妈才能顺利进行分娩。一旦决定了要去医院分娩，就要在怀孕期间走访几家医院，和医生谈谈，了解一下那里的环境，选择一家自己认为最安全和最能给予细心呵护的医院来迎接小宝宝的降生。

为分娩准备健康的身体

在孕期做运动的孕妈妈分娩比较顺利、过程比较短，孕期运动可以使孕妈妈提高免疫力，肌肉收缩也更有力量。所以自怀孕中期起，专家建议孕妈妈练练瑜伽，以助伸展关节，并使自己熟悉分娩的体位。同时瑜伽也可以使孕妈妈对自己的身体有信心，帮助自己集中精力。当然，其他的锻炼形式比如游泳，它不会让肌肉过分紧张，会对分娩很有帮助。但是，在开始进行任何锻炼之前，都要与医生商量一下。

适当运动

产科专家发现，活动和一些体态如站立、跪立、端坐等，都有加快分娩的作用。适当地多活动可以促进血液循环，让更多的血液流到子宫，可有助促进宫缩。胎儿随着重力的作用，会对宫颈产生更大的压力，使宫颈扩张加速、宫缩更有力。

选择最适合的分娩计划

孕妈妈在怀孕第 36 周的时候就要把分娩计划制订好，以防分娩时自己手忙脚乱；要想到可能分娩过程提前，并提前与产科医生讨论，这些都会对分娩有帮助。即使做了计划，也要随时根据情况做好调整，最重要的是确保胎宝宝的安全。

临产与分娩

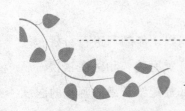

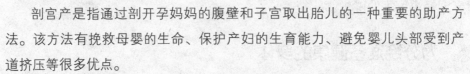

剖宫产

剖宫产是指通过剖开孕妈妈的腹壁和子宫取出胎儿的一种重要的助产方法。该方法有挽救母婴的生命、保护产妇的生育能力、避免婴儿头部受到产道挤压等很多优点。

1. 在什么情况下需要进行剖宫产

胎儿过大

胎儿体重等于或超过 4000 克时就称为巨大儿。在产前检查时，如果产科医生评估胎儿体重可能大于 4000 克，能以自然生产方式娩出的机会很小时，就可以决定施行剖宫产，以避免发生难产。

胎位不正

初产妇在产前检查胎位不正时，医生会建议采用剖宫产。初产妇如果在满 28 周时已经确认胎位不正，可事先安排剖宫产的时间；但如果是阵痛开始后才发现胎位不正，可能要直接安排紧急手术。

骨盆狭窄或胎头与骨盆腔不对称

如果孕产妇有骨盆结构上的异常，比如小儿麻痹患者、身材过于娇小或侏儒症患者、有骨盆骨折病史者，由于骨盆出口异常无法让胎儿顺利通过，故医生会建议施行剖宫产。

胎头与骨盆腔不对称是相对性的，也就是说即使产妇本身的骨盆腔无异常也不狭窄，但因为胎儿的头太大，无法顺利通过产道，也必须施行剖宫产。

胎儿窘迫

如果出现胎儿心跳不正常，或是在超声波下显示胎儿血流有不良变化等情况，都可以称为"胎儿窘迫"。这种病症会在妊娠的各个时期发生，特别是孕晚期及发生阵痛之后。发生胎儿窘迫的原因很多，例如脐带绕颈、胎盘功能不良、胎儿吸入胎便，或是产妇本身患有高血压、糖尿病、子痫前症等并发症。大部分的胎儿窘迫可通过胎儿监视器看到胎儿心跳不好，这种情况如果经过医师紧急处理后仍未改善，则应该施行剖宫产迅速将胎儿取出，以防止胎儿发生生命危险。

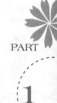

多胞胎

胎位正常的双胞胎，可以尝试自然分娩，但若是三胞胎或更多胎的怀孕，则医生会建议优先考虑剖宫产。

2

产程迟滞

通常初产妇宫颈扩张的时间平均比经产妇长，需14～16小时，如果超过20小时则称为"产程迟滞"。造成产程迟滞的原因，可能是子宫收缩力量的异常，胎儿身体、胎位异常，产妇产道异常等。如果有明显的产程迟滞情况发生，却仍选择经阴道分娩，可能会对胎儿或母体造成伤害，因而必须施行剖宫产手术。遇到这种情况的产妇是比较痛苦的，因为阵痛已经持续了一段时间，才不得已改为剖宫产，等于既经历了产前阵痛又经历了术后痛，痛了两次。

前胎剖宫分娩

目前，我国约有30%的产妇在第一胎剖宫产后，再次分娩也会选择剖宫产。一般来说，有剖宫产史的产妇，再次手术造成子宫破裂的概率会大大增加。若是直式的子宫剖开方式，则子宫破裂的机会更会增加4倍左右。

子宫手术

以前曾经做过子宫手术的产妇，和前胎剖宫分娩类似，由于产妇子宫壁上有手术留下的瘢痕组织，这些瘢痕组织会增加子宫在阵痛时破裂的危险概率，因此，应施行剖宫产。

母体不适合阴道分娩

如果孕妈妈本身有重大疾病，比如子痫前症，或严重的内科疾病如心脏病等，经医师评估无法进行阴道分娩者，也需要选择剖宫产。

胎盘因素

分娩方式与胎盘的位置及变化也有很大的关系，如果胎盘位置太低，挡住了子宫颈的开口，前置胎盘或是胎盘过早与子宫壁剥离而造成大出血或胎儿窘迫等，都应进行剖宫产。

一次剖宫产可能导致终身剖宫产。当然若孕妈妈前一胎是因为胎位不正、胎儿窘迫、胎儿过大等原因，在不得已的情况下接受横式的剖宫产，而这一次怀孕胎儿并不大且胎位正常，也没有其他必须做剖宫产的指征，同时本身有很强的意愿要尝试自然分娩，在这些情况下，建议可与产科医生充分讨论，如果自然分娩的安全性大，子宫破裂机会的可能性小，就可以尝试阴道分娩。

2. 剖宫产的优势

❶ 由于某种原因绝对不可能从阴道分娩时，施行剖宫产可以挽救母婴的生命。阴道分娩无法完成，或经阴道分娩可能对产妇或胎儿有危险时，就需施行剖宫产手术。

❷ 如果施行剖宫产，子宫收缩前就已施行手术，可以免去孕妈妈遭受阵痛之苦。

❸ 由于剖宫产术安全性的提高，许多有妊娠并发症者或和妊娠合并症需要终止妊娠者，医生会建议选择剖宫产术，以减少并发病和合并症对母儿的影响。

❹ 剖宫产的手术指征明确，麻醉和手术一般都很顺利。

❺ 腹腔内如有其他疾病，如严重感染、不全子宫破裂、多发性子宫肌

瘤、合并卵巢肿瘤或浆膜下子宫肌瘤等，选剖宫产可一并处理病症，如已有不宜保留子宫肿瘤等，则可同时切除。

⑥ 施行剖宫产的同时，做绝育手术结扎很方便。

3. 剖宫产产后保养

剖宫产是一种开腹手术，做完剖宫产手术后的产妇应特别注意自身的卫生保健和养生，这一点至关重要。那么，实施了剖宫产手术后的产妇应该如何保养呢？

三不宜

第一，不宜平卧。平卧时，子宫收缩的疼痛最敏感，故应取侧卧位。

第二，不宜静卧。在术后 24 小时后应该练习翻身、坐起，并下床慢慢活动，这样可以增强胃肠的蠕动，促进尽早排气，还可预防因肠粘连及血栓形成而引起其他部位的血管栓塞。

第三，不宜憋大小便。剖宫产后，产妇由于伤口疼痛使腹部不敢用力，大小便不能及时排泄，易造成尿潴留和便秘，故术后产妇应按平时习惯及时大小便。

排气后才能进食

因腹部有伤口，同时产后腹内压突然减轻，使腹肌松弛、肠子蠕动缓慢，容易导致便秘。故在饮食上和顺产应有区别，在术后 12 小时，可以喝一点儿开水，刺激肠道蠕动，等到排气后，才可进食。在刚开始进食时，应选择流食如米粥，然后是软质食物，固体食物可渐次增加。

瘢痕处保养

手术后刀口的痂不要过早地揭，过早强行揭痂会把尚停留在修复阶段的表皮细胞带走，甚至撕脱真皮组织，并刺激伤口出现刺痒；可涂抹一些外用药如肤轻松、地塞米松等用于止痒；避免阳光照射，防止紫外线刺激形成色素沉着；切忌吃辣椒、葱、蒜等刺激性食物；保持瘢痕处的清洁卫生，及时擦去汗液；不要用手搔抓，也不要用衣服摩擦瘢痕处或用水烫洗的方法止痒，以免感染或加剧局部刺激。

产后运动恢复

剖宫产后最初 3 周内，产妇应避免粗重的工作，要充分地休息，因为极度的疲倦将影响伤口愈合，引发延迟性产后出血与产后感染。适当地活动及做产后健身操，可以帮助产妇提早恢复肌力，有利于排尿、排便，增强腹肌和盆底肌肉的功能，避免腹壁皮肤过度松弛，加速恶露排出，预防子宫后倾、尿失禁、子宫脱垂等病。

产后保健操包括能增强腹肌张力的抬腿和能锻炼骨盆底肌及筋膜的缩肛动作，手术 3 天后每天做 3 次，每次 15 分钟，以后运动量可逐渐增大。另外，剖宫产子宫切口感染、坏死、裂开多见于术后 20 日左右，在此期间，应格外注意避免剧烈运动，密切观察异常出血的发生，必要时及时就诊。

饮食保养

剖宫产术后 1 周内应禁食蛋类、牛奶、豆浆、白萝卜及发酵食物，以避免胀气引起腹部疼痛；生冷类食物如凉拌菜等尽量不要吃；避免吃深色素的食物，以免瘢痕颜色加深。还要避免饮用或食用咖啡、茶、辣椒、酒等刺激性饮品、食物及油腻的食物。产妇因失血较多，宜多吃含铁质食物补血。在手术 1 周后可以摄取鱼、鲜奶、肉类等含高蛋白质食物，以帮助身体修复。

传统观念认为产妇不宜喝水，否则日后会腹大难收，这没有根据，产后补水是很必要的，这时必须多补充纤维质，多吃水果、蔬菜，可以促进肠道蠕动，有效预防便秘。

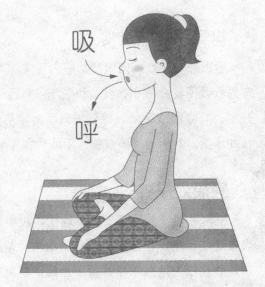

吸

呼

产褥期妈妈的保健

　　产妇在胎儿、胎盘娩出后，除了乳房外，全身的器官要想恢复到非妊娠状态，需要6~8周的时间，这一阶段在医学上称为"产褥期"，也就是人们通常所说的"坐月子"。在这段坐月子的时间内，产妇应该以休息为主，尤其是产后15天内应以卧床休息为主，调养好身体，促进全身器官、各系统，尤其是生殖器官的尽快恢复。

　　对产妇而言，刚刚经历了10月怀胎和分娩的紧张与辛劳，马上又要面临抚养、教育宝宝的重重挑战。初为人母，既有照料新生儿的紧张，也有分娩后的不适，这些都有可能令自己无所适从或情绪不稳，坐月子可以说是让自己休养生息的缓冲时段。

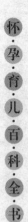
第1节 产褥期的护理与营养

胎儿从胎盘娩出后约6周内，称为"产褥期"。由于产妇在妊娠期和分娩时体力消耗大，宫腔内胎盘剥离时引起的创伤和血管破裂引起的出血，以及会阴撕裂、会阴切开术形成的伤口等，导致身体虚弱，抵抗力下降，易于发生疾病。因此，产褥期的护理十分重要。

产妇在产后生理上发生了很大的变化，加之要给宝宝哺乳，因此要摄取足够的营养，以便更好地恢复身体和哺乳。

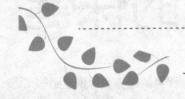

产后的护理

很多产妇在月子里较少运动，总是躺着或坐在床上休养，腰部肌肉缺乏锻炼，而坐月子每天都在进补，容易摄入过多的热量，使体重增加，加重腰部负担。再加上经常要弯腰照料宝贝，如洗澡、穿衣服、换尿布、从摇篮里抱起宝宝等，这些都容易造成腰肌劳损，引起疼痛等各种症状。因此产后的护理工作尤为重要。

因分娩时用力、消耗等，产后会感到疲惫和思睡。产后第1天应完全卧床休息，体力的恢复有助于子宫和生殖器官的复原。从产后第2天开始宜下床在室内活动，但是不要站时间太长，尽量减少蹲位。

1. 产妇的自我保养

多排尿

如果是顺产产妇，下了产床后一定要多喝水，因为在分娩过程中，胎头下降会压迫膀胱、尿道，使膀胱麻痹及产后腹壁肌肉松弛，而排不出尿。多喝水有利于排尿。

除了多喝水，还可以用热水治疗法。比如用温水冲洗外阴，或用热水熏下身，让水汽充分熏到会阴部位，注意身体不要接触水，以免烫伤。或者在下腹正中放热水袋刺激膀胱收缩。这些方法都可以促进膀胱肌肉的收缩，有利于排尿。

观察出血量

目前，产后出血仍然是导致产妇死亡的第一位原因，产妇在分娩后2小时内最容易发生产后出血，产后2小时出血400毫升，24小时内出血500毫升都可诊断为产后出血。产妇出血过多将会导致休克、弥散性血管内凝血，甚至死亡。所以分娩后仍需在产房内观察一段时间。产妇第1天最需要注意的问题是产后出血。因此，不管再疲倦、再虚弱，

也要观察自己的出血量。产妇在上厕所时应注意把卫生护垫等收集起来，不要随意丢弃，如出血量较多，或阴道有排出组织都应及时告诉医生。

由于进食过少、产程中失血又会导致体液的丢失，因此要注意多喝水补充体液。一般地，顺产产妇在产后4~6小时内就可以自己小便了，但是由于外阴创伤，惧怕疼痛而不敢用力排尿，所以极易导致尿潴留。一旦发生了尿潴留或尿不彻底，则很容易让细菌侵入，引发尿路感染。如果在分娩6~8小时后甚至1个月内，仍然不能正常地排尿，并且膀胱还有饱胀的感觉，那么，有可能是患上尿潴留了，要及时治疗。所以，产后要尽快排第1次小便。

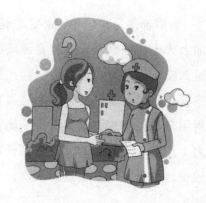

产褥期妈妈的保健

2. 产妇伤口的护理

产妇在分娩时，多少会对子宫颈口及阴道组织造成一些改变或破坏，有的还会发生阴道撕裂伤，必须借助外科修补术加以缝合；还有的做了会阴切开术，因为会阴及阴道的血管较为丰富，所以切开处的伤口要3～4周才能痊愈。剖宫产产妇由于腹部手术伤口范围较大，表皮的伤口在手术后5～7日才能拆线，要想完全恢复则需要一个半月左右。

伤口必须注意避免感染，保护身体的第一道防线是皮肤的完整，伤口局部的红、肿、热、痛绝对不可轻视，如果不适感仍持续或者出现脓性分泌物时，要赶快到医院检查。此外，阴道大量出血或者排出大量血块也是不正常的情形，应尽快就医。

为了促进伤口愈合，要注意保持伤口的清洁和干燥；选择淋浴的方式洗澡；要摄取丰富的营养恢复体力；坚持适度地活动；不从事体力劳动，不提重物，不做重活；不要急于过性生活等。

3. 会阴部的保养

会阴部是恶露排出的必经之路，加上大小便的刺激，很容易造成细菌入侵，不注意的话就会引起产褥感染。所以会阴部要保持清洁，可用温开水兑上少许高锰酸钾（比例为1克：5升水），或者半盆温开水放少许食盐，每日清洗两三次，也可以用0.2％的苯扎溴铵（新洁尔灭）溶液清洗；清洗会阴的盆、毛巾必须专用。

调查发现，产后1周左右，50％以上的产妇容易患抑郁症，产后伤口太痛是导致抑郁的一个重要原因。这一时期，产妇除了要应对持续2～4

周的恶露，还要肩负起照料宝宝的责任，而体内激素（荷尔蒙）的变化、分娩时所承受的恐慌都会使妈妈的生理、心理处于不稳定的状态，使用高品质专用卫生巾可一定程度地减少产妇的疼痛和感染，给产后妈妈最贴身的舒适感受。

普通的卫生巾使用合成纤维制成，其中含有黏合剂、荧光增白剂等化学成分，杂质多，易起绒毛，易脱落，摩擦系数大，易产生静电，特别容易刺激皮肤，引起阴道感染。

此外，普通卫生巾吸水性一般，易侧漏、回流，无法应对产后较大量的恶露；在使用过程中，卫生巾表面潮湿、闷热，使产妇感觉湿黏不舒服。同时，排出的恶露中含有适宜细菌迅速滋生的物质，对伤口的愈合十分不利。因此，建议产妇使用专用卫生巾，不仅安全、卫生，还能减少产妇疼痛。

4. 腹部的保健

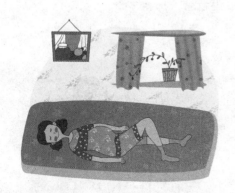

产后腹部的松弛和骨盆的变形是两个值得注意的问题。在产后准备一个收腹带和一个骨盆恢复带，能在保障体形的同时，确保身体的健康。

收腹带使用的是弹力材料，可以更好地起到收腹的作用。在选材和设计上采用了立体设计和混棉动力网眼织物，可以对原来的腰部曲线集中施力，便会使孕妇松弛的腹肌恢复弹力。

骨盆恢复带主要针对的是产后骨盆松弛而引起的腰痛、耻骨疼痛、臀部疼痛、坐骨神经痛等。使用时将恢复带着力在腰骨下部，不应着力在腰间；腹部不能过度勒紧，骨盆下部需要勒紧。然后束紧辅助腰带，调节成适当强度即可。

收腹带和骨盆恢复带都属于功能性的保健带，一旦在使用过程中有不适，要马上找医生进行调整。

产褥期妈妈的保健

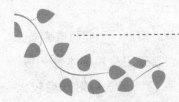

产后的营养补充

对于女性来说，产前、产后的营养调养是非常重要的。产妇在产后生理上会发生很大的变化，产后的休息、活动和营养对身体恢复速度和程度有着重要的作用，而产妇在产后身体的恢复可能会影响一生的健康，不可轻视。

妈妈在坐月子期间应注意有顺序地缓补。许多妈妈在产后为了催奶、补充体力，常会喝很多大补的汤水。其实，刚生完孩子不应马上进补猪蹄汤、鸡汤等营养汤，因为此时初生婴儿吃得较少，如果吃过多的催奶食品，便会使乳汁淤积而导致分泌不畅。所以，只需在正常饮食基础上适量增加汤汁即可。等3天后，再喝滋补汤。在熬炖滋补汤时，应注意撇去汤中的浮油，这样既可避免引起婴儿的肠胃不适，也有助于产妇保持身材。

产妇每天约需要100克蛋白质才能保证需要，要多吃牛奶、瘦肉、鸡肉、蛋类、黄豆等食物，每天至少喝500毫升牛奶。由于分娩时失血过多，体力消耗较大，产妇多有不同程度的气血亏损，表现为无力、头晕、目眩、唇淡、心慌气短等。产后可多吃一些补血活血、补气健脾的食品，如红糖、阿胶枣、山药等。

产妇产后虚弱，不宜多吃生冷的食物。但是，新鲜的水果和蔬菜还是应该吃的，新鲜的蔬菜、水果可补充维生素，如果不充分摄入，会缺乏维生素，对身体不利。只是应该注意，蔬菜尽量不要凉拌，月子里可煮、炒熟了吃。

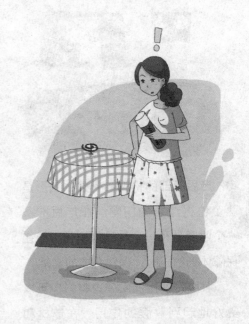

1. 在饮食方面的注意事项

确认一天所需的热量

根据产妇对宝宝的哺乳情况的不同，所需要的热量也不同，如完全母乳喂养者1天约需2500卡，喂牛奶者一天则需1800卡。

讲究食物质量

关于热量或其他营养物质的摄取，最重要的是食物的品质，而不是食物的"量"，质量不好，吃得再多也是没有用的。

严控脂肪的摄取

怀孕时，母体为了准备授乳而储存了约3000克的脂肪。因此，产后不可食用过多含油脂的食物，以及甜食和泡面类食品，否则，乳汁会变得黏稠，乳腺也容易阻塞。做菜时应少放油。

煮过的蔬菜比生的好

蔬菜含丰富的维生素，在月子里炒过或煮过的比生食要好，尤其可促进脂溶性维生素A、维生素D的吸收。

多补给水分

多吸收水分可促进母乳的分泌，水分的补给可由饮水或炖汤类食物中获得，同时还可摄取大量的维生素及蛋白质。

一定要吃早餐

不能因睡眠不足、食欲不振而忽略早餐。因为，授乳期的早餐比平常更重要，而且应该更丰富。切不可破坏一天三餐的基本饮食模式。

补足充分的钙质

母体中的钙质会因哺乳而大量地流失，所以，需注意摄取钙质及增加补充有助钙质吸收的维生素D。

忌烟、酒，咖啡

产后要忌烟、酒、咖啡及含有酒精、色素、防腐剂的饮料。产妇吸烟后，血液中一氧化碳含量增加，可通过乳汁传给宝宝，对孩子的发育成长非常有害；并且酒、咖啡的热量相当高，一不小心就成了肥胖的根源。

产褥期妈妈的保健

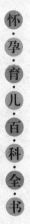

食物多样化

要注意食物的多样化，菜的种类多点儿，颜色丰富一些。早晨时人体代谢旺盛，早餐要尽量安排得丰盛些，以加强营养的摄取及吸收。中、晚餐的饭量可相对减少一些，尤其是晚餐，可进食清淡的面汤、米汤，不要喝咸汤，以减缓夜间休息时身体的负担，最好少吃甜食及油炸食品。

最好应用五色搭配原理，黑、绿、红、黄、白，尽量都能在产妇食谱上出现，既增加食欲，又均衡营养，对产后身体的恢复有益。

少吃营养片剂

在此还要提醒一下，不要依靠服用营养素来代替饭菜补充营养或减肥，要遵循人体的新陈代谢规律，食用自然的饭菜才是正确的选择。

2. 产后食谱推荐

双参爆甲鱼

材料：甲鱼500克，双参、羊排各100克，枸杞子适量。

调料：大葱、姜、盐、八角、味精、胡椒粉、料酒、清汤各适量。

做法：

（1）将甲鱼宰杀，洗净；羊排切块。

（2）砂锅内放入甲鱼、羊排、八角、料酒、葱段、姜片、枸杞子、清汤、双参，用武火烧沸，改文火炖2小时，加盐、味精、胡椒粉调味即成。

特点及营养：甲鱼富含动物胶原蛋白、铜、维生素D等营养素，可提高母乳质量、增强宝宝免疫力及智力。

国药乌鸡汤

材料：乌鸡1只，当归、熟地、白勺、知母、地骨皮各15克。

调料：葱、姜、盐、味精各适量。

做法：

（1）乌鸡洗净；五味药材洗净，用单层纱布裹好。

（2）将药材塞入鸡腹、扎紧，置于锅内，加水、葱、姜，上笼蒸2小时。取出药材，加盐和味精，复蒸10分钟即可。

特点及营养：乌鸡肉营养价值极高，适合产妇、老年人、儿童食用。

大枣牛筋花生汤

材料：牛蹄筋100克，花生米100克，大枣、当归各适量。

调料：精盐、植物油各适量。

做法：

（1）牛蹄筋洗净，切成块；花生米、大枣洗净。

（2）砂锅加适量清水，放入牛蹄筋、花生米、大枣、当归，用武火煮沸后，改用文火炖至牛蹄筋烂熟时，加入植物油、精盐调味即可。

特点及营养：此汤具有补益气血、强壮筋骨的作用，适于产后气血两虚、肢体疼痛者食用。

韩式海带汤

材料：海带100克，鸡蛋1个，豆腐皮适量。

材料：葱、姜、盐、淀粉、胡椒粉、植物油各适量。

做法：

（1）海带洗净切片；豆腐皮切丝。

（2）热油锅，加入葱、姜末爆香，加水、盐、海带片、豆腐丝同煮。

（3）熟透后加淀粉、胡椒粉搅拌，打入鸡蛋即可。

特点及营养：此汤具有利尿、降脂、降压等功效，对产后瘦身很有帮助。

产褥期妈妈的保健

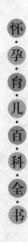

冬笋里脊丝

材料： 猪里脊肉200克，冬笋100克。

调料： 油、味精、料酒、鸡蛋液、水淀粉、盐、葱末、姜末、香油各适量。

做法：

（1）里脊肉切丝，冬笋切丝；肉丝加淀粉、料酒、蛋液抓匀。

（2）冬笋丝焯水，捞出控净；油五成热时放入肉丝，将肉丝滑散，控油。

（3）锅留底油放葱、姜末爆香，倒肉丝、冬笋丝翻炒，加料酒、盐、味精炒匀后勾芡，淋香油即可。

特点及营养： 冬笋含蛋白质和多种氨基酸、维生素、钙、磷、铁等元素，能促进肠道蠕动，预防便秘。

炖乳鸽

材料： 乳鸽1只，当归、熟地各18克，党参、炒白术各15克，川芎5克。

调料： 姜片、米酒、盐各适量。

做法：

（1）药材稍冲洗后加9杯水，武火煮沸后改文火煮至汤汁剩约3杯时，去渣，留药汤备用。

（2）乳鸽去内脏洗净，放入沸水中煮5分钟后，取出洗净备用。

（3）锅内入乳鸽，加姜片、米酒及药汤，上蒸锅蒸约2小时至肉烂，去姜片，加盐调味即可。

特点及营养： 此汤气血双补，对治疗妇女产后贫血、头晕、身痛、手脚麻木效果良好。鸽肉易于消化、吸收，且含丰富的蛋白质，可以防止产后出血，增加泌乳量。

当归煲猪蹄

材料： 猪蹄800克，当归25克。

调料： 大葱、姜、盐、料酒、味精各适量。

做法：

（1）猪蹄剁块，用沸水烫一下捞出；大葱切段；姜切片。

（2）猪蹄加当归、葱段、姜片、清水，武火烧沸，文火炖至猪蹄熟烂，去当归，加盐、味精、料酒调味即成。

特点及营养： 此汤可补血通乳，适用于产后妇女及哺乳期妇女。

小浦东三黄鸡

材料： 活嫩母草鸡2000克。

调料： 白糖、味精、酱油、精盐各适量，香油10毫升。

做法：

（1）母草鸡冷水浸1小时，将鸡氽烫后取出。

（2）原锅内加冷水，放入鸡及所有调料后加盖煮沸，用文火焖煮20分钟，翻面焖10分钟，捞出浸冷。沥水，外皮抹香油即可。

特点及营养： 鸡肉对身体虚弱、营养不良、畏寒怕冷、乏力疲劳、月经不调、虚弱等症状的女性有很好的滋补作用，也适合产妇食用。

银杏炒百合

材料： 银杏、百合各100克，西芹200克。

调料： 盐、白糖、水淀粉、鸡精、高汤、油各适量。

做法：

（1）将银杏肉取出；西芹切段。

（2）油热后放银杏、百合和西芹炒熟，再放入白糖、盐、高汤、鸡精，用水淀粉勾芡即可。

特点及营养： 百合可调养产妇虚寒体质，帮助恢复体力。

产褥期妈妈的保健

荷塘小炒

材料：藕、木耳、荷兰豆、红椒块各适量。

调料：蒜片、盐、鸡精、水淀粉各适量。

做法：

（1）木耳撕小朵；荷兰豆切斜片；藕切片。

（2）油七成热放蒜片炒香，放红椒，然后将藕、木耳、荷兰豆放锅中，翻炒2分钟，加盐、鸡精调味，用水淀粉勾芡即可。

特点及营养：藕含丰富的维生素K，具有收缩血管和止血作用，适合产妇食用。

五谷丰登

材料：玉米粒、花生米、红小豆、核桃仁、黄豆各30克。

调料：色拉油、味精、盐、水淀粉各适量。

做法：

（1）锅里加水，放入玉米、花生、红小豆、核桃仁、黄豆，加入盐、味精适量，煮八成熟捞出沥水。

（2）油烧至五成热时下玉米粒、花生米、红小豆、核桃仁、黄豆翻炒3分钟，加水淀粉翻炒，放盐、味精调味即可。

特点及营养：花生与红小豆均有补气血、养血通乳、催乳的作用。

香菇猪蹄炖豆腐

材料：豆腐、丝瓜各200克，香菇50克，猪前蹄1个。

调料：盐、姜丝、葱段、味精各适量。

做法：

（1）猪蹄斩小块；豆腐用盐水浸10分钟切小块；丝瓜切片。

（2）猪蹄入锅，加水煮至肉烂，放香菇、豆腐、丝瓜，加盐、姜丝、葱段、味精煮几分钟即可，分数次食之。

特点及营养：此汤能益气生血、养筋健骨、通络下乳、行气散结、清热解毒。

板栗葱烧海参

材料： 水发黄玉参500克，板栗250克。

调料： 大葱段、老姜片、酱油、白砂糖、料酒、鸡汤、淀粉、盐、油各适量。

做法：

（1）黄玉参切斜刀段，汆煮约2分钟，捞出沥水；板栗去壳。

（2）油烧至五成热时炒香葱段和姜片，沥出，姜片不用。

（3）留底油，加板栗、鸡汤、料酒、酱油、白砂糖和盐烧沸，放黄玉参段和大葱段，中火烧透后，调入水淀粉将汤汁收稠，淋葱油即可。

特点及营养： 适宜气血不足、产后体虚之人食用。

油饭

材料： 糯米80克，去柄香菇8克，猪肚丝25克，带皮红萝卜8克，带皮的五花肉40克，虾米8克。

调料： 米酒水1杯，大蒜8克，麻油、带皮老姜各适量。

做法：

（1）将糯米淘洗干净，置于滤水盆滤干水分。将洗过的糯米放入冷的米酒水中，泡8个小时，隔天沥干，泡过的水要另外置于容器内备用，米酒水需盖过糯米。

（2）将去柄的香菇和虾米泡入做法（1）留下的水中，泡软后香菇切成粗丝。

（3）把五花肉、带皮老姜、猪肚丝及带皮红萝卜均切成粗丝。

（4）锅加热后放入1大匙麻油，把带皮老姜丝和大蒜片下锅炒成浅褐色具香味。放入猪肚丝、香菇、虾米、五花肉和红萝卜，炒至香味出来即可。

（6）将锅重新加热，放入3/4大匙麻油烧热，糯米下锅炒至有黏性，再放入做法（5）中的材料一起炒。

（7）把炒好的材料装入蒸锅里，并放入泡过虾米和香菇的米酒水。米酒水的分量需盖过所有的材料。放入蒸笼内，蒸熟即可食用。

特点及营养： 油饭能防止产妇内脏下垂。香菇、猪肉和虾米的味道会渗入糯米中，相当美味。

产褥期妈妈的保健

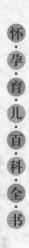

冰鲜羹

材料： 大黄鱼300克，竹笋100克，火腿40克，海参75克，鸡蛋80克。

调料： 大葱、姜、盐、芡粉、香油、料酒、豆瓣各适量。

做法：

（1）黄鱼去鳞取肉切丁；笋、海参、火腿切丁。

（2）热油锅爆香葱段，捞起，加水，放入黄鱼、笋、海参、火腿、豆瓣、盐、姜，略翻炒后加盖煮沸，淋芡粉水及蛋液，起锅前浇香油即可。

特点及营养： 黄鱼含丰富的矿物质和蛋白质，具健脾升胃、益气填精之功效，对妇女产后体虚、贫血、失眠、头晕、食欲不振有良好疗效。

麻油猪腰

材料： 猪腰子1对。

调料： 胡麻油、老姜、米酒水各适量。

做法：

（1）将猪腰子清洗干净，切成两半，把里面的白色膜剔除。

（2）在清理干净的猪腰子表面斜切数条裂纹，切成3厘米宽的小片。老姜清洗干净，连皮一起切成薄片。

（3）把胡麻油倒入锅里，用武火烧热。

（4）加入老姜，改用文火，爆香至姜片的两面呈褐色，不可焦黑。

（5）改用武火，放入猪腰片快炒至变色。倒入米酒水煮开，关火即可食用。

特点及营养： 产妇产后第8~14天，要食用不掺水的麻油猪腰，它具有促进新陈代谢、收缩骨盆腔和收缩子宫的功效。

瓜烧带鱼

材料： 生木瓜400克，鲜带鱼350克。

调料： 姜片、葱段、精盐、酱油、醋、米酒、味精各适量。

做法：

（1）将带鱼去鳃、去内脏，清洗干净，切成3厘米长的段。

（2）将生木瓜清洗干净，削去瓜皮，除去瓜核，切成3厘米左右的方块。

（3）把砂锅置火上，加入适量的清水、带鱼、木瓜块、葱段、姜片、精盐、醋、酱油和米酒等，烧至熟时，加入味精即可食用。

特点及营养： 瓜烧带鱼具有补虚、养阴、通乳的功效。适合产后乳汁缺乏的哺乳妈妈食用。

猪脚肉皮汤

材料： 猪脚1只，咸肉、冬笋、黑木耳、肉皮各适量。

调料： 葱适量，老姜20克，月子米酒水800毫升，胡麻油10毫升。

做法：

（1）将肉皮泡水切条；黑木耳泡水；猪脚清洗干净，然后切开，用沸水煮3分钟去腥，捞出滤干；咸肉洗净切条；冬笋切片。

（2）将麻油入锅，放入老姜爆炒。

（3）将猪脚放入锅内炒至外皮变色。

（4）换高压锅，将炒好的猪脚与咸肉、冬笋一起放入，加入米酒水武火上气后，改用小火。

（5）放入黑木耳、肉皮，用文火煮15分钟，使猪脚烂透即可。

特点及营养： 猪皮和猪蹄具有润肌肤、和气血的功效，猪脚肉皮汤对产妇的调养也有很大的帮助。尽量早、中餐时食用，汤汁喝一部分。

产褥期妈妈的保健

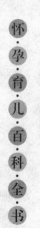

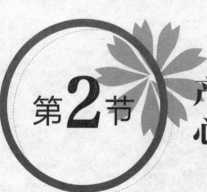

第2节 产后身体恢复与心理恢复

10月怀胎的艰辛和分娩的疼痛，在听到宝宝中气十足的大声啼哭的一瞬间，产妇会觉得一切都值了。但是，无论是妊娠期或是分娩，对于女性来说都会消耗大量的元气。因此，在产后要进行及时的调理，让身体恢复元气是首要任务。

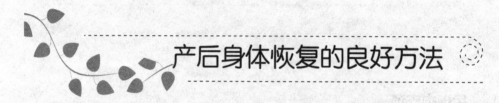

产后身体恢复的良好方法

产后要经过子宫收缩、恶露排出、伤口恢复等阶段，身体需要一段时间来调养。产后 30 ~ 40 天是中国人传统的"坐月子"时期，进补的目的，就是要为身体各器官提供足够养分，使身体恢复正常的运作。此时期，规律的作息很重要，早睡早起，尽量休息，可以说是坐月子妇女生活的重点。坐月子时期无疑是产后女性休养生息、恢复健康的黄金阶段，产后妇女必须获得充分的休息和充足的营养，重视并坐好月子，才能快速恢复元气，使自己更加健康美丽。

1. 产后初期身体的变化

产后初期产妇的身体变化包括：子宫复旧、子宫颈变化及阴道变化等。然而，这些可能都不会给产妇造成严重的心理障碍。毕竟，女人在身体的疼痛方面很多时候都能咬紧牙关挺过去。最让她们感到难堪的是外表上的变化：

❶ 出现孕斑和黑斑。有的妇女在怀孕后脸上会出现褐色或黑色的斑点，俗称"孕斑"。孕斑一般在产后一年内便会消失，但有的会因年纪渐长而逐渐加深。中国人"一白遮百丑"的审美观有时会让脸上长斑的新妈妈自惭形秽。

❷ 掉头发。女性在怀孕时，由于体内激素的增加，头发的寿命不但会增长，而且会显得比以往更为细密柔软。产后体内的激素骤然恢复正常，不免会刺激头发出现脱落。枯黄和稀薄的头发会让新妈妈担心自己的外表和精神面貌。

❸ 乳晕变黑、增大，乳房下垂。除了脸蛋之外，女人对自身乳房的关心程度要超过身体的其他部位。乳房是女人体现性感和魅力的所在，乳房的变化给女人精神上带来的压力自然是不言而喻的。女人从怀孕起，乳晕就会逐渐变大、变黑，即使停止哺乳后会随乳房体积的减小而有所减小，但也很难恢复到原来的样子。另外，新妈妈在停止哺乳后，如果不注意保养和适当运动，乳房很容易发生下垂。双峰不再挺拔，自然会影响自己的魅力。

❹ 身材变胖。在一个崇尚瘦美甚至"嶙峋美人"的时代，杨贵妃那样珠圆玉润的身材不再被女性所青睐。然而，在怀孕期间及产后由于女性激素的变化，再加上产前产后的大吃大喝，新妈妈看起来难免比以往更显富态。该穿什么衣服出门见人，自己对另一半是否还有吸引力等，都会成为困扰新妈妈的一些问题。

2. 饮食调养

产后的营养需要比妊娠期更丰富，饭菜要努力做到高品质，食物品种要多样化、软烂可口，要适当多吃些汤菜，做到荤素搭配、干稀搭配。

❶ 多食含铁丰富的食物。众所周知，铁是构成血红蛋白的主要成分，补铁就等于补血。富含铁元素的食品有动物肝脏、肉类、鱼类、油菜、菠菜、

大豆及其制品等。

② 多食含钙丰富的食品。牛奶、酸奶、奶粉或奶酪等含钙量相当丰富，而且还易于人体吸收和利用。而小鱼、小虾、虾皮、深绿色蔬菜、豆类等也能够提供一定数量的钙质。

③ 供给充足的优质蛋白质。一般来说，动物性食品是优质蛋白质的最主要来源，如鱼类、禽蛋、肉类等。另外，大豆类食品也可为身体提供丰富的蛋白质和钙质。

④ 产褥期间，产妇的饮食应做到少食多餐，一般以每日 4～5 餐为宜。食物方面，也应粗细搭配，荤素搭配，但脂肪的摄入一定要偏低，否则会降低乳汁的营养，要多吃些汤类食物。而在烹调方式的选择方面，动物性食品应多以煮或煨为主，烹调蔬菜时，则应注意快炒，尽量减少维生素 C 等水溶性维生素的损失。

3. 运动调养

① 屈膝平躺，双手交叉，压于下腹部。呼气时身体前屈，抬起头和肩，吸气时身体平躺。10 次为 1 组，每天做 3 组最佳。

② 双腿伸直坐在床上，双手交叉，放在小腹部。呼气时身体向后仰，保持这个动作数秒钟，10 次为 1 组，每天做 3 组。

③ 仰卧，双手放于身体两侧，慢慢抬起头和肩，用左手摸左膝，右手摸右膝。每次反复做 10 次，每天做 3 组。

④ 屈膝平卧，双手放于大腿上，然后用手去触摸膝盖。每次做 10 个，每天做 3 次。

上述 4 个动作对收紧腰、腹部有很大的帮助。

⑤ 双腿分开，轻轻向下蹲，会阴部位收紧。刚开始时用手扶着椅子或桌子，然后慢慢地将手举过头顶。这样的练习能慢慢收紧会阴部位，而且如果有侧裂伤口的话，这个动作也可以促进伤口愈合。

心情开朗，远离产后抑郁症

从妊娠到分娩，体内某些激素的分泌会发生较大的变化，当宝宝出生后，这些激素又会很快回落到原来的水平，从而导致某些产妇分娩后抑郁情绪，出现食欲下降、情绪低落、失眠，严重的甚至会有自杀的意念或倾向。要想避免这种情绪的出现，产妇首先要学会自我调节，保持平静、愉悦的心境，要多与家人和朋友交流；积极地进行锻炼对改善情绪也有很大的帮助。

分娩后，初为人母，产妇尚未掌握抚育孩子的全部经验，只要孩子一哭，不管睡得多香，妈妈都得起来喂奶、换尿布、哄逗孩子，对女性来说要做到不急不躁的确很难。要使产后妈妈的身心能尽快恢复正常，就需要整个家庭以及其他成员，特别是丈夫的帮助，更需要彼此心理上的理解和行动上的支持。一段时间后，随着身体状况的逐渐好转，体内新陈代谢趋于正常，再加上丈夫的体贴照顾，同时孩子的成长所带来的情感的极大满足，产妇的情绪会慢慢平静下来，会变得越来越快乐。

1. 产后精神上的变化

经过妊娠分娩后，女性的身体发生了很大的变化，再加上对宝宝的哺育，精神上也会处于剧烈的转换期。产妇在产后分娩的疲劳还未得到缓解的同时，就要开始照顾宝宝了。为了自己可爱的宝宝，妈妈们都希望成为贤妻良母，愿意付出自己的所有。在忍受产后体内激素急剧变化的同时，还要承受分娩所带来的疲劳、睡眠的不足、对育儿方面的担心，或丧失自信等精神上的高度紧张和混乱状态，因而易患上"产后抑郁症"。

产褥期妈妈的保健

从产后第3～4天到第1～2周之间会出现暂时的轻度抑郁状态。除了爱哭、失望、忧郁、不安、头脑昏沉并且无法做家务，失眠、头痛等外，还可能表现出对育儿有抵触感、对丈夫有敌意等各种各样的状况。产后抑郁有各种各样的原因，如激素的影响、分娩育儿所带来的身心疲劳、家庭环境、自身性格上的原因等。

此时，产妇要以积极的心态来面对，不焦虑，不对一切都过于苛求，不与他人比较等，养成良好的心态是非常重要的。平时还要加强与丈夫的相互沟通，让他了解自己的身体状况和心情。另外，多与好友或处于同样境况的朋友交流，充分争取周边人的帮助，也是很好的方法。

2. 如何克服产后抑郁症

大多数产妇都会患产后抑郁症，但是，多数产后抑郁症患者症状并不十分明显，不容易被觉察，也不会严重影响其照顾宝宝和做家务。如果产后抑郁症状非常明显，并足以引起周围人注意的话，那么问题就可能比较严重了。

对于大部分患者来说，产后抑郁症的症状经过一段时间会自然消失，一切都会恢复正常。在宝宝睡觉的时候，母亲尽量休息或小睡一会儿；和丈夫一起出去吃顿晚餐或看场电影，尽量放松身心；和好朋友一起吃饭、聊天；不要对自己有过高的要求，降低对自己的期望值；把自己的感觉和感受向丈夫、家人及朋友倾诉；多与其他新妈妈聊天，谈谈各自的切身感受等。在宝宝睡觉的时候要学会让自己放松，可读书、洗澡、看电影，或找点其他比较感兴趣的事情做。

据专家估计，有50%～90%的女性会患不同程度的产后抑郁症，有些比较严重、不能自行恢复的则需要专家的帮助，有的产妇甚至很快会发展成为产后精神病。所以如果发现产妇有严重的产后抑郁症状，一定要去找心理专家进行咨询和治疗。

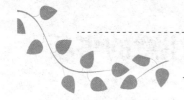

产后性生活

产后什么时候可以过性生活，应该在产后定期检查时，得到医生的准许后再开始。

1. 产后性生活的时间

一般来说，产后8周内应禁止性交，因产妇的生殖器官大约需要8周的时间才能恢复正常。在分娩时会给外阴、阴道等造成一定的损伤，被撑开的阴道壁内的黏膜变得非常薄，较为柔弱，容易发生阴道裂伤和出血不止。同时，子宫尚未完全恢复，性交时易将细菌带入，从而引起子宫内膜炎及其附属器官的炎症。

因此，在产褥期这段时间里，夫妻要相互体谅、合作，丈夫应充分了解不应有性生活的原因，待妻子身体完全恢复后，再开始过性生活。

即使是子宫和阴道壁已复原完好，产后由于卵巢激素的作用不够充分，阴道黏膜的柔润度和弹性都差一点儿，所以产后的性生活中也应谨慎小心，体位要合适，动作要轻。最好在开始时使用乳脂等润滑剂来润滑阴道，以顺利进行性生活。

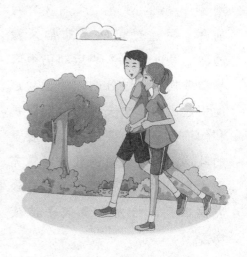

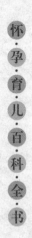
2. 产后过性生活应该注意的事项

为了乳母的身体健康，性生活不要过于频繁

由于妇女在哺乳期要给婴儿喂奶，大量的营养物质会通过乳汁喂给婴儿，能量的消耗比较大，理应好好休息。所以，为了乳母的身体健康及婴儿的生长发育，性生活不要过于频繁。一般情况下，以每周1～2次为宜，且每次性生活的时间不宜过长，以20～30分钟为宜，以免影响妻子的休息及消耗过多精力。

在过性生活时，丈夫不可行动过于猛烈，否则容易伤害妻子刚刚复原的阴道。产后3个月前后，阴道壁仍然是非常娇嫩的，如果进行剧烈的运动仍很容易造成伤害，过分剧烈的运动还能引起出血。丈夫要充分地爱护和体谅妻子，还要注意保护妻子的乳房，因为这时的乳房经常充盈大量奶水，如果受压，会导致乳房疾病，给大人及孩子造成伤害。

丈夫要特别注意防止细菌感染

丈夫和妻子都应该在沐浴后进行性生活。为了防止感染，也有在安全套外侧涂上胶质或使用有消毒作用的药物，胶质有减少摩擦的作用。大肠埃希菌是最容易感染的细菌，它随大便排出，总是存在于肛门附近。因此，排便后必须从前向后擦拭。这样的擦拭方法是防止细菌入侵的重要方法之一。

产后避孕

在哺乳的过程中，母亲体内产生一种泌乳素，这是由女性的垂体分泌的，这种泌乳素可以抑制卵巢的排卵，同时，也会抑制出现月经。但有的妇女在孩子出生以后，哺乳期还没来过月经就怀孕了。这并不奇怪，因为在月经前两周左右已经有排卵了，这时性交就可能怀孕。所以产后只要开始有性生活，就应当采取避孕措施。

目前，产后哺乳期用的避孕方法有很多，通常有安全套避孕法、阴道隔膜法以及宫内放节育器法。

哺乳期妇女不适于用避孕药，因为药物能抑制乳汁分泌。对于分娩后的妇女，宫内放置节育器更为合适，俗称"放环"。如果产后3个月来过月经，可在月经干净后3~7天放环。如果产后3个月仍没有来月经，就要经过医生检查，排除早孕之后再放环。如果产后出现恶露不绝、子宫出血、产褥感染等不正常情况，要等疾病痊愈后，再考虑放环。如果是剖宫产，放环时间应当在手术后半年进行，在此之前，要采用安全套避孕法。

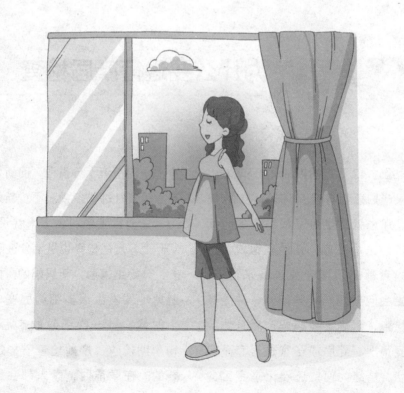

PART

1

2

3

4

5

6

产褥期妈妈的保健

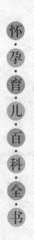
第3节 产后检查及产后不适与疾病防治

产妇经过6周的休息身体已基本恢复，但还需要去医院进行一次产后检查，以查看具体的恢复情况，以便及早发现一些病症。

产妇分娩后生理上发生了很大变化，身体比较虚弱，容易出现一些不适和疾病，因此要注意调养。

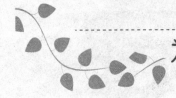

为什么要进行产后检查

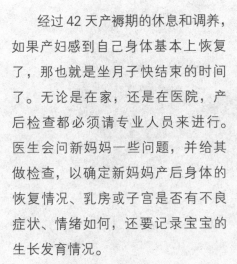

经过42天产褥期的休息和调养，如果产妇感到自己身体基本上恢复了，那也就是坐月子快结束的时间了。无论是在家，还是在医院，产后检查都必须请专业人员来进行。医生会问新妈妈一些问题，并给其做检查，以确定新妈妈产后身体的恢复情况、乳房或子宫是否有不良症状、情绪如何，还要记录宝宝的生长发育情况。

现在很多女性对自己的产前检查、孕前检查十分重视，而新妈妈的产后检查往往被忽视。不少新妈妈认为，只要宝宝顺利生下来就没事了，实际上，产后检查也是十分重要的。

分娩结束后，新妈妈的身体不可避免地要发生很多细微的变化。这个时候，做一次细致的产后检查，和孕期检查、产前检查一样是很重要的。在孕前时，家人都会给予准妈妈无微不至的照顾，而在产后，家人的全部精力都集中在小宝宝的身上了。其实，产后新妈妈才是最需要关心和照顾的。

产后检查能及时发现产妇身体上的多种隐患，避免产妇患病对宝宝健康造成的不利影响，帮助产妇及时采取合适的避孕措施，尤其是对妊娠期间有严重并发症的新妈妈更为重要。同时，还能帮助产妇更好地恢复健康和美丽。

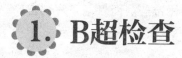 1. B超检查

做 B 超检查可以发现子宫肌瘤、卵巢囊肿等常见的妇科盆腔内病变，比盆腔检查更准确。通常做妇科的 B 超检查要先憋足尿，这样子宫及其附件输卵管、卵巢才能看得更清楚。

一般的医院在产后做 B 超检查需要先憋尿，不过现在许多医院已经有经阴道就可以做的彩超检查，十分方便。但必须在阴道出血停止的情况下才能做。

2. 产后测量体重

体重是人体健康状况的基本指标之一，过重或过轻都是不正常的表现。新妈妈在产下宝宝后，体重会发生阶段性的变化。在正常情况下，在几个月内会逐渐恢复到孕前水平。由于传统坐月子的习惯，产后丰富的营养和过少的运动量往往很容易使新妈妈的体重超标。一旦超过限度就会带来很多的健康隐患。体重测量可以监测新妈妈的营养摄入情况和身体恢复状况，时刻提醒新妈妈，防止不均衡的营养摄入和活动量的不协调，危害自己的健康。

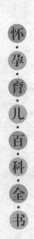
3. 腹部健康

腹腔检查是产后检查的重点。腹腔内有消化系统、泌尿生殖系统，通过腹部检查可以进一步了解子宫的复位情况，以及分娩后腹腔内其他器官的情况。

对于剖宫产的新妈妈来说，腹部检查就更为重要。剖宫产会给腹腔内的器官带来非正常的挤压，复位比正常分娩的人要困难些。而且，了解剖宫产时的刀口愈合情况也非常重要。

4. 产后谨防高血压

血压的变化会对身体产生多方面的重要影响。血压长时间升高容易导致全身血管痉挛，使体内有效循环血量减少，而缺血和携氧量的降低则可能危及全身的器官和组织。定期测量血压可以及时对产后血压增高进行控制，防止危险的发生，把握血压的波动规律，减少由血压的变化带来的健康隐患。

5. 产后恢复盆底功能是重点

怀孕后体内激素的改变、子宫增大对盆底肌肉的压迫损伤，分娩时对盆底肌肉神经的损伤，使约30%的产妇在生孩子后会出现尿失禁。如果产后出现尿失禁，一定要及时进行检查和治疗，同时盆底康复锻炼可以有效地收缩盆底松弛的肌肉，恢复肌肉的张力和弹性，治愈尿失禁等问题。在产后3个月是做盆底康复的最好时机，否则随着年龄的不断增大，不但会增加治疗的难度，而且会导致尿失禁的发生率越来越高、越来越严重。

6. 乳房健康关系重大

　　母亲担负着喂养宝宝的重大责任，乳房的外表是非常"柔弱"的，常常会出现一些问题，如乳胀、乳房疼痛、导管阻塞等常会给新妈妈带来困扰，严重的甚至感染乳腺炎，而这不仅威胁乳房健康，还会影响泌乳系统，造成乳汁滞流、乳房发热、淋巴结肿大等状况。乳房分泌乳汁不畅又会直接影响宝宝的健康。因此，做乳房检查，不仅是对新妈妈的保护，也是宝宝健康成长的重要保障。

7. 白带（阴道分泌物）检查

　　医生取少量白带，在显微镜下检查是否有阴道炎症，这样可以准确地诊断是否有阴道炎，以便指导治疗。还可以将白带送到化验室检查衣原体、支原体、淋病等性传播疾病。

8. 宫颈刮片检查

　　医生用一个小木板或塑胶刷在宫颈上轻轻刮一下，许多宫颈的细胞便会被刮下来，刮下来的细胞经显微镜检查后可以确定有没有宫颈癌。宫颈癌是女性最常见的恶性肿瘤，而且宫颈癌与常见的宫颈糜烂难以用肉眼区分。

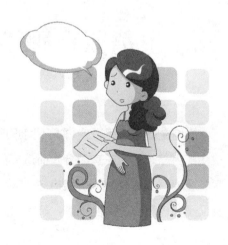

产褥期妈妈的保健

产后不适与疾病防治

 ## 1. 产后乳房胀痛

一般女性在产后两三天会感到乳房发胀，并可挤出少量乳汁，因此在产后的前4天内，不要喝过多的肉汤，以免乳房胀痛不适。

在胀痛时最好用合适的文胸悬托乳房，以利于血液循环，减轻疼痛。如果胀痛仍然不减轻，并且更加严重，可能是由于刚刚开始下奶，乳腺管不通畅所引起的。此时，为了疏通乳腺管可以采用手法按摩，由乳房的四周开始，向乳头的方向轻轻按摩，也可以用干净的木梳背蘸些润滑油，从乳房的四周向乳头的方向，按顺序滑动。然后，让婴儿吸吮乳头或用吸奶器将乳汁吸出。乳汁排出后，既可避免乳汁淤积，乳房胀痛也会很快减轻。

2. 生殖器官感染

产妇在分娩后阴道外口有不同程度的充血、水肿，易引起撕裂伤，产褥期抗病能力差，加上子宫因分娩而造成的创伤还没有愈合，极易侵入细菌，故要保持全身尤其是下身的清洁卫生，在产褥期要避免性交，否则容易发生阴道炎、子宫内膜炎、盆腔炎等，严重者还会引起败血症、失血性休克，从而危及生命。

3. 肛裂

产妇如饮食质量过高且精细，容易引起便秘。有的产妇还吃羊肉、姜汤等热性食物，很少吃蔬菜、水果，加上卧床休息时间长、活动少，以致肠蠕动减慢，大便在肠道内停留时间过久，水分被吸收而过于干燥、硬结，引起排便困难，导致肛裂，大便时肛门疼痛甚至出血。

为了防止肛裂，要改变饮食结构，多吃些新鲜蔬菜、水果等，以增加大便量，多食鱼汤、猪蹄汤，以润滑肠道和补充足够的水分。

4. 膀胱炎

在产后一段时间内，产妇的膀胱肌肉还比较松弛，容易积存尿液。妊娠后期体内潴留的水分在产后主要通过肾脏排泄，从而增加了膀胱的负担，降低了膀胱的防病能力。这时细菌容易侵入尿道引起膀胱炎。

为了预防膀胱炎，在产后宜尽量多排尿，不要使尿在膀胱里储存太久，以免细菌繁殖；要经常清洗外阴部，保持清洁，同时要防止脏水流入阴道。

5. 乳腺炎

急性乳腺炎是产褥期的常见病，产妇在产后 6 周左右容易发生乳腺炎，因产妇乳头、乳晕的皮肤薄，乳汁积聚易导致乳头破损而引起细菌感染。引起感

产褥期妈妈的保健

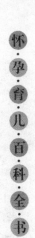

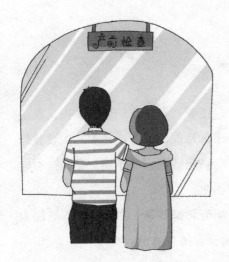

染的细菌以金黄色葡萄球菌为主，感染多来自产妇皮肤上的细菌或婴儿鼻咽腔内寄生的细菌。细菌多是从乳头上的裂口侵入，直接由乳管入内，临床表现为高热、寒战，发炎侧的乳房红、肿、热、痛，并有硬结和明显的触痛；患侧的腋窝淋巴结肿大，也有触痛；白细胞数升高，以中性粒细胞为主。此外，乳汁的淤积处最适宜细菌的生长繁殖。

出现乳腺炎后要立即去医院诊治，如果未能及时治疗，可形成乳腺脓肿，必须手术切开排脓，否则炎症会进一步扩散。

预防乳腺炎应该重视产前、产后乳头的护理，采用合理的喂奶方法，而且产妇本人和家庭环境的卫生也很重要。在哺乳时要保持乳头清洁，避免损伤，尽量减少感染途径。要常用干净的湿毛巾擦洗乳头和乳房，以保持清洁卫生，增强局部皮肤的抵抗力，从而杜绝细菌从裂口进入乳腺而引起感染。每次喂奶要将乳汁吸空，若婴儿吸不完，可用吸奶器吸空。不要让乳汁淤积在乳房中，这样可以减少细菌繁殖的机会。

对单纯的乳汁淤积要及时处理，如按摩、热敷和及时吸出乳汁。病情较轻时，可用仙人掌去皮和刺，捣碎成糊状外敷于硬结处。

乳头破了要及时上药，必要时停止哺乳，经治疗炎症消散后再恢复哺乳。

6. 产后腰腿痛

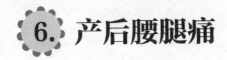

产后腰腿痛多以腰、臀和腰骶部日夜疼痛为主，部分患者伴有一侧腿痛。疼痛部位多在下肢内侧或外侧，可伴有双下肢沉重、酸软等症状。此病是因骶髂韧带劳损或骶髂关节损伤所致。主要原因如下：

❶ 产后休息不当，过早地持久站立和端坐，致使妊娠时松弛的骶髂韧带不能恢复，造成损伤。

❷ 产妇分娩过程中引起骨盆各种韧带损伤，再加上产后过早劳动和负重或弯腰照顾婴儿，增加了骶髂关节的损伤机会，引起关节囊周围组织粘连，阻碍了骶髂关节的正常运动。

❸ 产后起居不慎，闪挫腰以及腰骶部先天性疾病，如隐性椎弓裂、骶椎裂、腰椎骶化等均可诱发腰腿痛，产后会更严重。

预防腰腿痛，要多注意休息和增加营养，不要过早持久站立和端坐，更不要老弯腰或负重。避风寒、慎起居，每天坚持做产后操，能有效地预防产后腰腿痛。

7. 产后骨盆疼痛

骨盆疼痛的原因是产妇分娩时产程过长，胎儿过大，产时用力不当，姿势不正以及腰骶部受寒等，或者当骨盆某个关节有异常病变，均可造成耻骨联合分离或骶髂关节错位而发生疼痛。此外，在韧带损伤未恢复时，由于外力作用，如怀孕下蹲或睡醒后起坐过猛、过早做剧烈运动、负重远行等，均易发生耻骨联合分离。表现为下腰部疼痛，并可衍射到腹股沟内侧或大腿内侧，有时向臀部或腿后衍射。

一般来说，产后骨盆疼痛过几个月甚至 1 年左右，就会自然缓解。

如果长期不愈，可以采用推拿的方法进行治疗，并可服用一些消炎止痛药。这样既可减轻疼痛，又可促进局部炎症恢复。

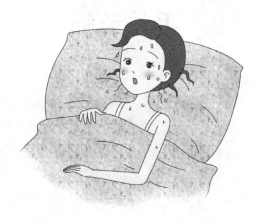

产褥期妈妈的保健

预防方法：

❤ 患有关节结核、风湿症、胃软化症的妇女应在怀孕前治愈这些疾病，然后再考虑妊娠。

❤ 产后避免过早下床，或在床上扭动腰、臀部等。

❤ 产后要多休息，少活动，但不能绝对静止不动，要适当而不要做过分剧烈的劳动或体育锻炼，如做一些伸屈大腿的练习，尽量避免腰部、臀部大幅度地运动或急剧的动作。

8. 子宫脱垂

产妇在子宫尚未复原时，过早干重活，可致子宫脱垂。病后会感到小腹下坠和腰酸，严重时子宫会从阴道脱出。

产妇要卧床多休息，不要过早下床活动和过早参加重体力劳动，不要走远路或者是跑步。

9. 手关节痛

孕妇分娩后，体内激素会发生变化，会导致关节囊及其附近的韧带出现张力下降的现象，引起关节松弛。此时如果过多地从事家务劳动，或过多地抱孩子，接触冷水，就会加重关节、肌腱、韧带负担，引起手关节痛，可能会经久不愈。

在产褥期，产妇要注意休息，不要过多做家务。要减少手指和手腕的负担，避免过早接触冷水。

新生儿喂养与护理

新生儿期是哪一个时期？"新生儿期"是指新生儿脱离母体到外界生活的适应期。在这个过程中，新生儿需要经历一系列重要的调整和复杂的变化，才能适应新环境、维持其生存和健康发育。由于新生儿各系统脏器功能发育尚未成熟，调节功能、免疫能力都非常差，体温调节功能也较差，很容易受细菌感染，所以喂养和护理必须细心、科学、合理。只有了解了这些，父母才能应对孩子在生长发育中出现的各类问题，使他健康地成长。

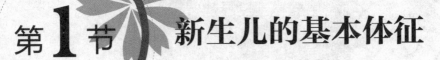

第1节 新生儿的基本体征

　　新生儿有哪些基本体征呢？在新生儿出生后，他从子宫内生活转到外界生活，环境发生了很大的变化，而且新生儿自身各系统的功能发育尚不成熟，适应能力差，抗感染的能力也弱，容易患上各种疾病。因此，妈妈必须细心、科学、合理地护理，以保证他正常的生长发育。

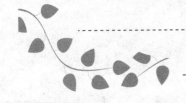

新生儿的生理特点

　　要想护理好一个新生儿是很不容易的。首先要了解他的生理特点。新生儿就是指刚刚生下来到满月这段时间的婴儿。新生儿在生理方面和我们成年人有许多不同的特点。

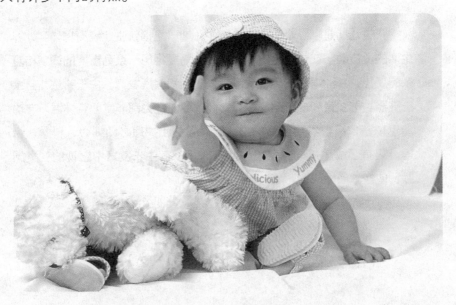

1. 体格特点

健康的新生儿，在出生后都会大声地啼哭，但是他们还没有眼泪。这时新生儿经常会做各种各样无意识的动作，吸吮能力强，充满活力。

新生儿的头占身体总长的 1/4，头围约有 33 厘米～44 厘米，前囟 2 厘米×2 厘米～2.5 厘米×2.5 厘米，后囟已闭合或尚在开放，用手指摸能辨识骨缝及头发的多少。初生时新生儿两只小手紧握，小腿略内弯，膝向外，足底扁平，指（趾）甲细长；口腔黏膜干燥，舌头短且宽；两颊内侧有隆起的脂肪垫，俗称"螳螂子"，有助于哺乳时含住奶头。

新生儿的耳骨十分软，胸围像一个圆筒，比头围小 1 厘米～2 厘米。乳房稍突起有结节。腹部鼓起，脐带脱落后形成脐窝。脊柱呈直形，还没有出现前凸和后凸的正常弯曲。骶尾略凹，四肢短小，呈外伸和屈曲姿势。

男婴阴囊的大小不一样，往往有轻度鞘膜积液；睾丸多降至阴囊内，使阴囊呈悬垂状，如果有生理性包皮是很正常的现象。

女婴小阴唇相对大些，大阴唇不能遮住小阴唇，常伴有外阴水肿。

2. 生理特征

新生儿的各个器官的发育还不是很完善，所以出生时心跳每分钟约 120～140 次。呼吸较弱且浅，每分钟可达 40~80 次，两周后会稳定下来，每分钟维持在 40 次左右。

新生儿的循环系统和成人不同，由于血液大多集中在躯干和内脏，所以四肢和皮肤的含血量很少，使得四肢温度较低，容易出现手脚冰冷、颜色青紫的情况。由于新生儿的体温调节功能尚不健全，体表面积大，皮下脂肪少，热量很容易消散，体温波动比较大。

新生儿喂养与护理

皮肤特点

新生儿的全身皮肤娇嫩且富有弹性，出生时皮肤为浅紫色，手面和脚面也是青紫色的，待血液中含氧浓度增加后，青紫就会逐渐消退转为粉红色。骶尾部和臀部常会有青色色素斑，是由于皮肤深层堆积色素细胞而形成的，长大后5～6岁时可自行消失。

新生儿的皮肤很柔嫩，局部的防御功能很弱，容易造成细菌感染，甚至可能患上危及生命的败血症，所以一定要保护好宝宝的皮肤。

脐带特点

新生儿脐带末端的残留血管与体内血管相连，一旦感染容易导致败血症甚至危及生命，父母处理时要格外注意。正常情况下，新生儿的脐带会在结扎后3～7天内干燥脱落，血管闭锁形成韧带，脐带外部伤口愈合后向内凹陷形成肚脐。

体态特点

新生儿的神经系统发育尚不完善，对外界刺激的反应弱，无法准确感知受刺激的部位。妈妈有时会发现，一旦新生儿身体的某个部位受到突然刺激时，全身都会做出相应的动作。新生儿在醒着的时候，总是四肢屈曲，双拳紧握，仿佛总是很警觉。当受到噪声刺激时，四肢会突然伸直，全身抖动。这时，不要认为是新生儿受到了惊吓，其实这是新生儿对刺激的本能反应，不用太过紧张。

由于新生儿颈、肩、胸、背部的肌肉都不发达，不足以支撑脊柱和头部，所以不宜竖着抱，抱时必须用双手把头、背、臀部几点固定好，以免拉伤新生儿的脊柱。

泌尿特点

新生儿一般在出生后12小时开始排胎便，胎便呈深绿色或黑色黏稠状。胎便是胎儿在子宫内吞入羊水中的胎脂、胎毛和肠道分泌物而形成的大便，约3～4天就能排尽。新生儿开始吃奶后，大便逐渐会变成黄色。如果新生儿在出生24小时后还没有开始排胎便，就必须立即请医生检查，看新生儿的肛门等器官是否畸形。吃母乳的宝宝大便次数会稍多些，每天4～5次，吃配方奶粉的宝宝每天大便1～2次，新生儿大便后，应予清洗下身并轻轻地抹干。

新生儿第一天的尿量为10毫升～30毫升，在出生后36小时之内排尿都是正常的。在吃奶后，尿量会有所增加，每天排尿次数可达10 次以上，每天排尿量达 100 毫升～300 毫升，满月前后可达 250 毫升～450 毫升。不要认为新生儿排尿次数多，就因此减少饮水量，尤其是在夏季温度高，如果喂水少，可能导致出现脱水症状。

当尿布湿了，应及时更换，最重要的是会阴部要勤清洗。每天早上当新生儿醒来后，妈妈要把大便；每次睡醒后，要把小便，在月子里就要养成把大小便的习惯。这样养成习惯，以后就容易护理。

排便特点

新生儿出生后 10 小时第一次排出的是胎便，黏稠，颜色通常是棕褐色或绿色的。胎便的组成成分有消化道各种分泌物、咽下的羊水和剥落的上皮细胞。如果呈绿色，那是因为混有胆汁的缘故。胎便没有臭味。出生后第 1 天排出的完全是胎便，总量可达 100 毫升～200 毫升。第 2 至第 3 天过渡到粪便，转为黄色，每天次数不等。如果新生儿 24 小时以内仍未排大便，或大便呈咖啡色和柏油样，应立即送医院检查。

新生儿出生后 3～4 天就不再排黏稠的大便，而是排吃了母乳或配方奶后经过消化的大便。大便的性状也不尽相同，同是吃母乳，有的大便黏稠、呈金黄色，有的则呈绿色，并混有白色疙瘩，夹有黏液。喂牛奶的新生儿，有的大便呈白色，有的大便呈黄色，不能说哪种大便颜色好，哪种不好，只要宝宝能正常生长，我们就没有必要担忧。

体温特点

新生儿自主调节体温的能力很差，因为他们的体温中枢神经尚未成熟，皮下脂肪薄，体表面积相对较大，所以很容易散热，一出生就要采取保暖措施，防止体温下降。新生儿的体温会随外界环境温度的变化而改变，尤其是在寒冷的冬季，室内温度应保持在 24℃～26℃。如果新生儿身体发冷，可将新生儿抱在怀里保温，还可用暖水袋放在被子外面，以新生儿手足暖和为宜。冬天在换尿布时，应先将尿布用暖水袋焐热后再给宝宝更换。

睡眠特点

一般情况下，新生儿每天需要睡20 小时左右，除了吃奶时间外，几乎全部处于睡眠状态。在某种程度

新生儿喂养与护理

上，睡眠的数量和质量决定新生儿的发育是否良好。因此，必须做好新生儿的睡眠护理工作

早期的新生儿睡眠时间相对要久一些，每天可达 20 小时以上，晚期就会稍微减少，每天在 16 ~ 18 小时。随着日龄的增加，睡眠时间会逐渐减少。早期的新生儿睡眠时间一般是不分昼夜的，而晚期的新生儿，如果妈妈有意推迟喂奶间隔时间，一次睡眠时间可长达五六个小时，晚上可比白天多睡。但是，新生儿体内的糖原储备很少，一旦延长喂奶的时间间隔，可能会导致新生儿低血糖，所以喂奶间隔时间最好不要超过 4 小时。

血液循环

新生儿出生后，胎盘血循环停止了，因此改变了胎儿右心压力高于左心的特点和血液流动的特点，卵圆孔和动脉导管从功能上的关闭到完全闭合，需要 2 ~ 3 个月的时间。

新生儿出生后的最初几天，偶尔能听到心脏里出现杂音，心率较快，每分钟可达 120 ~ 140 次，摄食、啼哭等因素都可能影响到他们的心跳。新生儿的血流分布多集中在躯干和内脏部位，因此四肢容易发冷和出现青紫。

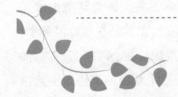

新生儿消化系统等器官的发育情况

不同时期的儿童有不同的生长发育标准。新生儿出生后，医生会马上对新生儿的体重、头围和身高进行初步的检查，记录这些数据可以为以后的发育情况做参考。

新生儿出生时的体重为 3000 克左右，头相对较大，可以看见头顶囟门表面开放而平坦，有规则地跳动。出生后的 3 个月内，宝宝的生长发育非常迅速，体重平均每天增加 25 克 ~ 30 克，身高平均每月增加 3 厘米左右，头围可增加 5 厘米 ~ 6 厘米。6 个月内的新生儿依靠母亲体内带来的免疫球蛋白，可以抵抗一些传染病，但是却无法抵抗腹泻、肺炎等非感染性疾病，在护理时一定要

注意预防感染。

为了正确合理地喂养新生儿，父母非常有必要了解这个时期新生儿消化等器官的发育情况和新生儿的特殊生理特点和营养需求，进行合理喂养。

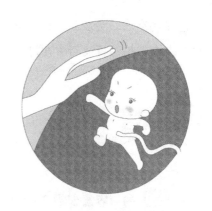

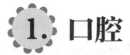 1. 口腔

新生儿足月出生时，就已经具有较好的吸吮吞咽功能。在宝宝的面颊部有着坚厚的脂肪垫，这有助于吸吮活动，早产新生儿在这方面的能力比较差。

新生儿及婴幼儿口腔内的黏膜薄嫩，血管丰富，但是唾液腺的发育还不够完善，分泌的唾液很少，口腔黏膜干燥，很容易受到损伤和感染细菌。如鹅口疮就是一种常见的

口腔感染疾病，建议妈妈在喂奶前后要洗手，保持乳房清洁。

3个月以内的新生儿，唾液中淀粉酶的含量较少，不适合喂淀粉类的食物，以免造成消化不良。在3个月后，唾液分泌量开始增加，5个月时会明显增多。由于新生儿的口底较浅，无法及时吞咽分泌的全部唾液，常常会发生生理性的流涎。

 2. 食管

食管有两个主要功能：一是推进食物和液体进入胃里；二是防止吞咽期间胃内食物反流。

新生儿和新生儿的食管呈漏斗状，黏膜纤弱，腺体缺乏，弹力组织及肌层并不发达，食管下段贲门括约肌发育也不成熟，缺乏控制能力，常常会发生胃食管反应，一般在8～10个月的时候症状会自然消失。新生儿吃奶时吞

咽过多的空气，会发生溢奶的现象，因此妈妈在新生儿吃完奶后要竖着抱10分钟左右，拍拍背让新生儿打上一个嗝，排出胃里的空气。

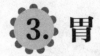 3. 胃

新生儿的胃容量仅为30毫升～60毫升，以后随着年龄的增长而逐渐增大，1～3个月的时候90毫升～150毫升，1岁时250毫升～300毫升。由于新生儿的胃容量小，所以给新生儿喂食要做到少量多次。新生儿的胃呈水平位置，至能直立行走时位置会变为垂直。由于胃平滑肌发育尚未完善，在充满液体食物后很容易扩张。贲门肌张力低，幽门括约肌发育较差，自主神经调节的能力差，所以很容易引起幽门痉挛，使新生儿出现呕吐。

新生儿的胃黏膜虽然血管丰富，但腺体和杯状细胞较少，盐酸和各种酶的分泌也比成人少，且酶活力低，所以消化功能差。新生儿的胃排空时间随着食物的种类不同而有差异，尤其是稠厚并且含凝乳块的乳汁，排空速度更慢。水的排空时间为1.5～2小时，母乳为2～3小时，牛乳为3～4小时。早产儿的胃排空速度更慢，易发生胃潴留。

4. 肠管

新生儿肠管比成人的长，一般为身长的5～7倍，这有利于消化和吸收。新生儿的肠黏膜细嫩，富有很多的血管和淋巴管，小肠绒毛发育良好，但是肌层发育得差些。肠系膜柔软而长，黏膜组织也松弛，结肠没有明显结肠带与脂肪垂，升结肠与后壁固定差，易发生肠扭转和肠套叠。由于肠壁很薄，通透性高，屏障功能就比较差，肠内毒素、消化不全的产物和过敏源等就会经肠黏膜进入体内，造成新生儿全身感染和变态反应性疾病。

5. 肝脏

年龄越小，肝脏相对越大。新生儿及婴儿的肝脏结缔组织发育得较差，但是肝细胞再生能力很强，不容易发生肝硬变，不过会受到各种不利因素的影响，如缺氧、感染、药物中毒等。这些不利因素均可使肝细胞发生肿胀、脂肪浸润、变性坏死，纤维增生而肿大，从而影响到正常生理功能。

6. 胰腺

胰腺分为内分泌和外分泌两个部分。内分泌系统分泌胰岛素以控制糖类，外分泌系统分泌胰腺液，内含各种消化酶，与胆汁及小肠的分泌物相互作用，共同参与蛋白质、脂肪及糖的消化。在婴幼儿时期，胰腺液及其消化醇的分泌极易受炎热天气和各种疾病等影响而受到抑制，导致发生消化不良的症状。

7. 肾脏

新生儿在出生后的几个月，肾小管逐渐增长后才开始具有回吸收的能力。肾小球的过滤率较低，也就是肾脏对营养物质代谢后产生的"废料"的处理能力较弱。在新生儿的肾小管长度不足时，功能也是不足的，所以排钠的能力也有限。钠的慢性潴留会引起水肿，如果再摄入过量的食盐，这些钠在体内常年积蓄将会导致成年后的高血压。所以，应特别注意控制 4 个月以内的新生儿钠盐的摄入量。

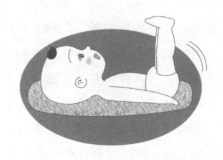

新生儿喂养与护理

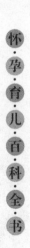
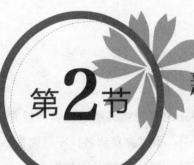

第2节 新生儿的喂养与日常保健

小宝宝来到这个世界，不但给年轻的父母带来喜悦，也给整个家庭带来了无穷的欢乐。宝宝是父母关注的焦点，宝宝的健康对他们来说特别重要。那么，怎样才能让宝宝健康成长呢？

新生的宝宝看上去是那么柔软，妈妈给宝宝洗个澡可能都要小心翼翼，那么怎样才能保持他们的清洁与健康呢？

接下来介绍如何科学养育新生儿，如新生儿的科学喂养、起居、防病方法、大动作技能训练、精细动作训练、认知能力训练、语言能力训练等。

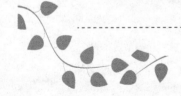

最佳开奶时间

婴儿喂养的方法有3种，即母乳喂养、人工喂养和混合喂养。其中母乳喂养是最理想的方法，最能满足婴儿的营养需要。因为母乳热量高，所含的蛋白质、脂肪、碳水化合物都符合婴儿的消化能力和营养需要；母乳内含有的大量维生素和酶（酵素），对周岁以内婴儿器官功能发育起着重要作用；母乳喂养对婴儿的心理发展也有重要的影响。

最重要的一点是，母乳内含有抗体，能增强婴儿的免疫功能。

宝宝刚一出生，第一口奶什么时候喂最合适呢？大量调查发现，新生儿出生后 10 ~ 30 分钟是一个敏感期，这个时候的新生儿吸吮反射最强，如果这段时间没有得到吸吮的体验，将会影响其以后的吸吮能力。所以，要在宝宝出生的30分钟内即给他喂上第一口奶。

1. 新生儿的第一口奶

宝宝嗷嗷待哺，可是妈妈却还没有奶，这个时候千万别急着让他用奶瓶吃配方奶。因为吸奶比吸妈妈的乳房要省力得多，宝宝一旦吃奶嘴习惯了，造成乳头混淆，很有可能会拒绝吮吸妈妈的乳头。因此，妈妈没有开奶前，可以用小勺子把冲泡好的奶粉或糖水喂给宝宝。

新生宝宝如果没有异常情况，可让宝宝俯卧在妈妈的胸腹部，同时用妈妈的乳头刺激宝宝的面颊部或口唇，一旦发现宝宝有觅食动作，立刻将乳头放入宝宝口中，让他慢慢地学会吮吸。

2. 如何使新妈妈奶水充足

新生儿出生头几天，往往吸吮的次数频繁，吸吮的时间则比较短，每隔 1 ～ 2 小时就想吃，这是因为母乳好消化，容易吸收，一般 2 ～ 3 小时就会从胃里排空。因此宝宝很快就想吃奶，妈妈就应该随时喂奶。这样按照宝宝的需求喂奶是符合他的生理特点的，同时按需喂养也能使妈妈的乳房很好地排空，不至于肿胀难受，更有利于再泌乳、保持乳汁充足。只有保证宝宝的营养供给，才有利于他的生长发育。

宝宝出生后，许多妈妈会感到自己的乳汁少，不够宝宝吃，在宝宝因吃不饱而哭闹时，会十分焦急，甚至因此失去了母乳喂养的信心和耐心，而改用配方奶喂养，这是十分可惜的。如果确实是奶水不足，可以采取以下方法促进下奶。

勤吮吸

促使母乳增多的最有效的办法就是让宝宝增加吮吸的次数。宝宝频繁有效的吮吸，能增加妈妈的泌乳反射，乳汁产生是通过泌乳反射来完成的。当新生儿吮吸乳头和乳晕时，会使妈妈脑垂体的泌乳素和催产素的分泌增加。吮吸的次数越多，泌乳素分泌就越多，乳汁产生就越多。催产素引起的是喷乳反射，喷乳反射强烈，就能使宝宝更容易、更多地吃到乳汁。宝宝吸吮的次数越多，吸吮的力量越大，喷乳反射就越强烈。因此妈妈要有信心，经常想到宝宝的可爱之处，并且相信母乳对宝宝是最好的，宝宝越吸会越有助于喷乳反射使乳汁排出。但是要注意：宝宝的嘴含住大半个乳晕，才是最有效的吮吸。

保持好心情

母乳是否充足与新妈妈的心理因素及情绪波动有密切的关系。所以，妈妈在任何情况下都不要着急，要以平和、愉快的心态面对小宝宝。家里人在这个时候也要多照顾新妈妈，多陪伴和鼓励她坚持母乳喂养。

相信自己

每个妈妈都应该相信自己，并且认为自己的奶水一定能够喂养宝宝。其实，无论女性乳房的形状怎样、大小如何，只要坚持哺乳都能制造出足够的奶水，给宝宝丰富的营养。

补充水分

新妈妈在喂奶时经常会感到口渴，这是正常的现象。建议妈妈在喂奶时也要注意给自己补充水分，多喝点儿豆浆、果汁、杏仁粉茶、猪蹄黄豆汤、原味蔬菜汤、鲫鱼汤等。这样乳汁的供给才会充足而且有营养。

充分休息

由于妈妈经常要在夜里起身喂奶好几次，晚上常常睡不好，睡眠不足也会使奶水量减少。所以新妈妈要抽空多休息，白天可以让家人帮忙照看一下宝宝，自己抓紧时间补足睡眠。或者在宝宝熟睡时一起睡下，争取有更多的睡眠时间。

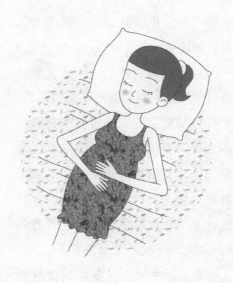

3. 尽早开奶的优势

❶ 现代医学研究表明，神经反射和激素的错综复杂的相互作用，极大地影响着母乳的产生和分泌。宝宝一出生应尽可能早地给开奶，当宝宝吸吮乳头时，一个个神经脉冲传送到母亲的大脑，大脑会迅速将脉冲送到垂体腺，激发并促使它产生、释放催乳素，随血流将催乳素送到乳房的乳腺泡细胞，促使乳汁产生。另一种脉冲送到垂体腺的后部，刺激它释放催产素，这种激素会对乳腺泡和输乳管周围肌肉细胞产生作用，促使肌肉收缩，使乳汁通过输乳管被排到乳头，供婴儿吮吸，这一过程就叫做"排乳反射"。尽早开奶会尽快启动新生命源泉的开关，使母婴都进入到良好的状态。

❷ 尽早开奶能最大限度地保护宝宝的胃肠黏膜。因为新生儿离开母体不久，在皮肤、气管、消化道甚至胃肠道等黏膜上，细菌已经开始大量繁殖。众多肠道细菌中有一种是双歧杆菌，它对婴幼儿的成长以及人的一生保健都起着很大的作用。新妈妈最初两三天的初乳，含有 7% ~ 8% 的双歧杆菌生长促进因子。尽早开奶就可以让新生儿尽量多地吮食双歧杆菌促进因子，促使其在肠道黏膜表面大量增殖，布满整个黏膜面，并在肠道中建立醋酸、醋酸盐缓冲系统，使婴儿大便酸化，抑制条件致病菌和外来致病菌的生长。

现代临床研究资料表明，母乳喂养的婴儿跟喂奶粉的婴儿比较起来，不易得消化不良、痢疾等肠道病和感冒等，他们受到的感染不仅少，而且程度也较轻，死亡率也降得很低。所以尽早开奶可以最大限度地保护婴儿的胃肠黏膜，并使他们 6 个月至 1 岁之间免受胃肠疾病的侵袭。

❸ 尽早开奶还能促进婴儿的消化功能。现代医学证明，分娩后婴儿尽早开奶，产妇乳头被婴儿吮吸，以及强劲的吸食性刺激，可以让出奶量迅速增加。一般情况下，分娩后第 2 天即可分泌出 100 毫米 ~ 150 毫升乳汁，到了第 2 周时就增加到

500毫米~600毫升。母乳不仅可增强婴儿的消化功能，还能全面增强婴儿的体质。有资料表明，尽早开奶且坚持母乳喂养，婴儿6个月后的体重能多增加1.3千克~1.6千克。

❹ 尽早开奶会增进婴儿脑细胞发育。现代医学证明，婴儿的大脑发育有两次高峰，分别出现在婴儿出生前6个月和出生后6个月。在此期间的营养状况对脑细胞的发育影响特别大。女性怀胎时的血液和分娩后的乳汁能提供胎儿、婴儿脑细胞完善发育的最好营养成分，所以尽早开奶可使婴儿一出生就能从母乳中获得完善脑细胞发育的营养成分，这是极为重要的。

❺ 尽早开奶可增强婴儿抗感染能力。现代医学研究表明，在婴儿出生后的初乳中发现有大量的抗体和免疫球蛋白，这些抗体可以有效地预防婴儿受产道细菌感染。尽早开奶可促使婴儿及时地从母体乳汁中获得足够量的抗体，从而增强抗感染能力。有资料显示，免疫球蛋白在消化道内不会被大量吸收，它能抵御一些病毒的入侵，如感冒或脊髓灰质炎病毒，或是抵御一些可能引起其他感染的细菌。因此，尽早开奶可提高婴儿的整体防御能力。

❻ 尽早开奶可强化婴儿的后天生存能力。实施母乳喂养且吃奶早的婴儿，其后天生存能力都比较强。婴儿一降生，就让他自己寻找乳头并使劲吮吸乳汁，这也是在训练新生儿的生存能力。在以后的几个月中，他都会自己练习吮吸动作。这样成长的婴儿，一般吃辅食较早，而且吃得较多，如有的宝宝在6个月左右的时候，就能独自咽食"小馄饨""汤包"等食物，甚至还能咽食黄瓜片。

❼ 尽早开奶对妈妈有好处，主要表现为加速刺激子宫的收缩。临床观察资料表明，尽早开奶，婴儿强劲、定时、周期性的吮吸既能保证婴儿自身的生活和生存的需要，又能反射性地刺激妈妈的子宫收缩，对子宫的早日复原有加速的作

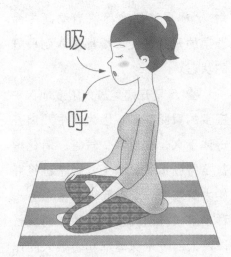

用，还能尽快排出恶露，促使妈妈体质更快地恢复，减少产后疾病的发生。

8 尽早开奶可增进亲子间的感情。妈妈在婴儿吃奶时感受到吮吸乳头的舒坦感，和婴儿对妈妈的无限依赖，使亲子感情油然而生，这也有助于促进婴儿良好情绪和智力的发育。

一般认为新生儿的眼睛没睁开，是不会有意识的，其实这是错误的。宝宝出生后，除了啼哭，小嘴也不停地蠕动，这是一种身体本能的表现，是对吸吮母乳的渴望。

所以，宝宝出生后半小时，可千万别错过母乳喂养的黄金时间！

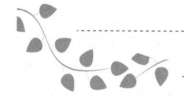

哺乳原则

1. 正确的哺乳方法

掌握正确的喂奶技巧

妈妈在哺乳的过程中，要尽量放松，选在宝宝安静的时候。妈妈坐在低凳上或床边上，如果位置较高可把一只脚放在一个脚踏上，或身体靠在椅子上，膝上放一个枕头抬高宝宝的头；把宝宝放在腿上，头枕着妈妈的胳膊，妈妈则用手臂托着他的后背和屁股，让婴儿的脸和胸脯靠近自己，下颌紧贴着乳房；然后妈妈用手掌托起乳房，先用乳头慢慢地刺激宝宝口周皮肤，待宝

宝一张嘴，立即把乳头和乳晕一起送入宝宝的嘴里，让宝宝充分含住乳头及乳晕的大部分。这一点非常重要，否则光靠叼住奶头吮吸，宝宝是吃不到乳汁的。宝宝为得到乳汁会使劲地去吮吸乳头，开始妈妈会感到有些疼痛，乳头也容易被宝宝吮破。如果引起乳腺炎就会使母乳喂养难以顺利进行。妈妈应一边喂一边用手指按压乳房，既便于宝宝吮吸，又可避免乳房堵住婴儿的鼻子。

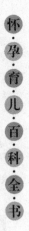
分娩后尽早给宝宝开奶

根据世界卫生组织和联合国儿童基金会的新规定，产后 30 分钟要尽可能早给宝宝开奶。新生儿要与妈妈同室同床，以便及时方便地按需喂养，使宝宝得到最珍贵的初乳。虽然妈妈在产后身心疲惫，乳房可能也并没有膨胀，但一定要及早让宝宝吮吸乳头，以免失去最佳时机。

随时给宝宝喂母乳

开始的时候，没必要精确规定喂母乳的次数、间隔时间和喂奶量，而是应该每当宝宝啼哭或觉得该喂了就抱起喂母乳，宝宝能吃多少就吃多少，这样可以使妈妈体内的泌乳素分泌增多，从而增加泌乳量，并且还可预防乳腺炎的发生。妈妈身体虚弱或伤口疼痛时，可以采用侧卧位喂奶，但是我们不主张躺着给宝宝喂奶，因为这样会影响宝宝下颌发育，日后可能会引起畸形。

孕前积极进行乳房保养

从怀孕第 5 个月开始，孕妇就应该经常用香皂和清水擦洗乳头、乳晕，并涂上一层油脂，使乳房皮肤逐渐坚韧；还可以用热毛巾敷盖乳房并轻轻按住，然后用指腹在乳房周围以画圈方式进行按摩；要戴宽松的胸罩，防止胸罩过紧使乳腺发育不良，还可以避免胸罩上的纤毛阻塞乳腺管；乳房内陷或乳头扁平的孕妇要及早向医生请教矫正的有效方法。

科学合理地摄取丰富的营养

为了让乳汁分泌旺盛并营养成分优良，使宝宝能吃上营养丰富的奶水，妈妈食物中的热量及营养元素需要增加。建议每日应多吃几餐，以 4 ~ 5 餐较为适合；平时要多喝一些能催乳的汤类，如鲫鱼汤、排骨汤、鸡汤、猪蹄汤、豆腐汤、青菜汤等；在两餐之间最好多饮水或果汁饮料等。如果一旦出现少奶或无奶的现象，千万不要轻言放弃，应及时向医生咨询，请他们推荐一些催乳特餐或药膳。

对于哺乳期的妈妈而言，并不是进食得越多就越好，因为在坐月子时卧床时间多导致活动量减少，如果摄入太多高热量或肥甘的食物，不但不会增加泌乳量，反而会因造成胃肠不适而使乳汁减少。

2. 母乳喂养五大技巧

保证母乳喂养的顺利成功，不仅要学习喂养姿势，还必须学会一些必要的母乳喂养技巧。

用乳头挠弄宝宝的嘴唇

当母婴都处在非常舒适的体位时，妈妈就可以用乳头轻轻碰触宝宝的嘴唇，等婴儿小嘴完全张开到像打呵欠那样大时为止。

嘴和乳头衔接

一旦宝宝大大地张开了小嘴，就让婴儿向妈妈靠近。妈妈不要将自己的乳头去接近宝宝的小嘴，更不要用力将宝宝的头部推向乳头。

嘴和乳头衔接的检查

婴儿的嘴唇衔接乳头时正确的表现是向外凸出（就像鱼嘴一样），而不是向口腔内回缩。妈妈还要牵拉婴儿的下唇检查他有没有吸吮下唇和舌头。

给宝宝留下足够的呼吸空间

宝宝衔接乳头后，如果乳房堵住了宝宝的鼻孔，妈妈用手指轻轻地向下压迫乳房就能让宝宝呼吸畅通，还可以轻轻地抬高宝宝。

终止吸吮

如果宝宝吸完奶仍不肯松开嘴，使劲拉开会导致乳头损伤。首先应该终止婴儿的吸吮，妈妈可以用手指非常小心地插入宝宝的口角让少量空气进入，并迅速地将手指放入宝宝上、下牙槽突龈缘组织之间，直到宝宝松开为止。

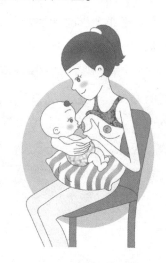

新生儿喂养与护理

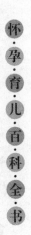 **3. 新生儿母乳喂养五大"忌"**

忌丢弃初乳

何谓初乳？初乳是产妇分娩后1周内分泌的乳汁，颜色呈淡黄色、黏稠。初乳中含有蛋白质，营养非常丰富。初乳分泌量虽然少，但对正常新生儿来说是足够的。

初乳中含有婴儿所需的全部营养，有助促进宝宝生长的作用。此外，还含有大量的抗体和白细胞，可以让新生儿免受细菌和病毒的侵扰，可抵抗各种疾病。初乳还含有新生儿必不可少的铁、铜、锌等微量元素，其中锌是各种细胞、器官的组成成分之一。初乳除具有营养和免疫的双重作用外，还能帮助新生儿排出体内的胎粪、清洁肠道。据相关资料显示，新生儿最初1个小时如能吃到初乳，能大大降低新生儿的死亡率。

初乳一定要喂，有些妈妈不知道初乳的好处，认为初乳量少，而且颜色也不好，就弃之不用，这是错误的。因此，就算是母乳很少或者不准备进行母乳喂养的母亲，也一定要把初乳喂给新生儿。

忌哺乳前喂养

在母亲第一次喂母乳前，有的家长会用奶瓶给新生儿喂点儿糖水或配方奶，称之为"哺乳前喂养"。这样做是不对的，这样会使新生儿产生"乳头错觉"（奶瓶的奶嘴比母亲的奶头容易吸吮）。另外，因为用奶粉冲制的奶比母乳甜，一旦婴儿认准了奶粉，就可能不再爱吃妈妈的奶了，造成母乳喂养失败。如果新生儿得不到具有抗感染作用的初乳，而人工喂养又极易受细菌或病毒污染，便经常易出现腹泻。

新生儿减少对母乳的吮吸后，一些母亲会因此产生错觉，认为自己奶水不够，从而形成心理压力。一旦新生儿抵制母乳，母亲很容易产生失落感和挫败感，且新生儿不愿吃母乳，母亲易发生奶胀和乳腺炎。

忌轻易放弃哺乳

母乳是母婴之间的血脉纽带。母乳的好处人们都知道，妈妈也都清楚母乳喂养对孩子发育的重要作用。

新生儿如果拒绝母乳，首先可能

是患病了。如果新生儿除了拒绝吃奶外，还伴有呕吐、腹泻、出黄疸、痉挛等症状，必须马上将他带到医院就诊。

其次，可能是新生儿的鼻腔或口腔有问题，如新生儿感冒引起的鼻塞，或口腔内患鹅口疮。遇到这种情况时，首先应该疏通鼻腔和治疗鹅口疮，治疗鹅口疮可用制霉菌素或甲紫（龙胆紫）涂在小儿口腔内，每天3次。

再次，可能是因为新生儿吸乳能力差。体重低于1800克的新生儿，由于吮吸困难也会导致拒绝母乳。这时可以将挤出来的奶用杯子和匙喂给新生儿，直到新生儿吮吸能力增强为止。

最后，有可能是新生儿和母亲分开生活过。新生儿出生后，由于各种原因迫使母婴分开一段时间，也会出现新生儿拒绝母乳的现象。这时，就需要妈妈用耐心和爱心，根据宝宝的脾性，尝试在各个时间段、各种环境中唤起孩子对母乳的渴望。

忌喂奶时间过长

正常新生儿哺乳时间是每侧乳房10分钟，两侧20分钟就足够了。从一侧乳房喂奶10分钟来看，最初2分钟内新生儿可吃到总奶量的50%，最初4分钟内可吃到总奶量的80%～90%，以后的6分钟几乎吃不了多少奶。

尽管一侧的喂奶时间仅需4分钟，但后面的6分钟也是非常必要的。通过新生儿的频繁吮吮可以刺激泌乳素释放，以增加下一次的乳汁分泌量，而且可以增加母婴之间的感情。从心理学的角度来看，它还能满足新生儿在口欲期口唇吮吮的需求。

忌生气时哺乳

人在生气时，交感神经系统兴奋，使其末梢释放出大量的去甲肾上腺素，同时肾上腺髓质也会过量分泌肾上腺素。这两种物质在人体分泌过多，就会使人出现心跳加快、血管收缩、血压升高等症状，危害身体健康。母亲经常性地生气发怒后，体内同样会分泌出这类有害物质，并且使乳汁也受到影响。若"有毒"乳汁经常被婴儿吸入，就会影响宝宝的心、肝、脾、肾等重要脏器的功能，使宝宝的抗病能力下降，消化功能减退，生长发育迟滞。严重的还会使宝宝中毒而长疖疮，甚至发生各种病变。

新生儿喂养与护理

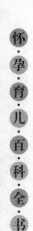

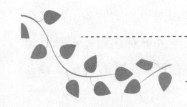

宝宝吐奶怎么办

有过母乳喂养经验的妈妈都知道，婴儿吃完奶后常常会吐奶。一不小心就吐得满床都是或者吐妈妈一身，有时吐出的甚至是已开始发酵的酸臭奶液。可是仔细观察婴儿，好像并没有什么病症。那么，吐奶现象是如何发生的呢？

刚出生的婴儿，头3个月胃的容量是很小的，胃部肌肉也很薄弱，支配胃部的神经调节功能发育都不成熟，加上胃上端的贲门部位的闭锁能力还较弱，所以婴儿吃饱奶后，常常会向口里回奶，尽管看起来像吐奶，这其实是溢奶。

我们知道，婴儿在吸吮母乳时，往往会同时吸进许多空气。哺乳完以后，当婴儿身体移动或被翻动（如给他洗澡或换尿布）时，吸进胃中的空气会上升，然后从气管里跑出来。由于婴儿胃部的肌肉控制力较弱，吃过的尚未消化完的奶会随着空气一起吐出来，这就是所谓的"吐奶"现象。这种现象是婴儿早期的正常现象，不是病症，对婴儿的营养和生长发育不会有什么影响，所

以父母不必因此太过担忧。

如何避免吐奶现象呢？其实只要母亲在哺喂时将婴儿的头部稍微抬高，在哺喂后把婴儿贴胸竖起来抱一会儿，轻轻拍打婴儿的后背，使他胃中的空气跑出来，半个小时内尽量不要翻动婴儿或给他洗澡，就可以很轻易地避免吐奶。婴儿长到三四个月后，随着胃肌肉功能和神经调节功能的逐步加强，这种现象便自然而然地不会发生了。

喂养配方奶的婴儿要特别注意，因为奶瓶橡胶乳头开口较大则易使婴儿吸入空气，这也就是喂养配方

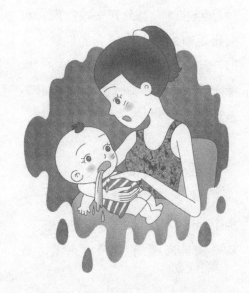

奶的婴儿更容易吐奶的原因；另外奶瓶中也会存有一定的空气，婴儿吸奶时不可避免地会吸进比母乳喂养时更多的空气，所以吃完配方奶后婴儿身体稍一翻动就会出现吐奶，尤其是早产儿，由于胃部括约肌发育还不完全，对上涌的乳液控制能力较弱，吐奶会更厉害。

1. 吐奶的处理方法

当宝宝发生轻微的吐奶时，一般来说他自己会调适呼吸及吞咽的动作，所以不会造成吸入气管的危险，所以父母只要密切观察他的呼吸状况及肤色就可以了。可是当发现宝宝有大量呕吐的情形发生时，就会造成呼吸困难，如皮肤发暗，父母就要采取一定的措施了。

❶ 用手帕、毛巾卷在手指上伸入宝宝的口腔内，甚至咽喉处，将吐、溢出的奶水食物快速地清理出来，以保持上呼吸道的顺畅，免得阻碍呼吸。此时，清除口腔要比鼻腔重要，所以照顾宝宝的家长身边要随时配置小手帕、小毛巾，以备急需，鼻孔则可用小棉花棒来清理。

❷ 如果宝宝在平躺时发生呕吐，应先迅速将宝宝的脸转向一边，

以免吐出物因重力而向后流入咽喉及气管。

❸ 如果发现宝宝出现憋气、不呼吸或脸色变暗时，就表示吐出物很可能已进入气管了，此时要马上让他俯卧在大人膝上或床上（硬质床），用力拍打其背部四五次，使其把奶和食物咳出。

❹ 如果上面的步骤都做了，宝宝还无反应，那就应立刻用力掐或捏其脚底板，使宝宝因感觉疼痛而哭泣（呼吸），此时最重要的是让宝宝吸气，使氧气能及早进入肺部，以免缺氧。

如果呛奶后宝宝呼吸很顺畅，也不表示就没有问题，最好还是想办法让他再用力哭泣一下，以此观察其哭泣时的吸气及吐气动作，如果

新生儿喂养与护理

285

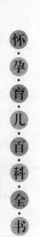

出现任何异常，如声音、变调、微弱，吸气困难，严重凹胸等，要迅速送到医院治疗。若宝宝哭声洪亮、底气十足、脸色红润，则表示一时并无大碍，可再观察一阵子。

2. 防止吐奶的技巧

宝宝在 3 ~ 4 个月大后，不仅可以很好地掌握吸吮技巧，而且贲门的收缩功能也已发育成熟，所以吐奶的次数也就会越来越少了。而在此之前，每次喂奶后妈妈都要帮助孩子拍嗝。

方法很简单，首先把孩子竖着抱起，然后轻轻拍打后背 5 分钟以上，如果孩子还是不能打嗝的话，可以用手掌按摩孩子的后背。

还可以支起孩子的下巴，让宝宝在自己的腿上坐起来，然后再轻拍后背。因为孩子坐着的时候，胃部入口是朝上的，会很容易打嗝。

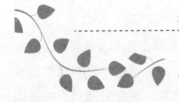

舒服的睡姿

不少年轻父母喜欢让宝宝趴着睡觉，希望利用睡姿使其头部长成椭圆状。医学临床观察确实发现，在颅骨缝尚未关闭定型前，不同的睡姿会对未来颜面和头颅的生长有所影响。

除了宝宝的外观，父母所关心的还有睡姿对健康及智力方面的影响。

事实上，无论是仰睡或是趴睡，从健康角度来看，都不会对宝宝的健康有什么影响。

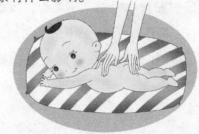

1. 趴睡

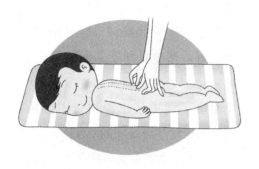

很多妈妈不知道，宝宝趴睡时更有安全感，容易睡得熟，不容易被惊醒，从而有利于宝宝神经系统的发育。这是源于胎儿在母亲的子宫内就是腹部朝内、背部朝外的蜷曲姿势，这种姿势是人类最自然的自我保护姿势。

同时，趴睡还能使宝宝抬头挺胸，锻炼颈部、胸部、背部及四肢等较大的肌肉群，促进宝宝肌肉张力的增强。趴睡还能防止因胃部食物倒流到食管及口中引发的呕吐及窒息，使宝宝不会胀气。

但是，对于趴睡，妈妈需要注意以下几点：

❤ 患先天性心脏病、先天性喘鸣、肺炎、感冒咳嗽时痰多、脑性麻痹的宝宝，以及某些病态腹胀的宝宝，还有患先天肥大性幽门狭窄、十二指肠阻塞、先天性巨结肠症、胎便阻塞、坏死性肠炎、肠套叠和其他如腹水、血液肿瘤、肾脏疾病及腹部有肿块等疾病的宝宝，都不适合趴睡。

❷ 患胃食管逆流、阻塞性呼吸道异常、斜颈等的宝宝，可以尝试趴睡，以帮助缓解病情。下巴小、舌头大、呕吐情形严重的宝宝，必须采取趴睡。

此外，还有一种情况需要特别注意，宝宝有痰容易引起呕吐，一旦有呕吐，就要让婴儿趴下，使食物流出，才可再躺下，否则容易引起窒息。

❸ 注意宝宝的睡眠环境，一般认为，婴儿在两三个月时对头部的控制还不是很好。若头部的周围有比较柔软的东西（例如，棉被、枕头、玩具等），趴睡会更容易遮住或压住宝宝鼻孔引起窒息。所以宝宝的床铺不能过软，周围也不可以放置任何毛巾或玩具，以免发生意外。

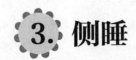

2. 仰睡

仰睡可以使宝宝的肌肉放松，对心、肺、胃肠和膀胱等全身脏器不会形成压迫感，还便于家长直接观察到宝宝睡觉时的脸部情况。

仰睡也不是没有危险性。有些新生儿仰睡，会使得已放松的舌根后坠，从而阻塞呼吸道，出现呼吸困难的现象。另外，新生儿的胃都是水平的，喝奶时也会吸入一些空气，胃部空气要排出来，往往会溢奶。仰卧的宝宝发生溢奶现象很危险，呕吐物很可能回呛而阻塞呼吸道，甚至吸入肺部。所以建议家长每次宝宝喝完奶都应该轻轻拍打他的背部，帮助他排出胃部空气，然后才可以让宝宝趴在大人肩上睡一小会儿，促进奶水更快进入小肠，减少胃食管逆流造成的呕吐。

白天午睡或有大人照顾时，宝宝可以仰着睡或趴着睡。而晚上睡觉时，最好让宝宝仰着睡。婴儿房要保持适当的温度、湿度，光线也要柔和，这样宝宝才会睡得香甜。

3. 侧睡

现在许多医生都提倡宝宝侧睡。对消化道未发育健全、吃奶后容易溢奶的宝宝来说，侧睡可以很好地避免溢出的呕吐物进入呼吸道引起窒息。此外，侧睡时脊柱略微弯曲，肩膀前倾，两腿弯曲，双臂自然摆放，全身肌肉处于松弛状态，血液循环畅通，宝宝睡得安稳。

宝宝和成人一样，向右侧卧睡比向左侧卧睡更好，因为左侧卧心脏受到一定程度的压迫，常会使人感觉到自己的心跳，导致难以入睡。右侧卧不但不会压迫心脏，位于右上腹部的肝脏也能得到较多的血液，帮助宝宝胃中的食物向十二指肠运送，使消化功能得到充分发挥。

不过侧睡需要注意的是，宝宝的枕头不可太柔软，以免头部陷入枕头，堵塞鼻子。另外，长期朝同一个方向侧睡，可能会使宝宝头部及脸部左右形状产生大小不对称。所以要让宝宝采取不同的睡觉姿势。

近年来，经常会发生婴儿猝死症。婴儿猝死症是指婴儿突然且无法预期的死亡，多发生在宝宝睡觉时，而且2～4个月大的宝宝最容易发生婴儿猝死症。气温太高或天气冷时，婴儿裹着厚重的棉被也易造成婴儿猝死。

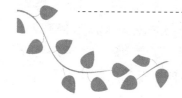

给宝宝准备好安全、舒适的环境

要想保证宝宝有良好充足的睡眠时间，父母或照顾者要让宝宝建立良好且规律的作息习惯，除了本身以身作则，还可借助轻松安适的睡眠环境帮忙，比如柔和的灯光、轻柔的音乐。如果遇到宝宝夜间睡不安稳，就可以试着分析上述的原因，相信大部分的情况在对症处理后，会让宝宝有一夜良好的睡眠。

宝宝在夜里睡不安稳，如果是偶尔或短期的，一般不会影响宝宝的成长发育，当这种情形长时间发生，如持续数周或1个月以上，则会影响宝宝的生长发育。因为夜里是宝宝生长的最佳时间，生长激素在夜间的分泌要比白天旺盛得多，若宝宝不得安眠，势必影响身高、体重的发育，甚至影响日间的活动及发展。

由新生儿床和卧具不安全而引起的意外实在屡见不鲜，如因为床垫不适而造成新生儿发生的意外。下面是一些为新生儿提供安适就寝环境的提议：

❶ 查看一下新生儿床的围栏，保证围栏的间隔不小于6厘米。要是围栏间隔过大，新生儿的头部就有可能被卡在两条围栏之间，发生

危险。

②要保证床垫适于新生儿的尺寸。太小的床垫会使床沿呈现空隙，容易造成新生儿被困。所以要仔细检查床与床垫的间隙，具体方法是把床垫推到床的一端，检查剩下的空位是否超过4厘米，要是在床垫和床沿之间能放下两个手指头，这就说明床垫太小，容易使新生儿的头和脚受伤。

③定期检查新生儿床垫的支架体系，任何不在正确位置的挂钩必须修理或改换，支持床垫的挂钩和床板应有保险夹，镶嵌在凹槽里。

④确保床沿和床周边情况的稳妥与安好，吊带要确保安适，确保没有长的绳带，以免被新生儿嚼到或环绕新生儿的颈部。同时，还要仔细检查玩具、橡皮奶头和其他卧具。

⑤床单尽可能铺平，将床单边牢牢地塞在床垫下，以防止其堵塞新生儿的呼吸。为避免床罩或床单环绕新生儿的颈部而致新生儿窒息，一定不要使用塑料床罩或防水床单。床单和毯子应能充分塞进床垫下，而被褥却不要塞得太紧，否则会限

定婴儿的自由活动。

4～5个月的宝宝在能爬动时，要把床边的玩具等移开，不要把玩具系在栏杆之间或挂在床的上方。稍大一点儿的宝宝爬行时，很容易被悬吊的绳子环绕颈部而造成伤害。

⑥为宝宝的婴儿床选择一个合适的位置。既不要把它放在有窗帘、布料垂下绳线的地方，也不要放在窗户下面，否则宝宝就可能会爬出婴儿床，用手或脚去抓这些东西。要考虑到一旦宝宝爬出去会产生什么后果，所以婴儿床应该放在合适的地方。

⑦四周的环境应无绒毛等污染物。若宝宝易患呼吸道过敏症的话，

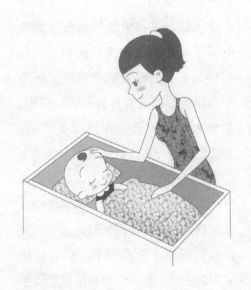

要使用一些不容易引起过敏的床垫和被褥，防止将沾满绒毛、尘埃和头发的玩具放在宝宝的床上，特别是动物形状的绒毛玩具，这些物品不仅会导致过敏症，还会阻塞宝宝的呼吸道。

❽ 宝宝在婴儿车里睡觉时，同样要保持警觉。婴儿车上的垫子质量要好，要按期清洁婴儿车上的床垫，清除尘埃和过敏性物质。此外，不要在婴儿车里塞满玩具和枕头。

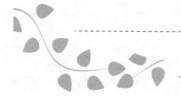

怎样包裹新生儿

刚出生不久的新生儿，家长都会用包被将其包起来。准备一床薄薄的包被是有必要的，新生儿出生后神经系统发育不完善，尤其是神经髓鞘尚未形成，当受到外来声音、摇动等刺激后容易发生全身反应，从而受到"惊吓"，影响正常睡眠。另外，新生儿一个人睡觉，盖上被子也会感觉到冷，不保暖会使他睡眠不沉或经常哭闹。

新生儿身体柔软，不能抬头，想抱起来很不容易，尤其是在喂奶时，很不方便。因此，用一床包被将新生儿包起来，既可使新生儿感到温暖并产生安全感，又方便母亲抱起来喂奶。因此，正确使用包被是非常重要的。

 ## "蜡烛包" 与 "罗圈腿"

"蜡烛包"能不能预防罗圈腿呢？我们知道，刚出生的新生儿双腿并非像大人那样总是伸得很直，而是一直弯曲着，采用"蜡烛包"的方法会把新生儿包得相当严实，手脚都不能动，不利于他的运动功能发育。当他自由地躺在床上时，小手小脚就会胡乱地踢着舞着。其实当他还在母腹中时，就已经开始了这种快乐的运动，而一出生就被包裹起来，会使他感到相当难受。

罗圈腿是一种佝偻病，病因是体内缺乏维生素 D。由于缺乏维生素 D，使婴儿体内钙的吸收不良，造成骨骼钙化不好，就出现了腿变形。因此，认为"蜡烛包"加带子可以防止佝偻病（"罗圈腿"）的说法显然是不科学的。"蜡烛包"不仅限制了婴儿肢体的自由活动，影响他的正常发育，还容易造成脐部、皮肤感染，而且还有一个更大的危险，就是可能诱发髋关节脱位。这是一

个需要石膏固定才能治疗的外科疾病，会给 3 岁以下的宝宝带来许多痛苦。

宝宝出生时髋关节的发育不够成熟，出生后在自然状态下，下肢像青蛙腿一样屈髋外展外旋，这样股骨头就恰好处于髋臼中心。随着宝宝肢体活动的增多，股骨头刺激髋臼进一步发育，髋关节脱位就不容易发生。如果用"蜡烛包"方法裹扎新生儿，强行让宝宝将下肢伸直、并拢，这时股骨头就正对着髋臼外上方的发育不成熟的位置。当宝宝大腿的肌肉纵向收缩时，就可能将股骨头拉到髋臼的外上方，造成髋关节脱位。这样对宝宝的身体是有危害的。

2. 正确的包裹方法

怎样包裹宝宝才正确呢？宝宝除了吃奶外，一天的绝大多数时间都在睡觉，睡觉时间约为 20 小时，睡觉时间会随着月龄的增加而逐渐缩短。因此不能说裹得那么紧的"蜡烛包"就会带给宝宝安静的睡眠。

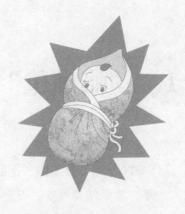

正确的包裹方法，应该让宝宝的双腿叉开，处于像青蛙腿那样（髋外展外旋）的自然姿势，或者用髋外展尿不湿包上后，为了防止宝宝受凉，外面还可以松松地裹上毛毯等。这样不仅不会束缚他的自由发展，而且能治愈一部分轻度先天性髋关节脱位的病儿。只有采用正确的方法，才能使宝宝健康并具形体美。

使用合适的包被很重要，比如在市场上购买的睡袋宽松而且柔软，睡袋的下方开口，便于换尿布，而且保暖性能好。白天可以给宝宝穿上内衣、薄棉袄或线衣，再盖上一层小棉被就可以了。特别容易惊醒的宝宝，可以用包被将他包裹起来，但不可太紧，以免影响睡眠。

宝宝同成人一样渴望自由且不加约束地发展自己，愿父母和祖父母能体谅宝宝，让他的四肢可以自由地活动，这对孩子的身心发展，防止髋关节脱位等都有好处。

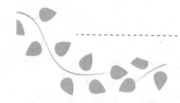

新生儿的生活规律

1. 新生儿的心理特点

新生儿刚刚出生，有心理活动吗？研究证实，新生儿确实存在心理活动。

新生儿出生后，除一般神经性或反射性行为（如觅食反射、拥抱反射、吸吮反射等）外，还有对周围环境的适应能力。新生儿自出生后，就有因环境刺激而视觉固定的能力，特别对人脸感兴趣，所以新生儿会对睁开眼睛见到的第一个人相当的亲切。

新生儿对环境变化所产生的反应行为，被称为"适应反应"。当一种新的刺激抵达新生儿听、视及其

新生儿喂养与护理

他感觉系统时，他会变得极为警觉，此时将伴有一些举动，如头可向刺激方向转动，并伴有心率加快等生理方面的反应。当对这种刺激逐渐适应时，心率也会随之减慢。

新生儿的心理现象的发生与发展都是极为迅速的。婴儿在出生后1个月内，只有两种反应：一种是获得满足与舒适感后的愉快情绪；另一种是饥饿、寒冷、尿布潮湿等所引起的不满情绪。3个月的新生儿就开始有情绪反应，如欲求、喜悦、厌恶、愤怒、惊恐、烦闷等。因此，父母要准确把握新生儿的心理特点，以便更好地与宝宝沟通，更好地培养宝宝的反应能力，而且能够融洽亲子关系。

2. 新生儿的生活规律

新生儿的吃、喝

对于大多数新生儿来说，在出生后3~6小时即开始哺喂。如果母亲没有母乳，也可以先给新生儿喂5%~10%的葡萄糖水20毫升~30毫升；如新生儿不会呛着，每2个半小时到3小时喂30毫升配方奶，一昼夜可以喂7~8次；每隔2~3天，每次增加奶量5毫升~10毫升（也可依新生儿胃口而增减）。奶瓶的温度最好与大人手背、面颊的皮肤温度相当。在喂奶前，用奶瓶碰下自己的脸颊，感觉温度适宜后再给新生儿喂奶，以防奶热烫伤新生儿。用奶瓶喂时，奶嘴孔不要太大，太大的孔会使新生儿在吸奶时吸进过多的空气，发生溢乳、呛奶或奶后呕吐。2~3天后母亲奶汁开始充足，刚下来的初乳一定别浪费，这是高质量的天然食品。妈妈擦洗干净乳头后，轻轻挤出少许乳汁喂给新生儿，就可开始喂母乳了。应在新生儿吸干一侧后，再换另一侧。吸吮时间达到5~8分钟后新生儿就大致饱了。

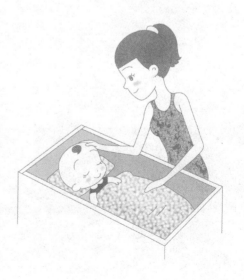

新生儿的哭和睡

新生儿是在洪亮、有力的哭声中降临到这个世界的。哭声是他与世界的交流方式。他靠哭倾诉着饿了、拉了、尿了、热了、冷了……如果新生儿在排除了吃喝拉撒等方面的问题后，仍然不停地哭，且哭声像是在尖叫，哭声突发而且发直，或者哭声沙哑，几乎不成声，或者哭声低微，有以上一种或几种状况存在，就说明这个新生儿肯定生病了，需要送到医院就诊。

新生儿除了吃、喝、尿、拉以外的时间则是安稳地睡眠，一天可以睡 20 小时左右。不要长时间抱着睡，外界声音只要不是太大就可以，也不用特意去遮光，但需要给新生儿创建一个干净、舒适、温度

新生儿的大小便

一般新生儿在第一天就会排便，所拉的大便叫胎粪，墨绿色，一天会拉 3～4 次；次日则可见到带有乳块的过渡大便；第 3 天为黄稀软便，每天 3～5 次不等。如到第 3～4 天仍没有胎粪，就不正常了，原因可能是奶量摄入太少，或是新生儿因早产造成排粪能力差，或是消化道畸形，还有可能是甲状腺功能低下等。这时应该咨询专业医生或送医院查看。新生儿出生后就有尿，尿为无色，不染尿布，无味，每日 6～8 次不等，如无尿、少尿、尿味重，就必须及早就医。

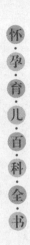

适宜的环境。

新生儿一日之内90%的时间处于睡眠，睡醒的时间总共才2～4小时，新生儿不断地进行着睡眠——睡醒的周期，每30～60分钟循环一次。

这个周期包括6个状态：深睡、浅睡、瞌睡、安静觉醒、活动觉醒及哭。

当新生儿觉醒不哭时，他会在一定的规律下运动，大致规律为约1分25秒完全没有活动，紧跟着会突然运动，每12分钟重复发生着活动——安静周期。

科学家对新生儿看上去似乎漫无目的运动产生浓厚了的兴趣，正进行着不懈的努力，以揭示其中的奥秘。最近的研究成果告诉我们，新生儿的运动不是随意和无意义的。

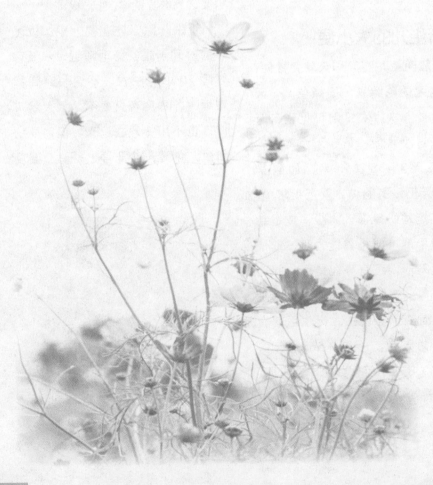

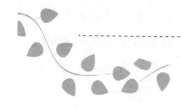

给新生儿洗澡的学问

给新生儿洗澡是新手妈妈的一件大事。水温、准备物品、洗澡的顺序与方法等，以及洗完后如何给宝宝抚触让他可以舒服地入睡，都是妈妈要关注的问题。原来洗澡也是个"大学问"！

小宝宝是很喜欢洗澡的，当把他放在水里，从他不停地踢水时脸上喜悦的表情就看得出来。和宝宝一起分享沐浴的快乐，同样是妈妈不可多得的幸福时刻。

给新生儿洗澡时的护理

❶ 宝宝的头发柔顺细软，肌肤娇嫩且薄，在给宝宝洗澡时要选用柔和无刺激的婴儿洗发精和沐浴露。洗头时应使用"无泪配方"的洗发精以防刺激宝宝的眼睛。

❷ 往洗澡盆里倒水时应先倒冷水，再加热水，避免把宝宝烫伤。如果没有水温计，大人可以把手和腕部放进去试试水温。水也不要放得太多，一般的澡盆水放到 8 厘米~10

厘米就可以了。

❸ 洗澡前先把宝宝放在大浴巾上，慢慢地脱去宝宝的衣服，用左臂夹住宝宝的身体并用左手掌托稳头部，使宝宝正面向上。用左手拇指及食指轻轻夹住宝宝的耳孔，防止水流入。右手抹上婴儿洗发精柔和地按摩宝宝头部，然后冲洗干净并抹干宝宝头部的水。要注意千万不要把洗发精直接涂在宝宝的头上，更不要用力按压宝宝头部中央柔软的部位。

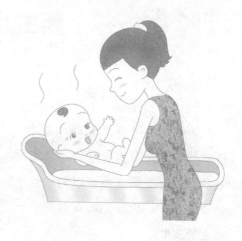

❹ 给宝宝洗身子时最好选用中性婴儿沐浴露，或者注入数滴婴儿润肤油，可以预防宝宝皮肤干燥或者脱皮现象，保护宝宝皮肤中天然的酸性保护层。

❺ 去掉裹住宝宝的浴巾，让宝宝靠在左手臂，并握住宝宝的左臂，同时将右手插入宝宝的右腿下面，并握住他的左腿，轻轻地把宝宝放入浴盆，让肩部露出水面，下半身浸入水中，采取半躺半坐的姿势，让宝宝全身放松。先轻轻清洗他的双手、肩膀，然后是前胸和腿。左手用软毛巾轻擦宝宝肌肤，特别是皱褶处，如颈部、腋下、腹股沟，

要彻底洗掉原来涂抹的爽身粉，以免残留的爽身粉堵塞宝宝的毛孔引起毛囊炎。最后用清水给宝宝彻底冲一遍。

❻ 保持愉悦的心情。在整个沐浴过程中，妈妈要用温柔的语气和宝宝说说话，这样会让宝宝觉得洗澡是一种乐趣，他以后就不会抵触洗澡了。注意洗澡的动作一定要轻柔，不要过分用力。

洗完后将宝宝从浴盆中抱出，放在干爽、柔软的浴巾上，用毛巾轻柔地擦干宝宝的全身，尤其注意擦干皮肤的皱褶处。

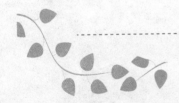

新生儿皮肤护理的特点

新生儿的肌肤非常娇嫩柔软，抵抗能力比较差，同其他器官组织一样，结构尚未发育完全，不具备成人皮肤的许多功能。很多妈妈对于宝宝的皮肤缺乏了解，甚至以为和大人没有多大区别，结果使宝宝受到很多不必要的伤害。因此妈妈在照料时一定要十分细心，稍有不慎，便会伤害到宝宝的皮肤。

1. 皮肤薄容易因摩擦受损

婴儿的皮肤厚度仅有成人皮肤的 1/10，表皮是单层细胞，而不是成人那样的多层细胞；真皮中胶原纤维很少，因而缺乏弹性，很容易被外物渗透和摩擦受损。

护理要点：

尿布及贴身衣物应是棉质的，而且要柔软吸水，每次用后都要用弱碱性婴儿皂清洗干净，然后在太阳下晒干；沐浴后用细腻无杂质的婴儿爽身粉涂满全身，尤其是皱褶处更要多涂，爽身粉可以有效地吸湿，减少摩擦，预防痱子和尿布疹。

2. 皮肤面积与体重之间的比例远远大于成人

婴儿皮肤的平均表面积是 2500 平方厘米，平均体重是 5000 克，比例为 1：500；而成人皮肤的平均表面积是 18000 平方厘米，平均体重约 65 千克，两者之比仅约为 1：277。因此，对于同量的洗护品宝宝吸收的要比成人多。但是同时，婴儿皮肤对过敏物质或毒性物的反应也强烈得多。

护理要点：

给宝宝清洗皮肤时，应选择安全性高的洗护用品，最好是婴儿专用的。只有品质纯正温和，其中的成分才适合婴幼儿皮肤的特性。婴儿用品和成人的用品有很大不同，它们对宝宝的皮肤不会有刺激性，也不会引起过敏反应。

PART

1

2

3

4

5

6

新生儿喂养与护理

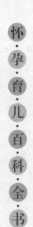
3. 皮肤体温调节能力弱

宝宝皮肤的汗腺和血管还处于发育过程中，所以环境温度升高时不能很好地控制体温，因此容易产生热痱。

护理要点：

不要给宝宝穿太多衣物，要经常用柔软的小毛巾擦拭宝宝的全身，尤其是褶皱之处，然后用婴儿爽身粉涂抹皮肤。如果宝宝不小心长了痱子，应在该处皮肤上涂抹婴儿痱子粉，帮助祛痱止痒。

4. 皮肤色素层薄

婴儿皮肤黑色素生成很少，所以皮肤总是白嫩柔滑。但是也由于色素层薄，很容易被阳光中的紫外线灼伤。

护理要点：

婴儿要避免过度暴露在阳光下，尤其是强烈的阳光下。必须外出时，宝宝暴露在外的皮肤，要使用无刺激性、不含有机化学防晒剂、高品质的婴儿防晒品，而且必须随身带把防晒伞随时给宝宝遮挡阳光。

5. 皮肤控制酸碱能力差

宝宝的皮肤表面仅有一层天然酸性保护膜来保护，为了防止细菌感染，并维持皮肤滋润光滑，保护好这层保护膜就变得极为关键。

护理要点：

不可用碱性洗护品清洗，以免破坏保护膜，因此含皂质、酒精和刺激性成分的洗护品不能用，而应选择酸碱度值（pH）中性，在清洗后能在皮肤上留下天然保护膜，并有保留水分功效的洗护品。

6. 皮肤抵抗力差

宝宝因免疫系统未发育完全，抵抗力很弱，易出现皮肤过敏的现象，如红斑、丘疹、水疱等。

护理要点：

在清洗宝宝皮肤时，不能用含皂质和刺激性的沐浴露，而应该用温和的婴儿润肤露、润肤油。

7. 泪腺发育不成熟

宝宝由于泪腺未发育完全，而且很少眨眼，不能分泌足够的泪水来保护眼睛，所以眼睛常常易受到刺激物的伤害。

护理要点：

给宝宝洗澡时，应选用婴儿专用的无泪配方，比如100%不含皂质的婴儿洗发精或洗发沐浴露，而且家长要尽量小心，防止洗发精或沐浴露进入宝宝的眼睛里，以免宝宝的眼睛受到伤害。

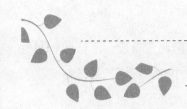

如何清除头皮乳痂

有些婴儿头皮上会出现一些乳痂，这些乳痂是如何形成的呢？原来，新生儿头皮的皮脂腺分泌很旺盛，如果不及时清洗，这些分泌物就会和宝宝头皮上的脏物汇集在一起，时间长了就形成厚厚的一层乳痂，看上去很脏，令人非常不舒服。一些妈妈很想替宝宝去除乳痂，可又害怕不小心碰伤宝宝囟门，所以迟迟不敢清洗。有的家长怕宝宝身体弱，洗后会受凉，所以，天长日久，乳痂越积越多。有的宝宝头上会形成一层厚厚的乳痂，很不卫生，同时也不好看，时间长了还会产生一股酸臭味。

1. 头皮乳痂的形成

婴儿头皮皮脂腺的分泌物与脱落的表皮、毛发以及头皮上的灰尘等脏物积聚在一起，又因为年轻的父母认为婴儿幼小娇嫩，不敢给宝宝洗头，尤其不敢洗囟门处，以致头部积聚的脏物不能及时清除，久而久之就形成一层黄褐色的膜，覆盖在婴儿的头皮上。

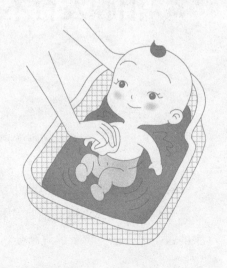

婴儿头皮上乳痂的形成主要是皮脂腺分泌旺盛，分泌物相对较多，表皮与真皮的联系不够紧密，表皮容易脱落。

2. 去痂护理要点

要清除头皮乳痂，可用清洁的植物油来清洗，用植物油有利于保持孩子皮肤上的油脂性。

❶ 用植物油来清洁，一般要先将植物油加热并进行消毒，放凉后备用。另外，一些以植物油成分为主的婴儿油或婴儿润肤露也有帮助宝宝清洗乳痂的作用。

❷ 在为宝宝清洗头皮乳痂时，先用冷却的清洁植物油涂在宝宝头皮乳痂表面，不能将油立即洗掉。等待数小时后，头皮乳痂就会变得松软，一些薄的头皮乳痂会自然脱落下来；比较厚的头皮乳痂就要多涂些植物油，多等一些时间。

❸ 对于没有自然脱落的较厚的头皮乳痂，可以用小梳子慢慢地梳一梳，厚的头皮乳痂就会脱落，然后用婴儿皂和温水洗净头部的油污。对比较厚的乳痂，需要用油多"闷"几天，多洗几次，才能彻底除掉。

❹ 清洗时，动作必须轻柔，不能用手指甲去硬抠，更不能用梳子去刮，以免损伤新生儿头皮引起感染。

❺ 宝宝囟门处也必须清洗，只要注意动作足够轻柔，是不会给宝宝带来伤害的。

❻ 清洗后，要用干毛巾将宝宝头部擦干，冬季可在洗完后给宝宝戴上小帽子或用毛巾遮盖头部，防止宝宝受凉。

乳痂如果在宝宝头皮上停留时间过长，就很容易引起"皮脂溢出性皮炎"，表现为头皮上出现许多米粒大小的小红疹子，严重时还会形成片状分布的黄红色斑片。这不但不利于宝宝头发的正常发育，同时还存在交叉感染的危险。

如果宝宝头皮上出现乳痂，先按照上面的方法尝试清洗。如果不起作用，清洗方法又确实无误的话，就需要考虑宝宝是否患上了其他皮肤病，应尽早去医院检查。

新生儿喂养与护理

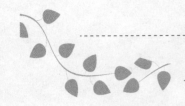

新生儿用药

新生儿处于生长发育期间，有些器官和组织尚未发育成熟，但是他们的新陈代谢却很旺盛，血液循环需要的时间相当短，吸收、排泄都比较快，这也导致了他们抵抗力弱，容易生病，对药物敏感性很强。一旦用药不当，新生儿很容易就会产生不良的反应。

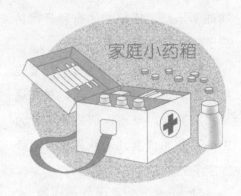

家庭小药箱

1. 新生儿用药的注意事项

❶ 解热镇痛药的使用：一般情况下，应尽量避免使用这一类药物，因为解热镇痛类药物可引起新生儿青紫症、贫血，以及肚脐出血、吐血、便血等。小儿退热片、复方阿司匹林（APC）片等药物，除非是万不得已才可使用。必须使用时，切忌剂量过大，用药时间不要过长。

❷ 某些抗生素的使用：如四环素类药物，此药很容易引起宝宝以后出现黄斑牙；氯霉素会抑制骨髓的造血功能，可能导致服药的新生儿发生再生障碍性贫血和粒细胞缺乏症；新霉素可引起新生儿高胆红素血症和耳聋。

❸ 尽量少用药：父母应仔细地护理新生儿，避免他们生病，而且尽量少用药，在新生儿发热、有炎症时尽量采用中药制剂中的清热解毒药，这些药比较安全而且有很好的疗效，或选用一些中成药冲剂和糖浆制剂服用。

2. 新生儿正确的用药方法

首先，所有新生儿用的药一定要请医生诊断后开出处方，切不可凭自己以往用药的经验，给新生儿用药。此外，出生2周以内的新生儿和早产儿口服给药的吸收量是不确切的，所以，绝对不能擅自给他用药。

所有药物无论是片剂还是粉剂，都要用温开水溶成液体状再给新生儿服用。因此，某些只能在小肠内溶解吸收的药（肠溶剂）不适合新生儿服用，这些药物有的对胃有较大的刺激，有的是在小肠吸收更好，所以，这些药物都用特殊的胶囊或外壳包裹着，服药时应整粒吞咽，在小肠中溶解吸收，而新生儿是吞不下整粒药物的，故不宜用。

喂药时应将新生儿抱起，把药液放入奶瓶内喂服或用小勺缓慢地从一侧口角喂入。如果新生儿不配合吃药，家长切不可强行灌药，以免引起新生儿呛咳和误吸入气管内。喂完药后要再给新生儿喂少量温开水，使药物能够更完全地喂进去。有一点要注意，那就是家长一定要遵照医嘱，按时按量用药，切不可随意增加药量。

新生儿使用外用药也要注意安全，因为新生儿皮肤角质层很薄，毛细血管又相当丰富，体表面积相对较大，皮肤对药物吸收比成人更迅速和广泛。当宝宝在皮肤有炎症和破损时，要在医生的指导下，严格掌握用药剂量和次数，避免大面积皮肤涂药，否则，有些药物经皮肤黏膜吸收过多，也可能导致中毒反应。

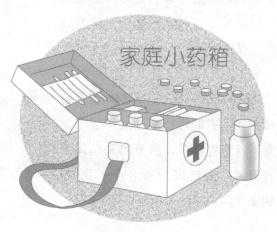

家庭小药箱

总之，给新生儿用药千万要慎重，否则，不但病治不好，反而会给新生儿造成不必要的损害。

新生儿喂养与护理

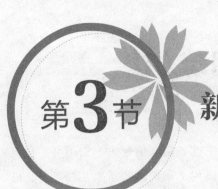

第3节 新生儿疾病防治

刚刚出生的小生命如同刚发芽的小草，娇嫩而柔弱，很容易被一些疾病所侵扰。父母不仅要时刻悉心呵护，还应该多了解一些婴幼儿常见病的防治方法，以便新出生的宝宝能够健康生长、发育。

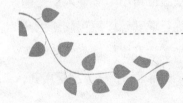

什么是新生儿鹅口疮

在婴儿的口腔两侧黏膜或舌头上，有时会出现状似奶块一样的白色东西，而且不容易去除。这是由一种真菌（白色念珠菌）引起的口腔黏膜感染性疾患，医学上称为"鹅口疮"。

患儿的症状有口干、烧灼感及轻微疼痛，有时可出现烦躁不安、拒食、啼哭等情况，部分患儿的体温会升高。鹅口疮如果治疗不及时，病变可向口腔后部蔓延至咽、气管、

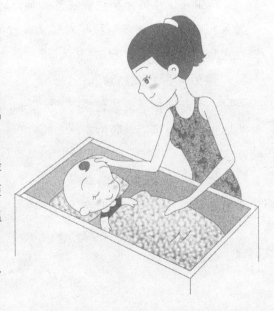

食管，引起食管和肺部感染，同时出现吞咽困难。少数病例病菌可进入血液循环，成为白色念珠菌败血症，病情危重，偶尔可引起心内膜炎、脑膜炎等严重疾病。

婴儿得了鹅口疮后，家长一定要带他去医院就诊，在医生的指导下用药，尽量不使用抗生素，可适当补充维生素。一般可用 2%～4% 碳酸氢钠液擦洗口腔，每天 3～4 次。也可以用制霉素甘油液涂擦口腔，幼儿局部涂 0.1% 甲紫（龙胆紫），每日 2~3 次。

母乳喂养的妈妈一定要注意保持乳房的清洁，喂奶前要洗手，喂奶前后都要清洗乳房，喂奶粉的小儿，要保持奶瓶清洁，一般情况下，3 天消毒 1 次。注意防止引起交叉感染。

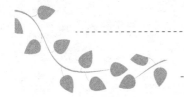

脐部病症及防治

新生儿出生后，和胎盘相连的脐带被结扎、切断，脐带的残端最后干燥脱落，在婴儿腹部中间留下凹陷的肚脐。肚脐虽小，但如果护理不当，会出现一些疾病。较常见的有以下几种：

❤ 脐炎

起初可见脐部与周围组织红肿，有黏性或脓性分泌物，并伴有臭味。如不及时治疗，可引起腹壁蜂窝组织炎，形成脓肿、坏死，细菌可沿着尚未闭合的脐血管侵入血循环，造成败血症。因此，脐带结扎后，一定要保持脐部的清洁卫生和干燥，可用过氧化氢（双氧水）或 75% 乙醇（酒精）清洗脐部后，涂 1%～2% 的甲紫，然后再用消毒纱布包扎。

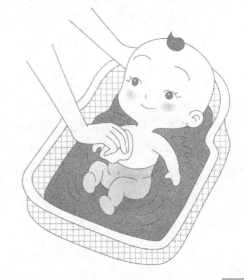

❷ 脐肉芽肿

如果脐炎长期不愈，或是由于脐部受爽身粉、脐带粉、滑石粉等的刺激，脐内就会长出息肉样红色肿物，且表面有脓性分泌物。可去医院用 10% 的硝酸银烧灼或手术切除。

❸ 脐疝

小儿脐部周围腹肌发育不全或肚脐瘢痕组织薄弱，一旦啼哭、咳嗽等导致腹压增大，腹内一部分脏器，如肠、肠系膜，就会从此薄弱处突出形成脐疝，可见表面有一球形或半球形、核桃大小的肿物，直径一般 2 厘米～3 厘米，若用手轻压可使肠管回纳入腹腔。小儿安静或卧床时可消失。这种情况一般可以自行好转，若四五岁时仍不好转合则应进行手术修补。

❹ 脐膨出

在脐带部位有腹腔脏器向腹外膨出，脏器外表只有一层腹膜和羊膜构成的囊膜覆盖，表面并无皮肤，膨出的脏器在腹壁清晰可见。如不及时治疗，一旦囊膜破裂，内脏暴露，可并发腹膜炎、败血症。所以，一旦诊断，应尽快做手术修补。

❺ 脐湿疹

表现为肚脐内及脐周皮肤上有小的红色丘疹或皮肤糜烂、渗液，反复发作，难以消失。可用 3% 的硼酸溶液湿敷，或用中药苦参、地骨皮、细辛煎水洗，然后涂黑豆馏油软膏。

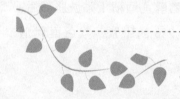

新生儿黄疸

新生儿黄疸是指新生儿时期，由于孩子体内胆红素代谢异常引起血中胆红素水平升高而使皮肤、黏膜及巩膜出现以黄疸为特征的病症。这种病有生理性和病理性之分，医学上把出生 28 天内宝宝出现的黄疸，称为"新生儿黄疸。"

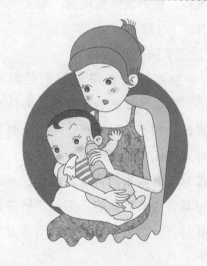

1. 新生儿黄疸的发病时间

一般来说，新生儿在出生后的 2～3 天内，皮肤都会不同程度地变黄。先是面部，随之巩膜、皮肤都逐渐变黄，但精神、吃奶和睡眠都不受什么影响，只是尿色稍黄，这些都是正常的生理现象，不用担心。足月儿的黄疸现象，大约会持续 4～6 天，7～10 天逐渐消退；早产儿情况稍差，大多在生后 3～5 天开始出现黄疸，6～8 天达到高峰，而且黄疸消退的时间也较晚，可能在 2～3 周后才能消退干净。除了有轻微的食欲不振外，并没有其他临床症状。

2. 新生儿病理性黄疸的症状

❶ 新生儿出生后 24 小时内即可出现黄疸，色泽轻者呈浅黄色，重者颜色较深，但皮肤红润黄里透红。情况严重的，呈金黄色或黄疸遍及全身，手心、足底亦有较明显的黄疸或血清胆红素大于 12 毫克／分升～15 毫克／分升。

❷ 黄疸持久，出生 2～3 周后黄疸仍持续不退，甚至越来越严重，时而加深，时而减轻后又加深。

❸ 新生儿有不愿吃奶、吃奶时吮吸力弱、精神不振、体温不正常、食欲很差、呕吐腹泻、发热或体温低等表现，大便的颜色也不像别的宝宝那样发黄，变淡，同时伴有贫血。

❹ 黄疸部位多见于面部、躯干、巩膜及四肢近端，一般不超过肘部和膝盖。其他部位情况好，没有出现贫血，肝脾不肿大，肝功能正常，没有发生胆红素脑病（核黄疸）。

病理性黄疸，一定要引起父母的重视，因为它是新生儿身体某一器官出现疾病的表现，应尽快寻找病因，不要耽误治疗的最佳时机。此外，如果胆红素浓度达到一定程度，会强行通过人体内的血—脑屏障损害脑细胞，引起胆红素脑病，它不仅有引起

新生儿喂养与护理

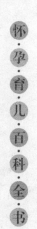

智力发育障碍的可能,甚至会导致死亡,是新生儿的黄疸疾病中最严重的一种。所以一旦怀疑小儿有病理性黄疸,应立即就诊。

3. 防治提案

有些吃母乳的宝宝,黄疸持续时间较长,最长的甚至可达数月,这种情况被称为"母乳性黄疸"。患母乳性黄疸的孩子没有任何疾病的表现,吃奶、精神状态都正常,去医院就诊,包括做化验也检查不出任何异常。母乳性黄疸一般不会对婴儿的身体产生影响,无须停喂母乳。如果黄疸严重时,只要暂停母乳喂养3~4天,宝宝的黄疸症状就会明显减轻或逐渐消失。停喂母乳期间可改喂配方奶,如果黄疸特别严重,可以在医生指导下采用药物和蓝光治疗。

4. 新生儿出现黄疸的原因

通常人们都把新生儿黄疸病看做皮肤发黄,也就不太在意。其实这只是表面现象。正常人体血液里含有一定量的色素物质,叫做胆红素,如果因生理和病理原因使血液里的胆红素增高,皮肤、眼白等处就会发黄。那么,哪些因素会引起新生儿体内胆红素升高呢?

❶ 红细胞被破坏得太多、太快。人体内约80%的胆红素是由衰

老的被破坏的红细胞形成的。如果红细胞被破坏太多，速度太快，胆红素的数量激增，就会引起黄疸。当血里的胆红素超过 20% 时，那些胆红素就可能进入脑细胞，干扰脑细胞的正常活动和功能，引起胆红素脑病（核黄疸），威胁新生儿的生命安全。母子血型不合引起的溶血性黄疸就属于这一类。

当今医学对严重黄疸虽已有了较好的治疗方法，但要取得最理想的疗效，还必须在发生胆红素脑病前及时抢救。家长在观察新生儿的黄疸程度时，应注意选择天然光线充足的地方，并反复多次察看是否有加重的现象。经反复细致观察后发现黄疸进展迅速的，要及时就医，一刻不能耽搁。

❷ 肝细胞摄取。有的新生儿吃母乳也会引起黄疸，是因为母乳内有一种含有脂肪成分的孕酮物质。新生儿吸收乳汁后，这种脂肪成分很快被体内的脂肪酶分解，释放出游离脂肪酸，这种游离脂肪酸会增加新生儿小肠对胆红素的吸收，从而导致黄疸，但患这种黄疸的新生儿是健康的，被称为"肝细胞性黄疸"。出生 1 周内的新生儿产生生理性黄疸，就是因为肝脏酶活力低下。

❸ 如果新生儿出现胆管阻塞，胆汁黏稠，胆红素不能排泄到小肠，随胆汁淤积在肝细胞或胆道内而引起的黄疸，称之为"阻塞性黄疸"。

胆红素在机体内可循环产生，可很好地对抗自由基。新生儿的胆红素水平高于成人，可能与其需适应外界变化有较大关系。

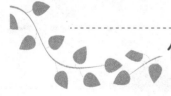

什么是新生儿硬肿症

新生儿硬肿症是一种综合征，是指由于寒冷损伤、感染或早产引起的新生儿皮肤和皮下脂肪变硬，并常伴低体温，甚至还会出现多个器官功能损伤，其中以寒冷损伤最为多见，被称为寒冷损伤综合征。该病以皮下脂肪硬化和水肿为特征。

新生儿体表面积相对较大，皮肤薄嫩，血管量丰富，散热很快。新生儿体内有一种棕色脂肪，进行代

PART

1

2

3

4

5

6

新生儿喂养与护理

311

谢时是其在寒冷环境中急需热量时的主要能量来源，饥饿时的能量则主要来源于白色脂肪。如果新生儿周围环境温度过低，散热过快过多，棕色脂肪很快会被耗尽，宝宝的体温就会下降。在这种状况下，新生儿的皮下脂肪容易凝固而变硬，同时低温令新生儿体表周围毛细血管扩张，渗透性增加，就容易发生水肿，导致硬肿的产生。

1. 新生儿低体温时有哪些表现

❶ 低体温时由于周围循环阻力下降，血液会因之瘀滞，产生组织缺氧。中心血循环量则随之减少，心率减慢，尿量也会减少。在体温回升过程中血循环量开始增加，如尿量不随之增加，可能引起新生儿心力衰竭，甚至发生肺水肿和肺出血。

❷ 低体温时新生儿的呼吸减慢，有时候甚至呼吸暂停，这样就很容易发生呼吸性酸中毒。这时如果营养进入量再不足，就会造成新生儿代谢性酸中毒，这就是重型硬肿症患儿酸中毒也严重的原因。

❸ 低体温时会使新生儿的糖代谢无法完善进行，患病初期可能出现高血糖，但由于糖消耗增高，继而很快会发生低血糖。

❹ 低体温时血细胞比容积和血液黏稠度增高，血小板减少，肝素样物质也减少。这几种原因都会引起凝血障碍，诱发弥散性血管内凝血。

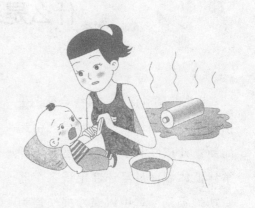

2. 新生儿硬肿症预防

❶ 加强产前检查，做好围产期的保健工作，减少早产儿的发生。

❷ 新生儿一出生就用温暖的毛巾包裹，移至保暖床上处理。寒冷季节和地区，在产妇病房应装配保暖设备，使产房始终保持适宜温度。

❸ 对高危儿要做好体温监护。

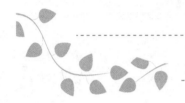

先天性唇裂和腭裂

每个家长都希望自己的宝宝健康可爱，可是有些新生儿一生下来上嘴唇就是裂开的，同一侧或两侧、部分或完全裂开，使宝宝的上唇变成两瓣或三瓣，也就是我们常说的"兔唇"，医学上叫"唇裂"。如果上牙膛、小舌头也裂开，在医学上叫"腭裂"。这两种病都是新生儿生下来就有的，所以医学上称之为"先天性畸形"。

先天性唇腭裂不仅严重影响宝宝的面部美观，还因为口、鼻腔相通，直接影响宝宝的发育，并导致上呼吸道感染，引发中耳炎。而且宝宝也会因吮奶困难导致明显的营养不良，在儿童和家长的心理上造成严重的创伤，有的还会留下终身的遗憾。

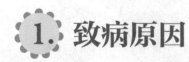

1. 致病原因

这种先天性畸形主要是在怀孕第 4~10 周期间，由于某些疾病因素导致胎儿面部发育障碍所引起的。目前，医学家们认为导致该疾病发生的主要因素为：

❶ 遗传因素：患儿直系或旁系亲属中有过类似畸形的发生。大约有20％的唇腭裂患儿可查询出有遗传史。

❷ 药物因素：准妈妈在怀孕期间服用过某些药物，如镇静药、抗癫痫药及激素类药等。

❸ 辐射因素：怀孕期间准妈妈接受过大量X线照射。

❹ 疾病因素：准妈妈怀孕期间患有如贫血、糖尿病以及严重的营养障碍等慢性疾病。

❺ 感染和损伤：怀孕初期（两个月左右）的准妈妈感染过病毒，如流感、风疹等，或者在此期间准妈妈受过某种损伤。

2. 如何治疗唇腭裂

治疗唇腭裂通常都要做一些整形手术。为了恢复患儿上唇正常形态和正常的语言功能，为了获得满意的手术效果，整形手术的时间选择是非常重要的。目前，国内外公认唇腭裂最佳手术时间为出生后3个月。如果自己的宝宝不幸患有此症，3个月后一定要及时地去做手术。

唇腭裂术后往往伴有不同程度的鼻畸形，即裂侧鼻孔扁平、塌陷、鼻尖歪等，应在8岁时做鼻畸形矫正手术。另外，唇腭裂小孩常有上颌牙齿排列不齐的现象，这就是人们平时所说的反地包天，也要及时做整形手术，以免影响孩子日后的生活。

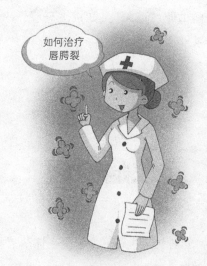

如何治疗唇腭裂

3. 宝宝患有唇腭裂如何喂奶

为了有效地吮吸乳汁，宝宝需要一个良好的真空或密闭的口腔环境，舌头的位置也要正确。

有唇腭裂的宝宝不容易含住妈妈的乳头，也不能很好地用自己的嘴创造一个气体密闭的环境。因此，

吃奶对这些宝宝来讲就比较困难。市场上有专门针对唇腭裂宝宝设计的专用奶嘴，可以帮助宝宝顺利地用奶瓶喝奶。母乳喂养的妈妈可以用吸奶器吸出奶后再用专用的奶嘴喂宝宝。

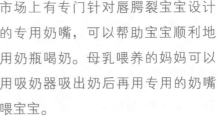

4. 唇腭裂会遗传吗

父亲或母亲本人有唇腭裂时，其子女发生唇裂的概率也会比普通人群高一些，因为唇裂本身是有遗传倾向的。但是遗传概率很低，有病史的父母也并不是一定会生出唇腭裂的宝宝。

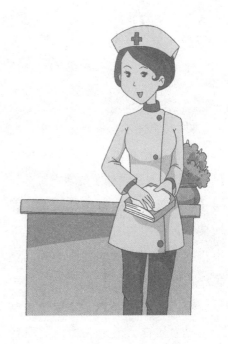

新生儿喂养与护理

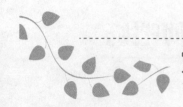

宝宝不长痱子的秘诀

酷热的夏天，痱子是十分常见的皮肤病，一般多出现在头面、颈项、胸背、腋下、肘窝、腹股沟、躯干等处。因为新生宝宝的皮肤薄嫩，皮肤免疫力又低，毛孔阻塞后感染致病微生物很容易起痱子。婴幼儿及肥胖、体质虚弱者都容易出现痱子。开始的时候表现为皮肤发红，慢慢地皮肤上会出现针头大小的丘疹或丘疱疹，排列密集而不融合，并伴有不同程度的瘙痒、灼热和刺痛感。痱子可能会因搔抓感染化脓成痱毒，应及时预防和防治。

宝宝一旦长了痱子，就会感觉很难受，也就出现烦躁、哭闹的现象，有时还会影响宝宝的饮食和睡眠。希望新妈妈能重视痱子的防治，让宝宝过个无痱子的夏天。

 **预防**

❶ 对于还不会走路的宝宝，家长不要整天都抱着，最好在凉爽通风（不要在对流风处）的地方铺一张席子，让孩子自由自在地玩耍。即使要抱，在抱的时候最好用一块毛巾搭在胳膊与宝宝的屁股之间，避免皮肤的直接接触。

❷ 有的妈妈喜欢让宝宝光着身子，以为这样会透气、凉快，不会长痱子。但是长时间让孩子光着身子，虽然透气性好，但皮肤却常会受到不良刺激，也可能会长痱子。

❸ 因为天气炎热，宝宝和大人一样爱出汗，如果衣服太贴身，汗液就很难排出和蒸发，因此就会堵塞汗腺孔，痱子也就因此出现了。要穿轻薄、柔软、宽大一些的衣服，因为吸水和透气好的纯棉织物可以

减少衣服对皮肤的刺激，同时还有利于身体热量的散发。

④ 带宝宝做户外活动时，要避免在强烈的太阳光下玩耍；夏季最炎热的时间段尽量不要出门；气候凉爽的早晨和晚上可以带宝宝在树荫下玩耍。

⑤ 闷热潮湿的环境特别容易长痱子。因此，家中一定要保持通风散热，以减少出汗和利于汗液蒸发。也可通过空调、风扇等设备调节室内温湿度，室温最好保持在 25℃左右，相对湿度也不能超过 60%。在使用空调和风扇等设备时要注意，不要让风直接吹到宝宝。

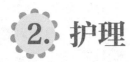

2. 护理

① 盐水治痱子。洗澡之后，在清水中加一点点盐，用纱布蘸点儿盐水轻拍宝宝长痱子的地方，最后用温水清洗干净，每天一次，祛痱效果很不错。

② 尽量少用痱子粉。痱子粉虽然能缓解痱子的症状，但是如果使用不当，同样也会帮倒忙。因为痱子粉和汗水混合后会形成块状颗粒，宝宝的皮肤很幼嫩，这些颗粒不断摩擦，反而容易损伤皮肤。所以，痱子粉一定要在宝宝身体清洁干爽的前提下使用。需要强调的是，不能给孩子用成人痱子粉，因为其中含有硼酸，对孩子的皮肤会有损害。

③ 天热时每天至少要给宝宝洗两个温水澡。可在洗澡水中滴几滴炉甘石洗剂、"十滴水"或六神花露水。用西瓜皮、黄瓜片、芦荟叶汁等涂抹在痱子上也有消炎止痒的作用，家长不妨试一试。

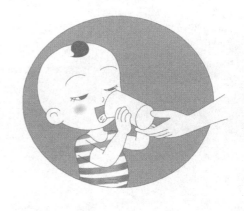

④ 如果宝宝的痱子被抓破出现脓点，最好到医院接受治疗，不要盲目用土方法治疗，以免耽误病情。

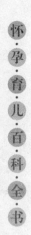

3. 防治痱子的洗浴方法

❶ 风油精浴：在洗澡水中加入五六滴风油精，洗浴后，宝宝会感觉精神抖擞，还能防止生痱子。

❷ 十滴水浴：在洗澡水里加入1～2滴十滴水，洗浴后，宝宝双眼清明，体表凉爽舒适。尤其是初生痱子的婴儿，洗几次即可痊愈。

❸ 仁丹浴：准备一盆水，加入半包仁丹，充分搅拌后给宝宝洗浴，浴后皮肤沁凉，神志舒畅，有消暑

祛热提神的功效。

❹ 菊花浴：取菊花适量，加水煎汁去渣，加入洗澡水中，泡洗20分钟左右，再用水冲净。此浴有解暑、明目、清火、祛痱之功。

❺ 金银花浴：取金银花适量，用水煎煮半个小时后，滤汁兑入浴水，洗泡20分钟左右，再冲洗干净，浴后凉爽舒畅，有很好的治痱效果。

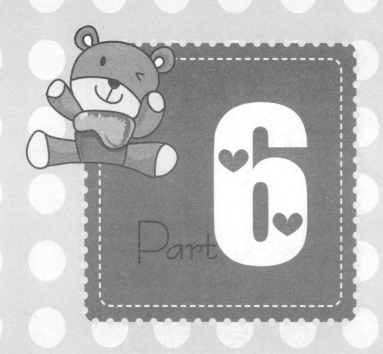

Part **6**

1~12个月
宝宝的养育

新生儿期过后宝宝生长发育仍然很快，因此需要的营养也就很多。他需要的是丰富且易于消化的营养，来满足自身的需要，但是宝宝因为脾胃弱、消化功能不成熟，所以极易发生消化紊乱、营养不良，所以对于婴儿期的宝宝来说，合理喂养就显得非常重要。宝宝的保健、喂养、护理和预防接种等工作，对他的成长发育具有重要意义。

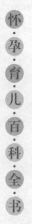

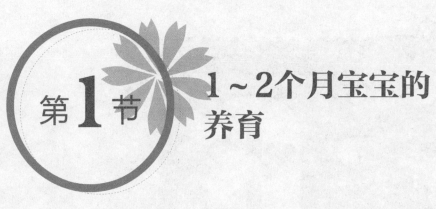

第1节 1~2个月宝宝的养育

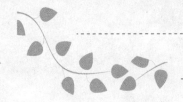

1~2个月宝宝的发育

　　1~2个月的婴儿头比较大，头发浓密不一，双眼常定视；躯干长，四肢短小；胸部窄小，腹膨隆，呈筒状；全身皮肤覆有一层胎脂。身长在46厘米~52厘米之间，体重在2500克~4000克之间；头围约为34厘米，胸围为32厘米~33厘米。

　　第1个月内，孩子按出生后第1周的速度继续生长。这个月体重增加0.7千克~0.9千克，身长增加2.5厘米~4厘米；头围约增加1.25厘米。满两个月时，男婴体重3.5千克~6.8千克，身长52.9厘米~63.2厘米；女婴体重3.3千克~6.1千克，身长52.0厘米~63.2厘米。

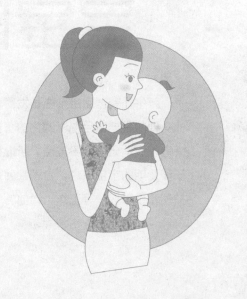

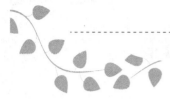

宝宝的科学喂养

科学证明，全母乳喂养最少6个月以上，对婴儿发育最为有利。在此期间，做妈妈的要多吃营养丰富的食品，使宝宝能喝到充足的、质量高的奶水。自出生至2个月的婴儿喂母乳，没有必要定时、定量。第2个月婴儿一般每1～2小时要吃1次奶，很不规律。哺乳时间每次保持10～15分钟比较合适。由于胃容量逐渐增大，婴儿吸入母乳量也会逐渐增加。当婴儿哭闹要吃奶时，应满足其要求，不要硬性规定时间。因为进奶量有多有少，活动量大小和睡眠时间长短不一，因此，规定喂养时间不适于婴儿的生理需求。绝大多数婴儿的哺乳时间和次数是逐渐趋向规律的，可自然形成定时喂养。母亲从产后第2个月开始到第9个月所分泌的乳汁为成熟乳，蛋白质和矿物质的含量比初乳少，糖含量没有什么变化，脂肪含量逐渐增加，乳汁分泌达到高峰。母乳喂养方法仍可遵照不定时、不定量的原则。

婴儿生长发育很快，需要大量母乳，哺乳中的母亲必须比平时多摄取一些营养。母亲体内的铁储备足够新生儿生长发育到3个月，对于早产儿，婴儿满月时铁储备已大量消耗，因此母亲要多吃富含铁元素的食物，也可服食硫酸亚铁以提高母乳中的含铁量，当然也要多喝汤，多喝水，或者喝些牛奶。

婴儿生长发育需要维生素D较多，冬季晒日光较少，容易发生维生素D不足，因而会影响钙的吸收。第2个月，婴儿可加服浓缩鱼肝油，每天喂3次，每次1滴，1周以后加至每次2滴。很多新鲜水果都含有丰富的维生素D，非母乳喂养的宝宝第2个月就可以进食新鲜水果汁。

对于人工喂养的1至2个月的宝宝，最好选用配方奶粉。每天喝800毫升左右为宜，可分6到7次喂。如果婴儿仍然哭闹，可适量喂服温开水。

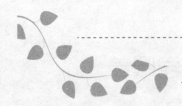

日常照料

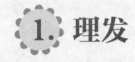

1. 理发

2个月的新生儿头发一般不会长得很长，甚至脑袋后面头发好像被磨掉了似的。但有的孩子头发也会长得很快，乱蓬蓬的，这就需要将长的部分剪掉。孩子尚小，皮肤又嫩，所以还不能用剃刀剃，一旦剃伤皮肤，就会感染细菌，所以用剪刀剪剪就可以了。

2. 洗头

洗澡时用婴儿洗发水给孩子洗洗头，但不要让水流到耳朵和眼睛里去。皮肤差、身上长湿疹的孩子也可以用药用洗发水洗。洗完头以后，要将头发擦干，然后用梳子梳理好。

3. 修剪指甲

宝宝的指甲长得非常快。一两个月婴儿的指甲10天就能长1毫米，1个月长3毫米。而且，婴儿会用指甲抓搔脸部及身上其他部位，极易抓破皮肤，因此要经常给孩子剪剪指甲。

由于婴儿指甲很小，很难剪，所以不要剪得太多，以免剪伤。最好在孩子洗完澡后睡觉时用小指甲刀剪。

4. 擦眼屎

1～2个月大的婴儿分泌物还比较多，很容易长眼屎、鼻屎等。而且，由于生理上的原因，一些孩子会倒长睫毛。如果倒长睫毛，眼屎就会更多。洗完澡后或眼屎多时，可用脱脂棉花蘸一点点水，由内眼角往外眼角方向轻轻擦拭。如眼屎太多，怎么擦也擦不干净，或眼白充血时，就要找眼科医生看看。

5. 鼻塞

1～2个月大的婴儿鼻涕分泌得比较多，由于鼻孔很小，往往容易造成鼻塞。鼻子不通气，呼吸就会困难，孩子就会不好好吃奶，情绪变坏。若鼻子堵塞厉害，可用棉签轻轻弄掉较外面的鼻屎，稍里边一点儿的，棉签就无能为力了。倘若鼻子堵塞得实在很厉害，妨碍了呼吸，用棉签又取不出来的话，可用吸引器吸掉。

2个月的宝宝已经开始注意周围的世界了，开始喜欢妈妈的声音，他们会聚精会神地在屋里寻找妈妈的声音。不同声调会使他们着迷，对妈妈的歌声、尖叫声他们都会有反应，就像面对面哄他们时一样，宝宝还会以种种变化的咿呀声来回应。

6. 宝宝长了奶癣怎么办

奶癣是一种过敏性疾病，中医认为本病多因怀孕时孕妇多食辛辣、鱼腥海味等发物或情志内伤、肝火内动，遗热于儿所致或为生后喂乳失当等造成。再加上孩子皮肤娇嫩、皮肤角质层薄、毛细血管丰富等原因，更容易得此病。此外，机械性摩擦、肥皂、唾液、溢奶等的刺激也是一种诱因。

1～12个月宝宝的养育

有些地方把这种皮肤病称为"婴儿湿疹"。"奶癣"这个称呼其实并不准确，容易让人误认为是由于真菌感染引起的，从而采取错误治疗方法。

在出生 1～3 个月后，有的宝宝脸上会出现红色的丘疹或红斑，并且逐渐增多，有时还有小水疱和黄色的渗出液结的痂皮。出现湿疹后，宝宝会变得烦躁不安，甚至经常哭闹。大多数孩子在 6 个月后脸上的湿疹会逐渐减轻，在 1 岁半以后逐渐消失。

❤ 不要让孩子吃得过饱，尤其是吃母乳的宝宝，妈妈要注意饮食上不吃易引起过敏的鱼、虾等食物。如果孩子是喝牛奶，煮奶的时间就要长一些。孩子的食物也不能太咸。添加鸡蛋做辅食时，不要先加蛋白，最好先加少量蛋黄，然后逐渐增量。

❤ 母亲和小宝宝都不要穿丝、毛织物的衣服，以免引起或加重过敏。

❤ 不要用热水去烫洗湿疹，也不要用肥皂给孩子洗脸以免刺激。洗脸后，可给孩子用一些儿童护肤霜。

❤ 必要时，可在医生指导下用一些抗组胺药。如继发感染，应当适量使用抗生素。此外，还可服一些中药或用中药液外擦。

7. 奶癣会传染吗

奶癣是不会传染的，其病因是宝宝自身的体质、食物过敏等因素。例如，妈妈吃鱼、虾等食物后给宝宝哺乳有可能使新生儿过敏生病。另外，奶癣与宝宝的一些内在因素，如消化不良，以及外界刺激，如碱性肥皂、皮肤摩擦等关系也很大。

新生儿患湿疹后，患处只能用消毒棉花蘸上一些消毒过的石蜡油、花生油等油类浸润和清洗，不能用肥皂或水清洗。局部黄水擦净、痂皮浸软后，用消毒软毛巾或纱布轻轻揩拭并除去痂屑，然后涂少许蛋黄油或橄榄油。另外，过敏严重的可在医生的指导下用药。如果是由于食物过敏引起的奶癣，那就应更换乳品和食品。

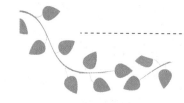

宝宝便秘了怎么办

宝宝也会有便秘的情况发生，是什么原因呢？便秘是指大肠运动缓慢，需要吸收的水分过多，造成大便干燥硬结，排泄困难。食物中含钙多也会引起便秘，如配方奶中含钙比母乳多，因而用配方奶喂养比母乳喂养发生便秘的机会也较多。

 婴儿便秘的原因

❶ 患佝偻病、营养不良、甲状腺功能低下的患儿腹肌张力差，或肠蠕动减弱，便秘比较多见。肛裂、肛门周围炎症的患儿，大便时肛门疼痛，因怕痛而不解大便，导致便秘。先天性巨结肠的患儿，出生后不久便有便秘、腹胀和呕吐等症状。腹腔肿瘤压迫肠腔时大便不能顺利通过，也会引起便秘。

❷ 习惯因素：由于婴儿的生活没有规律或缺乏定时排便的训练，还有个别小儿因环境突然改变，均可能会出现便秘。

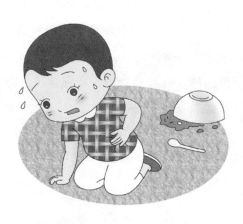

1～12个月宝宝的养育

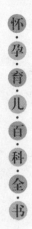

2. 小儿便秘的治疗

❶ 不能常用开塞露、肥皂头通便，因为一旦养成习惯，正常的"排便反射"就可能消失，便秘就更难纠正了。

❷ 宝宝便秘时妈妈应少吃蛋白质类食物。

❸ 养成定时排便的习惯。等3个月以上时就可以训练宝宝定时排便。

❹ 绝对不能经常服缓泻药，因为小儿消化功能不完善，常用泻药可能导致腹泻。

3. 小儿便秘的预防

❶ 改变饮食结构：主张母乳喂养，母乳喂养的宝宝出现便秘时，母亲可再另吃润肠食物，如加糖的菜汁、橘子汁、蜜糖水、甜炼乳等。母亲应注意自身的饮食均衡，不宜过多食用高蛋白食物，如鸡蛋、牛肉、虾、蟹等，应尽可能多吃蔬菜和水果，蔬菜中的纤维可以刺激肠蠕动，促使排便。

❷ 人工喂养的宝宝发生便秘时，可适当减少配方奶的喂入量，如在配方奶中加糖，喂患儿吃蜂蜜、梨汁、橙汁、番茄汁、菜汁等，以刺激肠蠕动，促进排便。

❸ 让宝宝养成良好的排便习惯，建议宝宝要做到每天排便1次，最好是在每天晚餐后排便，不轻易更改排便时间，不随意减少排便次数。对于便秘患儿，便前可顺时针方向按摩腹部，促进肠管蠕动，达到排便的目的。

❹ 对营养不良的患儿应加强营养，增强体质，使患儿的腹壁和肠壁增厚，张力增加，也能改善便秘的症状。

❺ 中药对小儿便秘具有良好的效果。中医学认为，便秘为胃肠结热、津亏肠燥而致，宜以滋阴清热、润肠通便为原则。

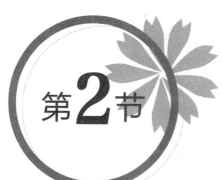

第**2**节 3~4个月宝宝的养育

3~4个月的宝宝，一般比出生时长高了至少10厘米以上，体重至少为出生时的2倍左右，头围和胸围大致相等。

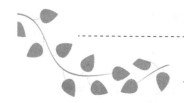

3~4个月宝宝的发育

3个月时宝宝的体重达6千克左右，4个月时可达7千克，每天增重速度为25克~30克，较之前2个月时稍有下降。这一阶段的孩子似乎自己能调节饮食，吃奶量比前两个月稍少。每个孩子各有差异，若出生时体重可达一般标准，而满3个月时的体重却不足出生时的2倍且相差很多，则应引起注意。

 3个月宝宝的发育指标

宝宝俯卧时，能抬起半胸，用肘支撑上身；头部能够挺直；能眼看双手，手能互握，会抓衣服，抓头发和脸；眼睛能随物体移动180°；见人会笑；会出声搭话、尖叫，会发长元音。

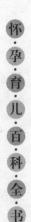

2. 4个月宝宝的发育指标

运动功能

宝宝头部稳定居中，转动灵活，俯卧时能用手撑起头和胸。会翻身，能灵活变动姿势，扶着地能坐稳。会用手抓碰到的东西，能扶着奶瓶自己吮吸。喜欢用手触摸看到的东西，并进行探索。

视觉

慢慢地开始会区分颜色，偏爱的颜色依次为：红、黄、绿、橙、蓝。对远近目标聚焦的能力接近成人，会跟踪室内走动的人。

听觉

能辨别不同音色，区分男声女声，对语言中表达的感情已很敏感，并能表现出不同的反应。

3. 身体技能发育

宝宝俯卧时，上身能完全抬起，腿能抬高去踢衣被及吊起的玩具，能抓住自己的衣服、小被子不放；会摇动并注视手中的拨浪鼓；手眼协调动作开始发生；平躺时，会抬头看到自己的小脚。趴着时，会伸直腿并轻轻抬起屁股。对小床周围的物品都感兴趣，都要抓一抓、碰一碰；视线灵活，能从一个物体转移到另外一个物体；开始咿呀学语，用声音回答大人的逗引；喜欢吃辅食。

4. 语言发育

出生3个月以后，宝宝慢慢会用"微笑"谈话，会发出"啊""噢""哦"的元音。情绪越好，发音越多。父母要在宝宝情绪高涨时，和他多交谈，说更多的话，让他有更多的机会倾听练习发音。多到户外，听小鸟叫，听流水声，听风刮树叶声，并不断告诉宝宝这是哪里发出的声音。给宝宝做元音发音口型，让他们模仿说话。宝宝语言的发展是有一定规律的。最初是语言的感知阶段，宝宝先是靠听、看来感知声音，并逐渐会对语音进行分辨，最后发展到自己发出语音。

5. 视觉发育

能够跟踪面前半周视野内任何运动的物体；同时眼睛协调能力的增强也可以使他在跟踪靠近和远离他的物体时视野加宽加深、视线灵活，能从一个物体转移到另外一个物体；头眼协调能力已增强，两眼能随移动的物体从一侧转到另一侧，移动180°，能追视物体，如小球从手中滑落掉在地上，他会用眼睛去寻找。

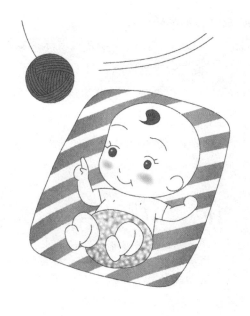

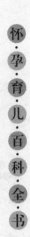

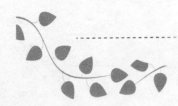

宝宝的喂养与训练

　　宝宝 3 ~ 4 个月以后随着体重增加，对能量及各种营养素的需求增加，对于母乳喂养和人工喂养的宝宝可以增加其摄入量。要给 3~4 个月的宝宝以丰富的视觉刺激，以促进其大脑的发育。可以练习抬头、颈椎的支撑力等。

1. 3个月宝宝的喂养与训练

　　宝宝需要丰富的感觉刺激，经常变换宝宝的位置，使他们能多方面熟悉周围环境，获得不同的视觉经验。

　　通过让宝宝俯卧、竖抱宝宝，帮助练习抬头的动作，锻炼颈椎的支撑力。

　　用玩具逗引宝宝发音。

　　训练听力，初步培养其追踪声音来源的能力、感受声音远近的能力。

　　锻炼宝宝的皮肤，只要心脏没有毛病，就可以经常洗澡。

　　宝宝不会爬，但可能从大床上掉下来，所以大人离开时，千万别忘了把宝宝放在有栏杆的小床上。

　　人工喂养和混合喂养的宝宝可加果汁。

TIPS 小|贴|士

　　按照"母婴素养"的要求，正常足月新生儿出生后一个月内一般不用补充钙剂。对于人生喂养与混合喂养的宝宝可以让他品尝各种味道，为以后加辅食做准备。

2. 4个月宝宝的喂养与训练

发展感觉动作技能，即视觉、听觉和触觉与肌肉活动的联合，如眼睛引导手去拿东西、听到声音准确转动眼睛和身体。

多给宝宝听音乐，和宝宝说说话。

给宝宝做翻身操，帮助他学习翻身的动作，锻炼背部的肌肉。

逗引宝宝说话，与宝宝做问答游戏，练习发声，学习脸对脸"交谈"。

尽可能坚持母乳喂养。对于人工喂养和混合喂养的宝宝可适量试加辅食，如1/4蛋黄、约5克米粉、两小勺菜泥等。有的宝宝已经会翻身，父母更要当心宝宝的安全。

TIPS 小/贴/士

去卫生部门复查卡介苗是否接种上了。

宝宝有吸吮手指的动作不必纠正，因为这能增强宝宝手眼协调能力。随着宝宝的成长，1岁以后自然会停止吃手。

辅食推荐

对于非母乳喂养的宝宝，父母可以将熟透的番茄在沸水中烫2分钟，去皮切碎；用干净的纱布把切碎的番茄包裹后挤出汁水。此外，也可以做胡萝卜汁、油菜汁、黄瓜汁、苹果汁、草莓汁、猕猴桃汁、枣汁等。

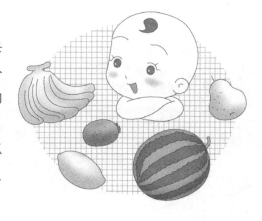

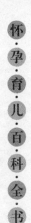

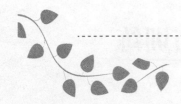

日常照料

1. 4个月宝宝的营养原则

4个月以后，宝宝体内储备的铁已大部分被利用，而乳类本身缺乏铁质，这就需要及时从食物中补充，否则，宝宝易发生营养不良性贫血。4个月以后随着宝宝的长大，体重增加，对能量及各种营养素的需求增加，对于人工喂养和混合喂养的宝宝，要逐步添加辅助食品。

❶ 添加辅助食品时间应符合宝宝生理特点，过早添加不适合消化的辅食，会造成消化系统功能紊乱，添加过晚，又会造成营养缺乏，同时不利于培养宝宝吃固体食物的能力。此外，辅食添加的时间最好在吃奶以前，宝宝饥饿时容易接受新的食物。

❷ 添加的品种由一种到多种，先试一种辅食，过3天至1周后，如宝宝没有消化不良现象或过敏反应再添加第二种辅食。添加的数量要由少到多，待宝宝对一种食品耐受后逐渐加量，以免引起消化系统功能紊乱。

❸ 食物的制作要精细，从流质开始，逐步过渡到半流质，再逐步过渡到固体食物，一定要让宝宝有个适应过程。

❹ 天气过热和宝宝身体不适时应暂缓添加新辅食，以免引起消化功能紊乱。还应注意食品的卫生，以免发生腹泻。

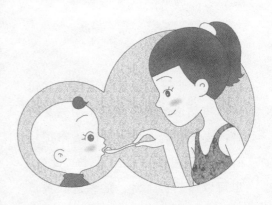

2. 4个月宝宝的日常护理

4个月的宝宝头部运动更加灵活，颈部增长，肩部增宽并已出现第一个脊柱生理弯曲，可以给宝宝睡枕头了。

枕头的大小以长30厘米、宽15厘米、厚3厘米左右为宜。填充物最好用木棉，因为木棉透气性好，容易散热，也可用稻壳、茶叶、小米或荞麦皮做枕心。枕套要选用柔软的棉布制作。枕头如果做得太硬，当宝宝头部出汗后来回摇头时容易擦伤皮肤或引起头的枕部脱发，而

形成所谓的"枕秃"。枕头过大、过软，容易使宝宝的头陷进去，不利于头部活动，或使头部过热，出汗过多，有时还会堵住宝宝的口鼻而发生意外窒息。因此，宝宝不宜睡又大又软的鸭绒等枕头。

选择一个合适的枕头对宝宝来说非常重要。随着宝宝的长大，枕头可适当增高。如果枕头过低，使胃处于相对高的位置，容易吐奶；如枕头过高，易造成脊柱异常弯曲，发生驼背或落枕。

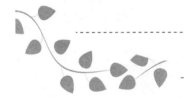

常见疾病防治

新生儿虽然有母亲给予的一些抗体，可防止某些疾病的发生，但是，因为新生儿的白细胞功能很弱，而且"补体"的浓度很低，无法配合抗体作用以阻止病原体入侵，因此新生儿抵抗力极差。新生儿较少生病是因为保护得周密，接触病原体的机会少，一旦被病原体侵袭，不但会生病，且会病得很严重。

4个月以后的宝宝从母体接受的抗体会逐渐消失，自己也开始有能力制造

PART

1

2

3

4

5

6

1～12个月宝宝的养育

333

抗体。随着个体的一点点长大，加之病原体的一再刺激，体内抗体浓度逐渐增高，白细胞也渐趋成熟，不过因为生活接触面逐渐扩大，感染病原体的机会越来越多，也就会时常生病。

1. 感冒气喘

症状：一般在感冒流涕、发热后的一两天，开始咳嗽，而后症状逐渐加重并出现气喘，呼气延长，呼吸变急促，甚至还会有憋气、呼吸道阻塞的状况。咳嗽、气喘时嘴唇青紫。

治疗：有用类固醇等抗炎药物与气管扩张剂的药物疗法、减敏疗法、环境控制治疗等方法。

预防：让宝宝加强锻炼，以增强机体抗病能力；居家要定期通风换气；尽可能避免接触小动物或流感病人。

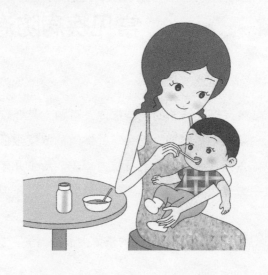

2. 反复呼吸道感染

症状： 鼻塞、流鼻涕、打喷嚏、咽喉疼痛、咳嗽等。

治疗： 有人给孩子打各种增强抗病能力的针，以注射丙球蛋白最为常用。但研究表明，这种方法并非上选，对症下药，在医生的指导下进行干预才是比较好的方法。

预防： 居室通风换气，适当进行户外活动，提高机体抗病能力。按时接种预防针。注意饮食卫生，母乳喂养的妈妈营养要合理，保证蛋白质和多种维生素的摄入；注意冷暖，注意颈部及两手臂处不要着凉。

3. 食物过敏

症状： 过敏是辅食添加不当时最容易出现的症状。腹泻与呕吐也是辅食添加不当常出现的症状。

治疗： 一旦发现宝宝身上出现红斑或腹泻严重，应马上去医院检查。千万不要随便给孩子使用一些药膏。

预防： 要仔细观察宝宝对哪种食物过敏，确定后就不要再给宝宝吃了。如天气太热，或宝宝身体不舒服，应暂停食用新品种辅食，等肠胃功能恢复正常后，再从起始量或更小量喂起。

1～12个月宝宝的养育

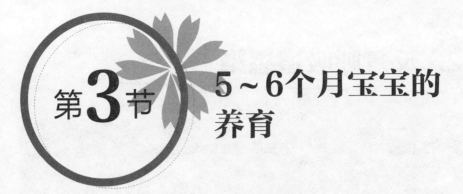

第3节　5～6个月宝宝的养育

　　5～6个月的宝宝开始表现出活跃的心理特征。喜欢父母逗他们玩耍；喜欢摸眼前看到的东西；喜欢趴着；喜欢抬头挺胸环顾四周，这表明他们对周围的一切事物很好奇。这时的宝宝还格外喜欢彩色玩具，喜欢和别人说话，尽管他们嘴里发出的不过是"咿呀、咿呀"的声音。

　　5～6个月的宝宝，体重增长很快，运动能力也有较大的提高，能够在父母扶着腋下的时候站起来。对眼前的玩具，他们也能够伸手抓住，动作虽然笨拙，但妈妈已经能够感觉到明显的变化。这时的宝宝听到叫自己名字会有明显的反应，比如注视和张开嘴笑，手脚也会乱摆乱蹬。

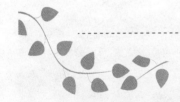

5～6个月宝宝的发育

　　5～6个月的宝宝开始喜欢"咿咿呀呀"地向父母说些什么，或者发出其他的声音。从宝宝出生后2～3个月开始的无意义的发声现象，变成了宝宝和父母之间清楚的声音游戏，如对他说"这是苹果""你在玩什么""哦，你在玩球"，他会以"咿""呀"等发声来回应。宝宝一般在出生6个月后开始长出第1颗牙齿。长出牙齿就意味着宝宝有了咀嚼东西的冲动，需要准备一些可供咬嚼的玩具给宝宝咬嚼，如磨牙棒等。

1. 5个月宝宝的生理发育

5个月宝宝的生理指标

满 5 个月的男婴体重 5.3 千克 ~ 9.2 千克，身长 60.5 厘米 ~ 71.3 厘米。女婴体重 5.0 千克 ~ 8.4 千克，身长 58.9 厘米 ~ 69.3 厘米。头围男婴为 40.4 厘米 ~45.2 厘米，女婴为 39.4 厘米 ~44.2 厘米。

5个月宝宝的发育指标

能够认识妈妈以及亲近的人，并与他们应答；大部分孩子能够从仰卧翻身变成俯卧；可以坐在坐垫上玩耍。

2. 6个月宝宝的生理发育

6个月宝宝的生理指标

满 6 个月时，男婴体重达 5.9 千克 ~ 9.8 千克，身长 62.4 厘米 ~ 73.2 厘米；女婴体重 5.5 千克 ~ 9.0 千克，身长 60.6 厘米 ~ 71.2 厘米。

6个月宝宝的发育指标

手可玩脚，能吃脚趾；头、躯干、下肢能够完全伸平；两手各拿一个玩具能拿稳；能听声音看目标物；会发两三个辅音；在大人背儿歌时做出一种熟知的表现；照镜子时会笑，用手抓镜中人；会自己拿饼干吃，会咀嚼。

1~12个月宝宝的养育

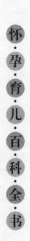

3. 婴幼儿认生

从 4 个月起，宝宝就能认识母亲。认生从 6 个月开始，即会对不熟悉的人产生不安甚至惊慌的情绪状态，有的表现尤为严重。8 ~ 12 个月认生达到高峰，以后逐渐减弱。

其实，认生是宝宝情感发育过程中的一种社会化表现。在母亲和家长的照料下，宝宝产生了一种依恋情绪，只有在母亲或家人的身边才觉得安全；而陌生人的出现打破了原有的格局，就会使他产生不安全感，从而出现焦虑甚至恐惧。宝宝认生的程度与其先天素质有关：性格内向、胆子较小的宝宝，认生较严重；而性格外向、乐于交往的宝宝，认生较轻。

4. 开始模仿父母的行为

出生 6 个月左右，宝宝开始喜欢重复做某一动作，会无休止地反复做，直到他们认为学会了为止。比如，宝宝总是喜欢用手里的东西无休止地拍打桌子、椅子。父母要理解反复做某一动作对他们来说是一个探索世界的过程，是一种非常快乐的游戏活动。

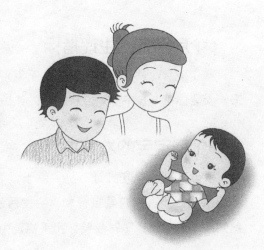

宝宝出生 6 个月左右会发现模仿是一种有趣的游戏，开始模仿大人

的行为，例如模仿大人擦桌子的动作，模仿大人的声音等。

虽然宝宝还不会说话，但会把自己想要什么的意愿告诉别人。他们就像去外国旅游的人一样，虽然听不懂，说不明白，但会模仿父母用咿咿呀呀的发音和手势表达自己的意思。

5. 喜欢到处乱爬

宝宝学会腹部贴地爬行不久，就会用双手和双膝支撑着身体爬行。宝宝开始学会爬，尤其是会站起来以后，父母要注意严格检查屋子里是否有会对孩子造成危险的东西，如屋里有没有别针、图钉以及其他可以吞进腹中的小东西掉在地上。要记住，宝宝有把任何东西都往嘴里放的习惯。

到一定的时候，应该把宝宝从床上解放出来。父母可以在房间内做好安全措施防护，让孩子自由地摸一摸、看一看。由于宝宝对周围环境兴趣较浓，出生后 6 ~ 9 个月，能独自摆弄玩具 30 分钟左右。普通的家庭日用品，对这个时期的孩子，都是最经济实惠的玩具。

6. 手、眼初步协调

人们常说孩子的智慧体现在手上。而宝宝此时手的动作发展水平还较低，开始时只有一种无意识的抚摸动作，既抓不到东西，更不能使用工具；手、眼的协调能力也很差，眼睛看不到手的动作，更不能调节手的动作，看与做完全是分离开的。5 ~ 6 个月后，这种情况大有改观，孩子可以通过眼

1~12个月宝宝的养育

晴看抓到并握住东西，在视觉调节下，两手开始摆弄物体，看看、闻闻、摸摸、咬咬，逐步会感受物体的形状、大小、颜色、冷暖、软硬等属性，开始有了知觉活动。可见，孩子手、眼的协调活动能力是很重要的，这能帮助孩子较完整地认识事物，促进其感知觉的发展。同时，手、眼协调运动，能刺激脑神经的相应区域变活跃，促进大脑潜能的开发。所以，要通过精心设计的活动来促进孩子这方面能力的发展。

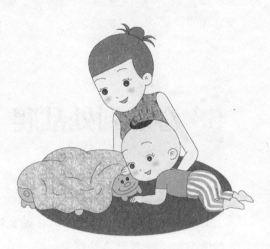

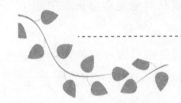

宝宝的喂养与训练

宝宝出生后5个月大时，看到亲密的人，尤其是母亲的脸，就会微笑，并发出喜悦的声音。宝宝因喜悦表现出的笑容，成为与特定的人建立积极关系的手段，是个体社会性的最初表现形式，称为"道具笑"。宝宝看到镜子中的自己会微笑，看到亲密的人和他一起玩耍，也会发出带有喜悦声音的笑，都是从这个阶段开始的。

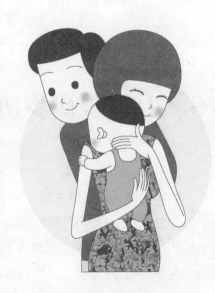

1. 5个月宝宝的喂养与训练

对于人工喂养和混合喂养的宝宝可以添加辅食，要由少到多；由稀到稠；由细到粗；习惯一种后再加一种。一般每周至多加一种新的食品，要注意观察宝宝的食欲、大便。如果消化不了，就暂停几天。

重视感官训练，使宝宝的视觉、听觉、语言交往能力在原来的基础上继续提高。坐着时能直腰；大人扶着，能站立；能拿东西往嘴里放；会发 1 ~ 2 个辅音。

不会翻身的宝宝，父母要多进行翻身训练。

对宝宝进行冷适应锻炼，以适应较大的温度变化，提高鼻腔、皮肤的抗病能力，但冬天除外。每天应有至少两个小时的室外活动，要多晒晒太阳，补充维生素 D，防止宝宝缺钙。

TIPS 小/贴/士

宝宝的床栏上不要放毛巾、衣服等，万一搭着的东西掉下来，蒙住了宝宝的脸，是极有可能出危险的。

2. 6个月宝宝的喂养与训练

对于人工喂养和混合喂养的宝宝，可继续添加辅食，对于母乳喂养的宝宝 6 个月时可开始添加辅食，添加品种由一种到多种，由少到多。6 个月大时添加富含铁元素的辅食，预防营养性、缺铁性贫血。常用的辅食有蛋黄、鱼、肝泥、肉末、粥、烂面、绿色蔬菜泥、豆腐等。其中，动物性食物中的铁吸收利用率比植物性食物高。

提供适宜的玩具。为半岁宝宝提供的玩具主要是形象性玩具，分为观赏性和操作性两大类。

观赏性玩具一般色彩鲜艳、形象生动。操作性玩具是宝宝能拿的，多为能发声的玩具。

反复叫宝宝的名字，使他对自己的名字有反应，熟悉并记住自己的名字。

教宝宝认识实物，给宝宝指认实物。

宝宝已能认识妈妈了，妈妈应多多与宝宝待在一起，多跟宝宝说话、做游戏，抚摩他的肌肤，满足他的亲情渴望。

经常抱宝宝出去玩，多接触生人，有助于减轻宝宝即将出现的怕生现象。让宝宝照镜子，帮助他认识镜子中的自己，发展他的自我意识。

TIPS 小/贴/士

锻炼手的精细动作。动手能力的发展很大程度上代表了智慧的增长，家长可以让宝宝玩各种玩具，促进手的动作由被动到主动，由不准确到准确，由把着手教到听语言指挥活动。

3. 合理添加健康辅食

对于非母乳喂养的宝宝晚餐逐渐以辅食为主。宝宝从 4 个月时起可开始添加辅助食品，到第 6 个月，宝宝的晚餐应逐渐过渡到以辅食为主，以保证生长发育所需的各种营养

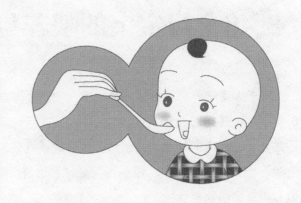

素的供给。

♥ 补充蛋白质，可先加容易消化吸收的鱼泥、豆腐。

② 继续增加富含铁元素的食物的量和种类，如蛋黄可由 1/4 个逐渐增加到半个，并适量补给动物血制食品。

③ 增加淀粉类食物的种类：可增加宝宝乐、乳儿糕及马铃薯、红薯、山药等薯类食品。

在辅食的制作上有以下几种：

♥ 鱼泥：将鲜鱼去内脏洗净，置锅内蒸熟或加水煮熟，去刺，加入调味品，挤压成泥，也可调入米糊（奶糕）中喂食。

② 蔬菜泥：将新鲜深色蔬菜（如菠菜、青菜、油菜等）洗净剁成泥，放入碗中盖上盖子蒸熟；胡萝卜、马铃薯、红薯等块状蔬菜宜用文火煮烂或蒸熟后挤压成泥状；菜泥中加调味品和少许植物油，以急火快炒即成。

③ 豆腐：将煮熟的嫩豆腐稍加些盐搅碎，加入粥或蛋黄即可喂食。

4. 宝宝语言能力培养计划

有计划地给宝宝念儿歌

这时的宝宝特别喜欢节奏明显的儿歌，虽然还不懂儿歌的意思，但是特别喜欢有韵律的声音和欢快的节奏，更喜欢妈妈给他们念儿歌时亲切而又丰富的表情、口型和动作。

适合这个月龄念的儿歌应该短小、朗朗上口，并且只做一两种固定的动作，如《甜嘴巴》："小娃娃，甜嘴巴，（用手指宝宝的小嘴巴）喊妈妈，喊爸爸，喊得奶奶笑掉牙。"

每天给宝宝至少念 1～2 首儿歌，每首至少念 3～4 遍。应当结合宝宝的日常活动并配以固定的丰富的表情和动作，使他们的耳、眼、手、足、脑协调发展，更有效地促进其对语言的感觉力，有利于今后的学习和记忆。

1～12个月宝宝的养育

给宝宝多种言语刺激

5～6个月的宝宝正处于"前言语发展阶段",在这一阶段父母如何运用有效的方式促进宝宝言语能力的发展显得至关重要。日常生活中,父母应提供多种言语刺激,可参考以下几种方式来训练他的言语能力。

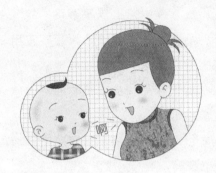

(1)提供模仿发音的正确示范

面对面逗引宝宝注视妈妈的口型,用愉快的声音与表情发出"wu-wu""ma-ma""ba-ba"等重复音节,每发一个重复音节应停顿一下,留给孩子模仿的机会。你可以运用游戏的方式,如手拿球,问 "球在哪儿",然后递到宝宝手里,让他摸一摸,玩一玩。告诉他:"这是球——球。"边说,边让宝宝触摸、注视、指认,每日可以重复操作数次。

(2)经常呼叫宝宝的名字

宝宝早就能听到声音回头去看,但是能否理解自己的名字,有待进一步观察。如果父母在胎教时,即在妊娠第6个月时就为宝宝取名,每次呼唤都用同一名字,那么在出生3个月时,宝宝听到自己的名字会回头。

未经训练的宝宝在5～7个月时才知道自己的名字。切记要用固定的名字称呼他,如果大人经常更改名字,会使孩子无所适从,就会延迟叫名回头的时间。当孩子听名回头向妈妈笑时,要将他抱起来亲吻,并说"真棒""真聪明"等以示表扬并多重复以刺激宝宝的语言发展。

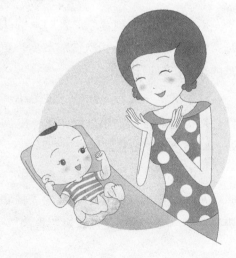

5. 宝宝的情绪培养

情绪表现是宝宝需求是否得到满足的心理反应。出生、半岁到1岁，是宝宝情绪的萌发期，也是心理是否健康发展的敏感期。半岁时，他们身上似乎存在着一种欢快的情绪惯性、一种心理反应的稳定模式。因为满足了他的需求，家人温暖的胸怀、富有魅力的眼神和音容笑貌，以及和宝宝一起活动和游戏的快乐时光，使其产生欢快的情绪体验，从而建立起对家人的依恋和对周围世界的信任。

6个月的宝宝情绪已经比较复杂。面庞简直是一支生动的晴雨表，高兴时眉开眼笑、手舞足蹈、咿呀作语；不称心时会发脾气、叫喊哭闹；能听懂妈妈严厉或亲切的声音，当妈妈离开时，就会有惧怕、悲伤的表现等。

缺乏细心照料、需求经常得不到满足的宝宝，起初他们还用哭来呼唤亲人的爱抚，当发现这些努力没有效果时，便会减少哭叫，情感变得淡漠起来。1～2岁时，通过孩子经常的活动和举止，我们可以区别出孩子不同的个性倾向：如快乐的或郁郁寡欢的；活泼的或冷淡的；敏感的或迟钝的；好交际的或羞怯的等。实际上，还在襁褓中，这些秉性就被父母的育婴方式和宝宝情感交往的质量所影响。因此，怕孩子"抱惯"了，对孩子的情感需求漠然置之的做法是不可取的。

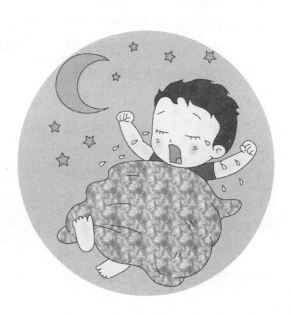

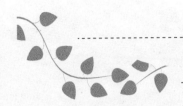

日常护理

5～6个月的宝宝，早上睡醒后，很快就能完全清醒过来，而且马上就要起床，好像新的一天有很多事等待他们去做似的。的确，由于身体控制能力的提高和感知觉的发展，面对丰富多彩的世界，小宝宝需要妈妈倾注更多的爱和时间，陪他读一读周围世界这部"百科全书"。

1. 培养小儿良好的睡眠习惯

5个月的宝宝每天约需要14～16小时的睡眠。在神经系统的活动中，兴奋与抑制互相制约、互相转化，周岁以内的宝宝神经系统尚未发育成熟，兴奋活动时间持续短，容易产生疲劳，而疲劳的结果就是转入抑制，进入睡眠。另外，宝宝还处于生长发育阶段，身体内每一个细胞的增长都需要能量，对他来说，睡眠是"节能"的最好办法。如果睡眠不好，宝宝轻则出现烦躁不安、哭闹，俗话说的"闹觉"，重则食欲不振，生长停滞，抵抗力下降，并可成为各种疾病的诱因。

❶ **定时睡眠。**定时睡眠同定时吃奶一样重要，只有定时睡眠形成习惯，宝宝才能很快入睡。有的父母自己一忙，就让孩子长时间睡觉，这对良好睡眠习惯的养成十分不利。

❷ **培养孩子自动入睡的习**

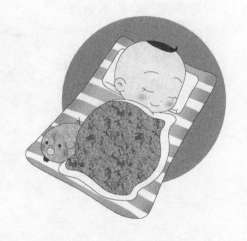

惯。家长不要在睡前抱着孩子摇动，或用摇床给孩子催眠，或唱催眠曲。坏习惯一旦养成，以后就很难纠正。

❸ **要给宝宝创造良好的睡眠环境。**安静、空气新鲜、光线暗淡、室温不宜过高，这些对提高宝宝的睡眠质量非常重要。宝宝使用的被褥要轻软、干燥，睡觉时不要覆盖过重。

❹ **要及时纠正孩子的不良睡姿。**有的孩子刚学会爬和翻身，会感到新奇，往往趴着就睡着了，父母应帮助及时纠正。

2. 婴儿出牙时的表现及护理

婴儿出牙时的表现

人的一生长两种牙，即乳牙和恒牙。婴儿时期长出的牙，称为乳牙"，乳牙共20颗。出牙时间早的宝宝，出生后的4～5个月即开始萌生小牙，晚的到9～10个月才出。一般1岁时宝宝已长出6～8颗牙，2岁时长18～20颗牙，出牙的总数大致为月龄减4~6颗。婴儿出牙时会有咬奶头、汤匙或咬手指的表现，这可能是由于出牙引起了牙龈不舒服。同时口水也会增多，平时不流口水的孩子这时会开始流口水，有时会伴随哭闹的现象。因为牙齿萌出较慢，牙龈轻度疼痛。个别孩子可能会出现低热症状，有的甚至轻度腹泻。有以上表现时，可以让孩子咀嚼一些较硬的食物，如烤面包干、馒头或饼干等，同时要多喂些温开水。等牙齿一长出，齿龈冒白尖时，这些症状会慢慢消失。

宝宝出牙时的护理

为了让孩子拥有健康的牙齿，妈妈就应注意营养，多让他们吃富含钙、磷的绿色蔬菜和豆制品，还要适量吃钙片和鱼肝油。小宝宝长出牙后，应及时添加辅食，经常让他咀嚼较硬的食物，锻炼咀嚼肌的同时促进颌骨和牙齿的发育。多晒晒太阳（但不要暴晒在太阳底下）。睡觉前尽量不让他吃糖，如果吃糖，一定要漱口。父母应多留心观察，因为吃橡胶奶头、吮吸手指和不正确的睡姿等，都有可能引起牙齿发育异常。如有龋病，应及早治疗，还应注意孩子的口腔卫生。

6~7个月的宝宝，乳牙开始萌出。有许多宝宝在牙齿快长出时，由于牙床神经受压，牙龈发痒，喜欢把小手放在嘴里吮吸或吃奶时咬奶头。由于宝宝出牙时唾液分泌增加，常流口水，少数会睡眠不安、轻度发热等。此时应加强宝宝的护理，以免牙龈和口腔黏膜感染发炎。妈妈可以这样做：

❶ 让孩子咬嚼面包干、烤馒头片或条状的硬质食物，会刺激牙床，促进牙齿尽快萌出。

❷ 注意补充容易消化和富含蛋白质、钙质的食物，促进宝宝身体和牙齿的健康生长。

❸ 保持口腔清洁，可不时用干纱布或棉签蘸20%的硼酸或苏打水，轻轻擦洗宝宝的牙床。适当多喂温开水，避免食物残渣在口内残留。保持口腔周围清洁，经常用柔软毛巾擦干他口腔周围的水。

此外，一些疾病，如克汀病、迁延很久的感染病、佝偻病等，都有可能阻碍宝宝的成长，使宝宝牙齿生出缓慢。不过一般的疾病是不会影响宝宝出牙的。宝宝出牙的迟早因人而异，差别也是较大的，有些宝宝在1岁时才长第1颗牙，但是其血钙的测定值却是正常的。由此看来，出牙早晚与母亲和婴儿的血钙含量并没有必然的联系。通常的婴儿出生后6~7个月起开始出牙，稍晚些也不见得是发育不良，或者缺钙，有的家长就盲目地开始给宝宝补钙，这是不必要的。家长要懂得预防蛀牙的知识，宝宝出牙后，自己还不会刷牙，母亲应该时常用干净的脱脂棉花擦净他的牙床，而且要注意临睡前不能给宝宝喂甜食或甜饮料。

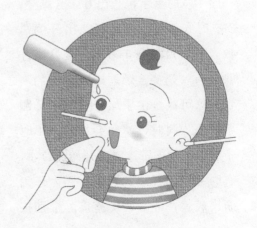

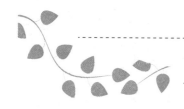

常见疾病防治

1. 小儿惊厥

小儿惊厥俗称"抽风"，此症常在婴儿时期发病，其中3～6个月发病的比例几乎占了2/3。人的血钙需要维持在一定的浓度，如果低于1.75毫摩/升，神经肌肉兴奋性增强，就会出现惊厥。

婴儿处于生长发育最快的阶段，相对需要的钙质较多，如果饮食中缺钙，或缺乏维生素D致使钙吸收得少，就会出现低钙惊厥。在早春时期发病率尤其高，因为深秋冬季出生的婴儿可能一个冬天都不出门，会明显地缺乏维生素D，在春天被抱出来晒太阳时，阳光中的紫外线使小儿皮肤内的F-脱氢胆固醇大量生成维生素D，从而大量的血钙沉积于骨骼中，机体来不及调整，会使血钙突然降至2.00毫摩/升以下而出现惊厥。这种惊厥一日发作

多次，每次持续几秒钟至几分钟，有时只是眼肌、面肌或手指足趾的细微颤动。不发作时精神和饮食正常，也不发热。当小儿出现手足搐搦症时，要去医院诊治，适量补充钙质和维生素D便会很快治愈，不

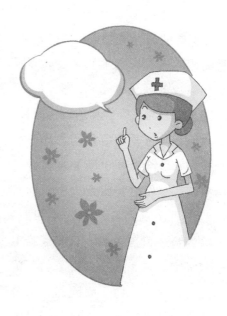

会留后遗症。

6个月小儿还可能出现高热惊厥，此症发病年龄在6个月到3岁。一般多发生在感冒初起突然高热时，至于发热好几天才出现的惊厥，应考虑其他病因，比如中毒性脑病等。这些病都很重，有其特殊的临床表现，要尽快求医。

婴儿痉挛症起病的年龄也很小，多在3～7个月，发作时手足及头突然前倾，常伴有哭叫，不发热，每次发作1～2秒钟，但很频繁。此病属于癫痫的一种，病因尚不明确，治疗不当，会影响智力的发育，但此病较为少见。

维生素B_6的缺乏也会引起婴儿抽风，由于现在很注意小儿的合理喂养，一般很少见到。

2. 先天性眼睑下垂

眼睑下垂，学名为"上睑下垂"，是指上眼睑不能上抬到正常位置，轻者有时能通过用力张开得以改善，重者眼睑下垂覆盖瞳孔，会妨碍视力。眼睑下垂分单侧和双侧，根据病因又可分为先天性和后天性两种。先天性眼睑下垂主要是因为动眼神经核发育不全或提上睑肌发育异常所致，有遗传性，宝宝出生后即有上睑下垂，双眼自然睁开平视时，上睑的睑缘覆盖角膜。双侧上睑下垂的宝宝，常表现出仰视姿势，单侧上睑下垂的，由于眼睑遮盖部分瞳孔会影响单侧视力，日久可发生弱视。

处理方法：先天性眼睑下垂遮盖大部分瞳孔或完全遮盖瞳孔的宝宝，为防止发生弱视，应及早手术。

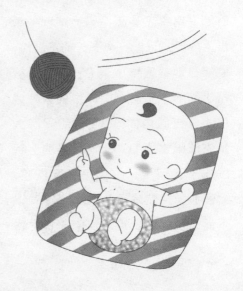

3. 斜视

视力正常的人双眼注视前方时，两个眼球都处于眼裂的正中。而当一个眼球偏向一侧，致两眼不对称，医学上称为"斜视"。斜视对宝宝的视觉功能影响很大，因为当眼睛斜视后，通常不用这只斜眼睛看东西，时间一长，就会引起斜视眼睛的视力下降。如果斜视眼的功能长期被抑制，便会形成弱视。斜视患儿的一只眼睛注视目标时，另一只眼睛的视线偏斜在目标的一边，使两只眼睛看东西不一致，一个物体被看成两个，从而形成复视。此外，斜视还直接影响宝宝的外貌，易被人讥笑，导致宝宝的苦恼，引起心理异常。斜视根据病因可分为共转性斜视和麻痹性斜视；根据眼位的偏斜方向又可分为内斜、外斜、上斜和下斜。麻痹性斜视多由神经或眼外肌的器质性病变引起，如由细菌或病毒感染、中毒、外伤等引起。

处理方法：

出生 6 个月后，就要观察宝宝的眼睛是否有斜视，一旦发现，要及早治疗。通常在宝宝斜视开始时，要及时给健侧眼睛戴上遮眼帘。如果效果仍然不好，则需要手术治疗。

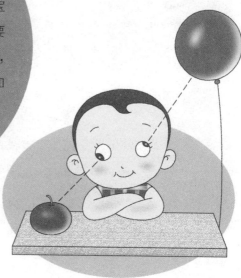

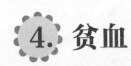 **贫血**

　　在人体所需的微量元素中，铁的含量最高，是制造血红蛋白不可缺少的原料；如果缺铁，会出现造血原料的不足，就不能合成足够的血红蛋白，从而出现贫血。贫血的宝宝会出现抵抗力弱、易病、反应变慢、注意力分散、记忆力差、易怒、烦躁、智力减退等表现。因此，一定要注意预防婴幼儿期贫血的发生，以保证身体和大脑的正常发育。

处理方法：

　　宝宝体内储存的铁只能满足出生后4个月以内生长发育的需要，5个月到1岁的宝宝，其体重和身高增长依然迅猛，血容量增加很快。随着活动量增加，对营养素的需求也相对增加，尤其是铁的需要量。为了预防贫血的发生，应增加富含铁元素的辅食，以补充机体内所需的铁。含铁量高的食物有动物性食物和植物性食物两大类：动物性食物中的铁易于吸收，如动物血（猪血、鸡血）、动物肝脏、牛肉等。它们不仅含铁量高，而且吸收率可高达20%以上。家长应给宝宝补充动物血、肝泥、鱼泥、蛋黄等食品，每周2～3次。植物性食物中绿叶蔬菜、豆类食品和有色水果都含铁较多，但植物性食物中的铁吸收率较低。此外，还可以给宝宝补充含维生素C较高的蔬菜和水果，这对防治宝宝贫血也很有好处。

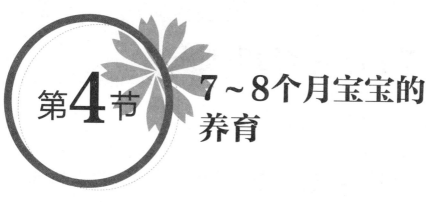

第4节 7~8个月宝宝的养育

7~8个月的宝宝坐得较稳，开始用上肢和腹部匍匐而行，但上下肢配合不协调。能借助外力站起，手的动作更加灵活，大拇指和其他四指能分开对捏，开始有目的地玩玩具。

宝宝对周围环境兴趣提高，能注视周围更多的人和物体，会把注意力集中到他感兴趣的事物和玩具上，并采取相应的活动。喜欢看街上的汽车，看天空的小鸟。会找藏起来的东西，手中的小匙落地后知道寻找。有初步模仿能力。

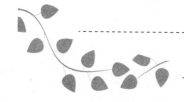

7~8个月宝宝的发育

这个时期的宝宝各种动作开始有意向性，会用两只手去拿东西。把玩具拿起来，在手中来回转动；还会把玩具从一只手递到另一只手，或把玩具放在桌子上敲着玩。仰卧的时候会将自己的脚放在嘴里啃。这个时期有的孩子不用人扶已能独立站几分钟。孩子手指的活动也灵巧多了，原来他手里如果有一件东西，再递给他一件，他会把手里的扔掉，接住新递过来的东西。现在他不扔了，他会用另一只手去接，这样可以一只手拿一两件东西摇晃、相互敲打。这时孩子的手如果攥住什么则不会轻易放手。妈妈抱着他时，他会攥住妈妈的头发、衣带。

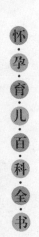

1. 7个月宝宝的生理发育

7个月宝宝的生理指标

满7个月时，男婴体重达6.4千克～10.3千克，身长64.1厘米～74.8厘米；女婴体重达5.9千克～9.6千克，身长62.2厘米～72.9厘米。牙齿2～4颗。

7个月宝宝的育指标

7个月时，宝宝会坐，在大人的帮助下会爬；手能拿起玩具放到口中；会表示喜欢和不喜欢；能够理解简单的词义，懂得大人用语言和表情表示的表扬和批评；记住离别1周的3～4个熟人；会用声音和动作表示要大小便。

2. 8个月宝宝的生理发育

8个月宝宝的生理指标

满8个月时，男婴体重达6.9千克～10.8千克，身长65.7厘米～76.3厘米；女婴体重达6.3千克～10.1千克，身长63.7厘米～74.5厘米。本月可有2～4颗牙。

8个月宝宝的发育指标

8个月时，宝宝能够扶着栏杆站起来；可以坐得很好；会两手对敲玩具；会捏响玩具；会把玩具给指定的人；会伸开双手要大人抱；会用手指抓东西吃；会用1～2种动作表达自己的意愿。

这时，宝宝坐着能自如地弯下腰取床上的东西。有的还会勇敢地向后倒在床上，躺着玩一会儿。往后倒时可能会磕着后脑勺，妈妈要随时注意宝宝身后不要有坚硬的东西。如果 7 个月还不会在床上打滚，8 个月可能突然就会了。胳膊和手的运动能力也增强了，趴着时总是伸胳膊够前面的东西；够不到时，还会一拱一拱地向前爬。但手脚配合还不协调。两手可以自如地倒换手里的玩具了。仍喜欢把玩具放在嘴里，但已经不是吮吸，而是开始啃咬。

3. 运动

坐

会独坐，这给他的生活带来了巨大变化。坐位与卧位相比，宝宝的视觉和听觉都会发生根本的变化。坐着时视野开阔，有利于认识周围事物。坐着看东西，视角和视线与所注视的物体处在相对平行的位置上，不像仰卧时只能面向房顶，宝宝注视的物体只能处于斜位方向。所以坐位对于形成对物体的主体形象有很大好处。宝宝的双眼视线处于大体对称的位置上时，有利于双眼的配合和协调，对视、知觉的发展更为有利。坐位对听觉发展的作用也与此类似。坐位时，宝宝双耳与外界物体也大体处于对称位置。声音进入双耳的协调操作对音调的知觉有利。此外，坐位时头部的自由转动有助于确定声音的方位。坐位的另一个重要作用是把宝宝的双手更好地解放出来，对双手的协调操作和手指的精细动作发展均极为有利。因此，宝宝醒着时，如果愿意坐，尽可能让他坐着玩。

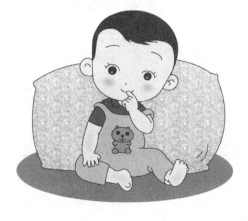

爬行

爬行是一种极好的全身运动，能使全身各部位都参与活动，锻炼肌力，为站立和行走做准备。当宝宝爬行时，他需要昂首挺胸，上下肢支撑身体，动作要协调才能保持平衡。姿势的经常变换，还能促进小脑平衡功能的发展。

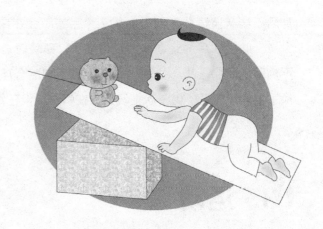

爬行能促进宝宝眼、手和脚协调运动，从而促进大脑发育。

8个月的宝宝对世界充满了好奇，爬行使他能向外界更加主动地探索，爬行克服了"距离"的障碍，是一种接近他感兴趣的人和物的既自然又有力的方法。随着活动范围的扩大，宝宝增加了认识事物的机会，有助于加强思维和解决问题的能力。爬行后和妈妈有了距离间隔，为了和妈妈交流，就要利用表情、声音和姿态等方式传达情感信息，自然提高了社会交往能力。有些父母怕宝宝到处爬行会出危险或搞得身上脏兮兮的，总喜欢让宝宝安静地坐着。殊不知，婴儿期缺乏充分的爬行训练，到了学龄期，宝宝就会反应迟钝、动作笨拙、游戏能力不如同伴，动作发展也不及这一阶段爬行训练充分的孩子。从心理发展来说，爬行可使身体随意变动位置，促进宝宝的运动知觉、深度知觉和方位知觉的发展。因此，家长应该给宝宝创造一个良好、安全的爬行小天地，鼓励和发展宝宝爬行。在床上爬行时，床不要过软，要注意安全。最好在地上铺上垫子让宝宝练习爬行，这样宝宝就没有摔跤的危险。宝宝最初爬行时，可能会出现不前进反而会倒退的现象。这时，可以在孩子前面放个他喜欢的玩具，并在前面呼唤他的名字，引导他向前爬行；也可将手顶住宝宝的双脚，给他一定的助力，帮助他向前爬行。从腹部离不开床面、匍匐前进，到以后会用手膝爬行，动作也会由不协调到协调。

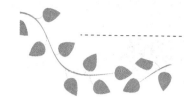

7 ~ 8个月是宝宝最容易出现危险的阶段。许多家长怎么也不明白为什么连身都翻不好的宝宝突然间能扶着东西站起来，够到了玩具就放在自己嘴里。

 1. 7个月宝宝的喂养与训练

❤ 7个月的宝宝要添加辅食，家长可以尝试着用辅食代替一顿奶。

❤ 切实做好疾病预防工作。6个月后，宝宝从母体中带来的免疫力降低了，很容易受到病菌感染而生病。家长一定要让宝宝多到户外活动，但不要去人多的公共场所。对宝宝入口的器具要注意消毒。

❤ 锻炼手的精细动作。手的发展很大程度上代表了智慧的增长，家长可以让宝宝玩各种玩具，促进其手的动作从被动到主动、由不准确到准确、由把着手教到能够听语言指挥而动。

❤ 帮助宝宝学习爬行。学习爬行对宝宝的智力发展和身体发育都有很好的促进作用。科学研究证明，不会爬就直接走的孩子容易成为"问题孩子"，在以后的运动、学习中会有障碍。

温馨提示

❤ 宝宝长牙时，会咬手指、玩具、衣被，这时要适当地给宝宝一些磨牙食物。

❤ 不要亲宝宝的嘴，不要口对口喂宝宝食物，因为大人的唾液常带有细菌和病毒。

❤ 7个月的宝宝要尽量少坐，多学习爬好处多。

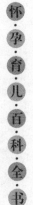

2. 8个月宝宝的喂养与训练

❶ 在饮食方面，8个月的宝宝要根据其爱好添加辅食，食物品种要尽可能地多样，确保营养均衡。给宝宝做辅食时，要注意卫生。宝宝长牙时期，辅食应添加富含钙和维生素D的食物，如虾皮、海带、动物肝脏、鸡蛋黄、鱼、绿色蔬菜等。可以用辅食代替1～2顿奶。

❷ 在日常生活中，要把教宝宝认识周围环境与发展语言能力结合起来。教宝宝一些礼节性的社交动作，如拍手表示"欢迎"，挥手表示"再见"。

❸ 要继续进行动作训练，帮助宝宝站立起来。要多爬、多玩各种玩具。宝宝的运动场所要确保安全。清除掉一切宝宝够得着的小垃圾和危险物。电源插座要加保护罩，热水瓶不能放到宝宝够得着的地方。

❹ 8个月的宝宝感冒发病率会上升，不能因为怕感冒就减少户外活动。

营养辅食推荐

母乳充足的妈妈，只要宝宝愿意吃辅食就不必急于断奶。如果宝宝喜欢吃辅食，奶量就可以减少。但一天的奶量要保持在500毫升以上。如果是母乳喂养，日哺乳不应少于3次。有的宝宝不喜欢吃现成的辅食品，也不喜欢吃妈妈做的肉、蛋、菜辅食，只喜欢吃粥和面条。这样的宝宝，妈妈要尝试着改变宝宝不吃蔬菜、蛋、肉辅食的习惯，可以换着吃鸡蛋羹、番茄蛋羹、蔬菜蛋羹、肉泥蛋羹、猪肝泥、肝泥烂面等。最后要注意，不能因为制作辅食而挤掉开发宝宝潜能、做游戏、到户外活动的时间。妈妈要合理安排好时间，腾出更多的时间和宝宝在一起，这与给宝宝制作辅食同样重要。

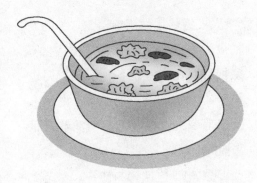

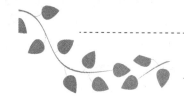

日常护理

这一时期的宝宝活动能力进一步增强；开始从以乳类为主食向正常饮食过渡，需要更多种类的辅食；白天睡眠时间缩短；情感更加丰富。日常护理的工作量会因此有较大幅度的增加，宝宝的安全问题可能在忙乱中被忽视。如果护理人责任心不是很强，缺乏对宝宝疾病的预防知识，可能会出现意外或使其生病。父母要在肯定护理人的成绩、理解护理人的辛苦的基础上，提请护理人注意各方面的护理，不能放松安全防范措施，要谨记宝宝还不会保护自己，时刻需要看护。

1. 五官的护理

每天要用温水给宝宝洗脸，再用软毛巾擦干，一般不需要涂抹润肤品，因为宝宝的皮肤很嫩，容易受香料的刺激而引起不良反应。宝宝的眼睛有分泌物将睫毛粘连时，可用浸渍温开水的纱布轻轻擦拭。擦时，从外眦到内眦，不要来回擦。若有脓性分泌物可用洁霉素眼药水点眼，每日2～3次，每次1滴，连用2～3日。若宝宝鼻腔有黏性分泌物结成硬痂影响呼吸，可用药棉蘸水或消毒过的植物油滴入鼻腔

1～2滴，待硬鼻痂软化后，用棉棒拨出。宝宝口腔要保持清洁，可在哺乳或进食后，喂少量温开水清洗其口腔，不可用布擦。如果有炎症，应及时治疗。要防止宝宝的泪水和洗脸水流入耳内。如发现外耳道有液体流出，特别是脓性液体流出时，应及时到医院就诊。不要给宝宝挖耳朵，因为外耳道的耵聍是耳内的正常分泌物，有保护作用。如果耵聍较多，结成硬块时，应去医院滴药后取出。

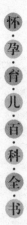

2. 水浴

在同样温度下，水对体温的影响比空气更大。擦浴是水浴的准备阶段。水浴开始前可有干擦的准备阶段，即用柔软的厚毛巾，轻轻擦拭宝宝全身到发红为止。注意手法一定要柔软，以防擦伤宝宝皮肤。

给 7～8 个月的宝宝擦浴时，水温开始应在 34℃～35℃，以后每隔 2～3 天降低 1℃，最低到 25℃～26℃。干擦时，可让宝宝躺在大毛巾上，擦浴者用毛巾蘸水，对左右上下肢及胸、腹、背部等部位做向心性擦抹，每擦 1 次都要用另一条毛巾吸干，直至皮肤发红为止，时间约为 6 分钟，室温应保持在 22℃左右。左右经过两遍擦洗的准备，就可以把宝宝放到水中进行水浴了。水浴时头脸应露出水面，不要让水进入眼、耳、鼻、口腔，时长 10～20 分钟，水浴完毕后擦干全身。

3. 冬季护理要点

❶ 7～8 月龄的宝宝，即使在寒冷的北方地区，也可以每天到户外活动了。如果天气好的话，可在户外多活动一会儿；如果天气不好，只活动几分钟就好。最好是每天都能到户外走走，如果隔几天不出去，再出去时，宝宝可能会受凉感冒。

❷ 冬季要坚持给宝宝洗澡。不一定要一天一次，但一周一定要洗 2～3 次。如果宝宝一冬天都不洗澡，开春一洗澡就可能会患病。冬季室内空气要流通，不能闷得燥热

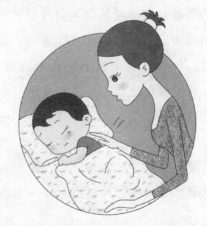

难耐。

❸ 穿衣过多会限制宝宝活动，7~8月龄正是学爬时期，穿得太多，学爬进度自然会减慢，而爬行对促进宝宝智力是有极大益处的。越早学会爬，智力发育就越好。另外，在室内不要给宝宝穿得太多。宝宝活动量在增大，穿得过多容易出汗，冬季出汗易外感风寒、发高热。

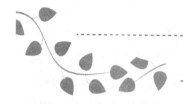

常见疾病防治

随着月龄的增加，宝宝的活动范围大了，接触的人也多了，父母会带宝宝到一些场所玩耍，会带他走亲访友，和其他小宝宝接触的机会也多了起来。6个月以后的宝宝从母体中得到的抗体逐渐减少，自身抗体的产生又相对较慢，会变得容易患病。如果是人工喂养的宝宝，由于未能从母乳中获得抗体，比母乳喂养的宝宝更易患病。

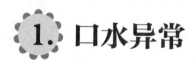

1. 口水异常

宝宝流口水，多属正常表现，可是有的宝宝流口水却是因为疾病的原因。宝宝口中的唾液量如果明显比其他宝宝多，又常常以口水吹泡泡，而且喂养也很困难，这种情况就要及时去看医生了。如果此时再有其他的症状，如宝宝几乎天天有持续性不明原因的发热（体温超过38℃），除口水很多以外还很容易流汗，但泪水很少或完全没有，或是皮肤出现一些斑点，或是有鼻塞、呼吸不畅等现象，千万不能贻误，应尽早去医院看医生。

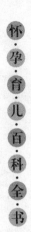

2. 肺炎

从症状上看，肺炎很难与普通感冒或支气管炎等区别。但一般来说，肺炎症状较重，宝宝常有发热、精神萎靡、食欲不振、烦躁不安、呼吸增快等表现。重症肺炎患儿还可能出现呼吸困难、鼻翼翕动、三凹征（指胸骨上窝、肋间以及肋骨弓下部随吸气向下凹陷）、嘴唇及指甲发绀等症状。如出现上述症状，要及时带宝宝去医院就诊。

处理方法：由医生检查肺部体征，并结合X射线胸部透视来确诊。

患肺炎的宝宝需要认真护理，可使病情很快好转。宝宝需要安静的环境休息，成人要避免在居室内高声说话。要定期开窗通风，以保证空气新鲜，不在居室内抽烟。让宝宝身体侧卧，这样有利于气体交换。

宝宝的饮食应以易消化的米粥、配方奶、菜水、鸡蛋羹等为主。因宝宝患肺炎时会伴有发热、呼吸增快，丢失水分比正常时要多，要注意让宝宝多喝水。

3. 荨麻疹

荨麻疹是宝宝最常见的疾病之一，类型很多，原因也很复杂。小儿荨麻疹多发病急，最初表现为烦躁、皮肤瘙痒，很快出现大小不等的风团，呈淡红色或苍白色，形态不规则，会迅速增大增多、融合成片，并伴有烧灼和刺痛感，时起时落，消退后不会留下痕迹。因为痒，

宝宝会表现出烦躁，到处乱抓，往往越痒越抓，越抓越多。如果消化道受累，则会有呕吐、腹泻、腹痛等症状；气管、喉头受累，会有憋气、胸闷等症状。发生在眼睑、口唇及外生殖器等组织疏松部位时，会有局限性的水肿。

处理方法：宝宝出现荨麻疹

后，应先找原因，可能是宝宝对鱼、虾、蛋、奶等食物过敏；也可能是对青霉素、磺胺药、所注射疫苗引起的变态反应；还可能并发于细菌、病毒感染以及对花粉、灰尘、羽毛及昆虫叮咬的过敏；有的荨麻疹有家族性，宝宝属于遗传性过敏体质。家长应在医生指导下耐心地查找引起荨麻疹的原因，停服、停用引起过敏的药物和食物；口服抗过敏药物（如氯苯那敏、非那根、苯海拉明等）。外用炉甘石洗剂或 0.5% 的石碳酸酒精止痒，以防搔抓皮肤。如皮肤抓破而继发感染时可涂抗生素软膏。

4. 麻疹

麻疹是由麻疹病毒引起的急性出疹性疾病，有很强的传染性。麻疹潜伏期一般为 6 ~ 18 天，有低热、精神差的症状，常常被家长忽视。发病时可有高热、眼结膜充血、流泪、打喷嚏、流鼻涕等症状；发病第 3 天在口腔两颊的黏膜上，出现针尖大小的白色斑点，周围有红晕；发热 3 ~ 4 天后出现玫瑰红色的皮疹，略高于皮面，疹间皮肤较正常，出疹顺序先为颈后，逐渐波及前额、面部，自上而下顺次延至躯干和四肢，有的到达手掌和足底；4 ~ 5 天后，进入恢复期。出麻疹的宝宝全身抵抗力下降，这时若护理不好或环境卫生不良，很容易并发肺炎、喉炎、脑炎、营养不良及营养不良性水肿、干眼症等并发症，严重者还可危及生命。

处理方法： 8 个月时应接种麻疹疫苗，以预防麻疹的发生。麻疹病毒是通过呼吸道传播的，从出疹前 5 天到出疹后 5 天均有传染性，麻疹患儿是唯一的传染源，所以避免宝宝接触麻疹患者，也可预防麻疹。

在宝宝患麻疹期间，应加强护理，注意防风，喝足够的水，吃一些易消化、富有营养的食物，屋内空气要保持新鲜，温度和湿度也要适宜。

1 ~ 12 个月宝宝的养育

5. 接种麻疹疫苗

麻疹俗称"出疹子"。在麻疹疫苗发明以前，差不多每个人都要生一次严重的麻疹。患麻疹时一般发高热 7 ~ 10 天，发热第 4 天全身出红疹，且可能并发肺炎、腹泻等，对宝宝健康影响很大。自麻疹疫苗问世以后，全世界广泛开展麻疹疫苗预防注射，得麻疹的人迅速减少。注射过疫苗的孩子大多数不再得麻疹，极少数孩子由于注射疫苗时有其他疾病或其他原因，注射过疫苗后仍会得麻疹，但往往症状都较轻，发低热，2~3 天即退热，皮疹也很稀少。

注射麻疹疫苗的时间，全世界不一致。我国制定的注射时间是 8 个月第 1 次注射 0.5 毫升，如果孩子注射麻疹疫苗时有病或因其他原因没有注射，以后任何时候都可补种。当孩子长到 4 ~ 6 岁时，还要再注射 1 次疫苗，这样就能终身不出麻疹。

6. 痱子

炎热的夏季，宝宝容易长痱子。夏天因为新陈代谢旺盛，极易出汗，汗毛孔受汗液的刺激，娇嫩、角化层薄的宝宝皮肤更易受损害，使抵抗力降低、汗毛孔发炎，妨碍了汗的排泄和蒸发，于是在皮肤上出现了密集的小米粒样红色粟粒疹，这就是痱子。痱子一般在出汗多的部位发生，如颈部、额部、胸部、背部等。如果一旦感染，还会化脓变成痱毒。

处理方法：痱子重在预防。平常要注意保持宝宝皮肤的清洁和干燥，勤洗澡，热天每天可洗 2 ~ 3 次，但不要用肥皂，以免刺激皮肤；水温 35℃左右，水中放 3 克 ~ 5 克小苏打可止痒；洗完擦干后，可涂一点儿含有适量薄荷的痱子粉，但不可过量，以免出汗后堵塞毛孔使皮肤炎症加重。其次还要掌握好宝宝活动的时间和活动量。夏季早晚凉爽，可在凉爽的地方玩，户外活动时间可长些；中午炎热时，在室内做些活动量小的游戏，以减少出汗；室内空气要保持流通。宝宝的衣服要合身、舒适、凉爽，宜选用棉制品。枕套、枕巾、小毛巾被等要保持干净；要多喝凉白开水、菜汤，多吃西瓜，以帮助降温，但千万不要给宝宝多喝冷饮，多吃冰激凌，更不宜直接吹电扇。

如果患了痱毒，洗澡后可在局部涂稀释了的十滴水，严禁用手挤压。如果痱毒严重，出现发热，全身不适，应立刻去医院就诊。

7. 肠痉挛

肠痉挛是由于肠壁的平滑肌强烈收缩而引起的阵发性腹痛，常见于小儿急性腹痛中。肠痉挛时，宝宝会突发阵发性腹痛，每次时间不等，可持续数分钟至数十分钟，反复发作，多能自行缓解。发作时，腹痛程度有轻有重，轻者可忍受，严重时宝宝会出现哭闹、翻滚、出冷汗、面色苍白，还可能伴发呕吐。发作间歇一切正常，不会影响食欲；但如果腹痛严重，发作频繁，也会影响食欲。如果宝宝自降生后就经常出现阵发性腹痛，应去医院做进一步检查，以排除继发肠痉挛的可能。

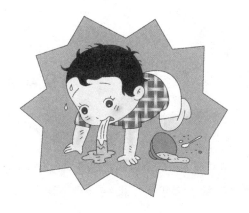

处理方法：如果是原发性肠痉挛，腹腔内没有器质性病变，宝宝随着年龄的增长，身体的锻炼，症状即可慢慢消失。每次发作时，宝宝应卧床休息，注意保暖；服用医生所开的解痉药物，如颠茄、阿托品等。如果发作 4 ~ 6 小时症状仍没有缓解，应该马上去医院检查，以排除急腹症。如为继发性肠痉挛，要针对病因治疗，以免影响宝宝的生长发育。

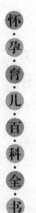

第5节 9～10个月宝宝的养育

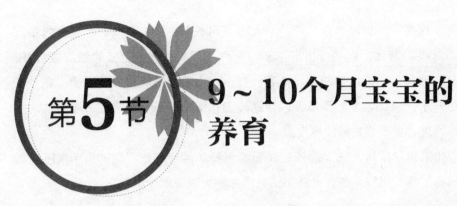

到了 9～10 个月，不同宝宝发展的差异性似乎更为显著，大动作、精细动作、语言、社交等方面的差距似乎越来越大。而针对某一个孩子来说，几个方面的发展会显示出不平衡，比如说话早的孩子运动发育可能晚一点儿。其实这些现象的出现都很正常，家长大可不必对此产生焦虑。

9～10个月宝宝的发育

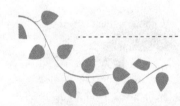

9～10 个月孩子的生理心理特点表现为：情绪、情感更丰富，会用笑脸欢迎妈妈，用表情、手势、声音来表达自己的喜、怒、哀、乐，用哭发泄不满。同时，还会记住自己不喜欢的人和事，比如再次到医院看病或打预防针，看到穿白衣服的医生时会躲避，甚至大哭不止。

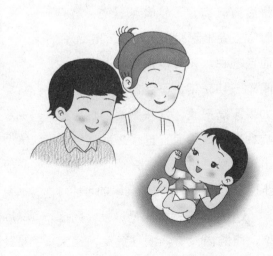

1. 9个月宝宝的生理发育

9个月宝宝的生理指标

满9个月时，男婴体重7.2千克～11.3千克，身长67.0厘米～77.6厘米；女婴体重6.6千克～10.5千克，身长65.0厘米～75.9厘米。牙齿2～4颗。

9个月宝宝的发育指标

扶物站立，双脚能横向跨步行走；拇指和食指能捏起细小的东西；能听懂自己的名字；能用简单的语音回答问题；会随着音乐有节奏地摇晃；认识五官；会做3～4种表示语言的动作；知道大人谈论自己，懂得害羞；会配合穿衣服。

2. 10个月宝宝的生理发育

10个月宝宝的生理指标

满10个月时，男婴体重7.6千克～11.7千克，身长68.3厘米～78.9厘米；女婴体重6.9千克～10.9千克，身长66.2厘米～77.3厘米。牙齿4～6颗。

10个月宝宝的发育指标

不少10个月的宝宝会叫"妈妈""爸爸"；认识常见的人和物；能够独自站立片刻；爬行迅速；大人牵着手会走；喜欢被表扬；能主动地用动作表示语言；能主动亲近小朋友。

如果快到10个月了，体重还不足7.36千克（男婴）和6.9千克（女婴），要引起父母的注意，而且有必要去看医生了。

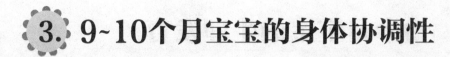

3. 9~10个月宝宝的身体协调性

❶ 9 ~ 10个月的宝宝能够从坐位变成俯卧位，从俯卧位变成坐位。身体及手、手臂、手指、下肢、脚的活动变得协调，如放在围栏里，自己能拉着栏杆站起，直到身体完全直立，脚还能一直牢靠地站在床面上，扶着家具可以站立得很稳。坐位时身体不会失去平衡，能左右摇摆和转身，能爬上台阶。会用拇指及食指戳、刺探、拉扯东西，拇指和食指的指端能够对捏。能将小物品（如小糖丸等）放在桌上，动作协调、迅速；能将手中握住的东西放掉。当着宝宝的面把积木扣在杯子下时，宝宝能够主动拿开杯子，取出积木。

❷ 大多9 ~ 10个月的宝宝会有目的地发出"妈妈""爸爸"的声音，在大人的鼓励下会模仿他们发一两个字音，如"拿""走"等。能较熟练地自己吃小甜饼干。对嘴的兴趣减弱，对手指、脚趾的兴趣增强。会用食指涂写。吃奶或喝水时能自己捧住奶瓶。能比较两个物品，并能区分物品的细小部分。穿衣时能伸手，穿袜、穿鞋时能伸脚。

❸ 9 ~ 10个月的宝宝会拉妈妈的衣服以引起注意；懂得常见的物或人的名称并会做出表示，如问"灯在哪里"时，宝宝能够听懂并指出灯的位置；会模仿他人手势，并面带表情地发出声音；伸出手把玩具交给别人时不肯松手，会轻轻拍或摇动玩具娃娃，单独玩上1小时以上；不喜欢躺下来睡觉，喜欢反复玩"挥手再见""拍手欢迎"或"躲猫猫"的游戏。喊宝宝的名字时会转头；见到陌生人仍然害羞。

❹ 10个月的孩子稍微扶点儿东西就能站立，扶站的同时也能尝试着迈步了，几天之后居然会扶着沙发或床边走得很利落。

在要变换位置时有的孩子是坐着挪动屁股，有的是靠爬行，有的会扶着东西走过去；少数会独自站立的孩子还能东倒西歪地走几步。如果孩子坐、爬、站、走几种方式都有，表明孩子用哪种方式运动都很正常。但早走路并不代表智力超常，何况10个月走得太多并不好，因为孩子下肢的承重能力还不够强。

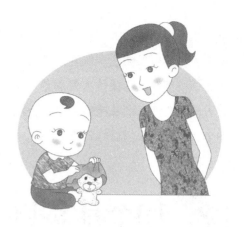

5 孩子长到 10 个月时，手变得更灵巧了。不但会玩积木，会拿起和放下玩具，还学会了扭开门把手自己开门、拉开抽屉翻箱倒柜、打开水笼头、拧开瓶盖。对这样的孩子要格外地小心，要在孩子能够活动的范围内仔细清理，凡有可能对孩子构成危险的东西要统统收起来。

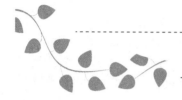

宝宝的喂养与训练

为了让宝宝有一个健康的身体，我们要从喂养上注意宝宝的营养。那么在喂养 9 ~ 10 月的宝宝时应该注意些什么呢？

1. 9个月宝宝的喂养

9个月宝宝的养育要点

母乳喂养的宝宝白天可逐步喂配方奶以代替母乳，早晨起床后和晚上临睡前以及半夜醒来时可喂母乳。这时已不必给宝宝喂果汁了，可直接喂番茄、橘子、香蕉等果蔬，还可喂酥脆的点心、饼干、蛋糕等，但不要喂糖块，以防导致吞咽危险。这个月锻炼的目的仍然是让宝宝学站，能站立的婴儿则让其学习迈步。宝宝每天最好有 3 个小时以上的时间在户外度过。

激发宝宝探索周围环境的兴趣，如捉迷藏游戏就是很好的活动。培养其良

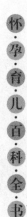

好的生活习惯，如练习使用便盆，养成讲卫生的好习惯；训练宝宝自己动手吃饭；训练宝宝模仿大人发音，与大人愉快交流；训练宝宝的自我控制能力，按照大人的口令行事。

温馨提示

体重过重的宝宝不要站立太久。坠落、烫伤、吞食异物是 9 个月的宝宝易发生的主要事故。

2. 10个月宝宝的喂养

10个月宝宝的养育要点

即使母乳充足，宝宝每天也要吃两顿辅食。白天可吃配方奶，吃各种饼干、软面条、蛋糕、薄饼等，品尝点心也是宝宝的生活乐趣之一，但最好定时。超重宝宝不宜吃过多的点心，也不适宜吃香蕉。

训练宝宝的自我服务技能，培养他的独立性。鼓励他自己抱奶瓶、坐盆大小便、自己去拿玩具等。10 个月的婴儿开始学习走路，为其提供会发出声音的拖拉玩具较好。

要创造良好的语言环境，在照顾宝宝生活、玩游戏时都要伴随语言。多为宝宝唱儿歌、童谣。

训练宝宝走路，让宝宝多爬行。把宝宝放在学步车里时，要有大人在旁边。除刮风、下雨外，应尽量到室外活动。

10个月宝宝的喂养要领

初期，食物应切成 5 毫米大小的方块，再逐渐变大。要让宝宝用手指捏，如稍稍用力即烂的食物，最为合适。习惯后慢慢增大食物的体积，大致标准为 7 毫米大小。食物还是要煮得熟烂，食物面积较大，咀嚼自然要更费力。

可从粥变成软饭，由还残留少许米粒形状的全粥，慢慢减少水分含量，逐渐变成煮得软软的米饭。

设法让宝宝吃些容易入口、纤维多的炒熟的带叶蔬菜，将蔬菜去除叶尖部分，切成宝宝容易入口的大小。

调味时要注意，番茄酱、酸奶、苹果泥带有淡淡的酸味，可让食物更加美味。蔬菜等较难下咽的食物，如果用酸奶等调味，很容易就能下咽。

宝宝的营养均衡非常重要，这时候主要的营养来源可逐渐从母乳和配方奶转到其他食物。因此，要更加留意营养是否均衡。每一餐都需要有碳水化合物、蛋白质和维生素，这些食物的比例是 4∶3∶3。

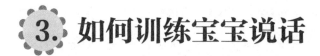

3. 如何训练宝宝说话

训练方法一：

鼓励宝宝尽可能地多说话。这时候宝宝说得虽然还不清楚，说的也只是一些简单的单词或短语，但宝宝用语言沟通的欲望特别强烈。妈妈要注意观察宝宝想要说什么，如果宝宝说不清楚，要及时予以纠正。有条件的父母在这个时期可以教孩子学习第二语言，如英语等。时机较好。

训练方法二：

和宝宝一起看书。这一时期，可以给宝宝看一些图案简单、色彩鲜艳的图书，帮助宝宝认识图片。妈妈可以指着图片反复告诉宝宝画中物体或动植物的名称。当宝宝自己能翻看时，可让他自己去翻看。宝宝会学着妈妈的样子，指着画念到图中形象的名称，妈妈要及时予以鼓励；说得不准确的，要及时予以纠正。

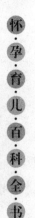

4. 从站立到坐下

从站立到坐下的动作，需要宝宝手脚和身体协调配合来完成。一开始，宝宝可能会"啪嗒"一下坐到床上，这不要紧，注意安全就可以了，父母稍稍扶一下宝宝的腋下，把持一下身体，宝宝就能顺利地从站立位转到坐位了。把玩具放在宝宝脚前，宝宝主动做站起再蹲下这个动作。这个动作比较难，有的宝宝快1岁时才能学会，这需要宝宝全身的协调，四肢还得有力，平衡感还要好。从坐着到站立，宝宝需要父母用手拉一下，或自己扶着物体站起来。徒手站起需要有个过程，父母可以用手指轻轻勾着宝宝的手指，边说"宝宝站起来"，边用力向上拉。宝宝如果站起来了，就鼓励

说："宝宝站起来了，宝宝长高了，真棒。"以后，妈妈把手指伸给宝宝，先不要接触宝宝的手指，说："宝宝站起来，拉住妈妈的手。"这时宝宝就会伸出小手指，勾住妈妈的手指，妈妈再顺势轻轻拉起，并说："宝宝拉到妈妈手了，自己站起来了。"宝宝会很高兴的。

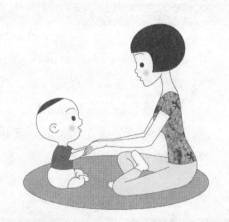

5. 向前迈步走

这个月的宝宝可能会扶着床沿、沙发墩、木箱等横着走几步，有的推着能滑动的物体向前迈步，但不敢离开物体向前走。父母可以进行这方面的训

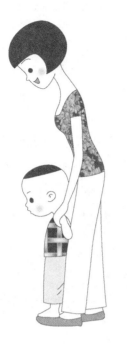

小脚跟着大脚走

练：让宝宝靠着物体站好，妈妈蹲在前面，把手伸向宝宝，离宝宝很近时，做出要抱的动作，并说："宝宝走过来，让妈妈抱一抱。"这时，宝宝的两只小手可能会伸向妈妈，试着让身体离开倚靠物体，向前迈步。如果宝宝还没有向前迈步，身体就已经向前倾斜，妈妈要及时向前抱住宝宝，并鼓励说："宝宝真勇敢。"

6. 捡东西训练

让宝宝捡东西，是很好的游戏，不但能训练宝宝的体能，还能训练手眼协调、思维、手的精细动作、对物品名称的认识、和父母的交往等能力。一个小小的捡东西游戏，就有这么多的好处，可见亲子游戏是不可缺少的。宝宝这时已能听懂父母的一些话了，也认识了一些物品的名称，会站起来，会坐下，有的宝宝还会蹲下了，会爬，会翻身。这些都是捡东西不可缺少的运动能力。

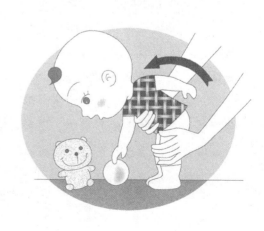

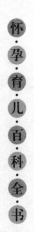

7. 把物体投进小桶里

这个游戏也很好，能训练宝宝手的精细动作和准确性、手眼的协调性。妈妈拿着一个小桶，宝宝手里拿着小玩具，妈妈说："把你手里的玩具放到这个小桶里。"如果宝宝没有听明白，妈妈可以做示范，或让爸爸把宝宝手里的物体投到桶里，宝宝就会模仿爸爸的动作，把玩具放到桶里。不断增加桶与宝宝的距离，训练宝宝投物的准确性。

8. 使用小勺

这个时期，宝宝手的精细动作能力已经比较强了，可以训练宝宝自己使用小勺吃饭。用勺吃饭，是这个月宝宝喜欢做的事情。自己拿勺吃饭，就意味着会把饭菜撒得哪儿都是，弄脏衣服、桌椅和地面，浪费饭菜。这让许多父母无法接受，但是，如果为此而不训练宝宝，就会扼杀他自己动手的积极性，不但会降低宝宝的食欲，还会阻碍其运动能力的发展。从第9个月开始训练使用小勺的宝宝，1岁以后就能独立拿勺吃饭了。

宝宝运动能力的增强也不尽相同，有的快些，有的慢些。如果相差得不是很大，就不要着急。宝宝运动能力增强的快慢，与所处季节、父母训练程度、看护人是否帮助训练等一些客观因素有一定的关系。如果正赶上冬季，衣着比较多，有些运动能力就可能延迟出现。

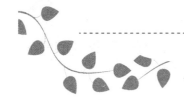

常见疾病防治

健康的宝宝在成长过程中，各方面都达到一定的标准，但是少数宝宝可能出现特殊状况，如身体某个部位出了小问题，或是有些方面发育过于迟缓等。定期给宝宝做健康检查，可以让爸妈随时了解宝宝的健康状况，对出现的问题，做到早发现、早治疗，从而最大限度地达到健康标准。

1. 肠套叠

肠套叠是指一段肠管套入邻近的另一段肠腔内，是婴儿时期的急腹症。患了肠套叠之后，宝宝会很痛苦，肚子阵阵绞痛。这时的宝宝由于不会说话，常表现为大声哭闹、四肢乱动、面色苍白、额头出冷汗。发作数分钟后，宝宝安静如常，甚至可以平稳入睡。但间隔10分钟到1小时，腹痛会再次出现，宝宝又会哭闹不止，如此反复发作。与此同时，宝宝还有呕吐、拒绝吃奶等现象。病初排便，1～2次为正常便，哭闹过4～12小时后，宝宝多排出果酱样便或深红色血水便，这是由于肠管缺血、坏死所致。

宝宝患肠套叠的病因至今尚不明

确。一般认为是婴儿时期生长发育迅速，需要添加辅食来保证营养摄入，而消化道发育尚不成熟，功能较差，各种消化酶分泌较少，使消化系统处于"超负荷"工作状态所致。由于年轻的父母不了解这个特点，给宝宝吃了不易消化的食物，增加了胃肠道的负担，从而诱发肠蠕动紊乱，导致肠套叠的发生。

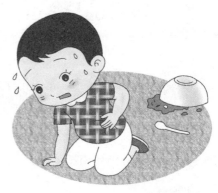

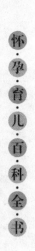

处理方法： 对阵发性哭闹的宝宝怀疑是肠套叠时，应迅速到医院就诊。凡病程在 48 小时以内的原发性肠套叠，无脱水症，腹不胀，可以用气灌肠疗法使肠管复位，复位率一般在 95% 以上。晚期病情严重者，需手术治疗。

2. 营养不良

宝宝营养不良是一种常见疾病，中医称为"疳积症"。常表现为面色发黄，食欲缺乏，体重不增或减轻，皮下脂肪减少，毛发干枯无光泽，抵抗力弱。常常因为家长缺乏婴幼儿营养学方面的知识而造成。另外，如婴幼儿患有某些疾病，如消化道先天畸形、慢性腹泻、败血症等，也可以导致营养不良。

处理方法：

为了预防宝宝发生营养不良，父母首先要学习科学的营养知识，掌握科学的育儿方法，合理安排饮食，以保证各种营养素的全面摄入；杜绝和纠正偏食和挑食，合理给宝宝吃零食。其次要合理安排宝宝的生活起居，注意养成良好的睡眠习惯、饮食习惯、排便习惯及清洁卫生习惯。另外，必须预防各种传染病，医治宝宝的慢性病等。一旦发现宝宝营养不良，首先要找到致病的原因，如是喂养不当，应在营养专家指导下逐渐改善喂养方法；如果膳食结构不合理，应调整饮食；如果因某些疾病所致，要积极治疗原发病。

3. 幼儿急疹

6 个月到 2 岁的宝宝，常由于病毒引起急性发疹。冬春季最常见，传染性不大。一般宝宝在感染病毒后，会经过 1 ~ 2 周的潜伏期，起病很急，出现 39℃的高热；宝宝精神状态良好，多伴有轻微的咽炎、上呼吸道感染的症状，或恶心、呕吐等消化道感染的症状；高热持续 3 ~ 5 天，多数为 3 天，体温自然骤降；当宝宝开始退热或体温下降后出现皮疹，皮疹最先见于颈部和躯干部位，很快波及全身，腰部和臀部较多，面部和膝以下皮疹较少。这是中心多、周边少的向心性皮疹的主要特点。一般经过 1 ～ 2 天皮疹就可以完全消退，疹退后不留色素沉着、不脱屑，不留痕迹。病程中有耳后及枕后的淋巴结肿大体征，退热后几周内便消退。其他症状会随体温下降而好转。

处理方法：

幼儿急疹在皮疹出现以前，诊断较为困难，当热退疹出后，诊断明确，病即将痊愈，因此家长无须再带宝宝到医院看皮疹，不需特殊治疗。

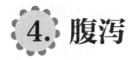

4. 腹泻

腹泻是宝宝常见的病症之一，发病原因很多，如进食量或进食次数过多，胃肠道负担加重；添加辅食过急或食物品种过多，进食太多油腻带渣的食物，而不能完全被消化；喂养不定时，胃肠道不能形成定时分泌消化液的条件反射，致使宝宝消化功能降低等。另外，由于食物或用具受污染，宝宝吃进带细菌的食物，引起胃肠道感染等也可能导致腹泻。

处理方法

无论何种原因引起的腹泻，家长都应仔细观察宝宝大便颜色、次数和量的多少，并将大便异常部分留做标本以备化验，以帮助医生查找腹泻的原因，对症治疗。腹泻时要让宝宝多休息，可同时用毛巾裹腹部或热水袋敷腹部，加强对宝宝腹部的保暖，以减少肠蠕动。

有许多轻微型腹泻，不使用抗生素等消炎药物治疗就可自愈，或者服用"妈咪爱"等微生态制剂、蒙脱石（思密达）等吸附水分的药物也会很快痊愈。尤其因病毒感染所致的秋季腹泻，用抗生素治疗不仅无效，反而有害。细菌性痢疾或其他细菌性腹泻，可用抗生素，但必须在医生指导下使用。口服补液盐是预防和治疗腹泻脱水的良方。

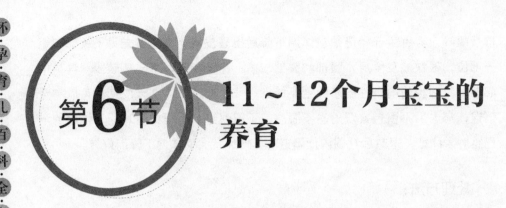

第6节 11~12个月宝宝的养育

11～12个月宝宝是周岁之前的最后一个时期，这个时期宝宝已经能够说"妈妈""爸爸"等简单的词语，也能够理解他人简单的话语，听懂最简单的命令，做一些拿报纸之类的小事情。按照世界卫生组织的要求妈妈应该给宝宝喂母乳到两岁以后，但因有的妈妈自己已经没有奶了或者由于工作等原因不能给宝宝喂母乳了，可考虑在宝宝周岁时断奶。父母要记住的是这一时期是喂宝宝食物的过渡时期，因为孩子也不满意老吃软食和太小的东西。不少孩子快满周岁的时候已经能够自己走步，但是因为骨骼还未发育成形，所以一定不要勉强练习走步。此外，父母还应该注意不要给孩子穿过多的衣服，以避免妨碍运动。

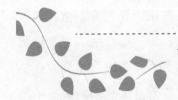

11~12个月宝宝的发育

11～12个月的宝宝能逐渐明确周围人与人之间的关系，能辨清外人中的熟人和陌生人。宝宝也想积极参加周围的社会活动，大人会发现宝宝经常性地"模仿大人"，看见妈妈用抹布擦拭饭桌，也会走到旁边用手去擦桌子；看见爸爸用锤子做木工活，就会用汤匙当当地敲饭桌。

1. 11个月宝宝的生理发育

11个月宝宝的生理指标

满 11 个月时，男婴体重 7.9 千克 ~ 12.0 千克，身长 69.6 厘米 ~ 80.2 厘米；女婴体重达 7.2 千克 ~ 11.3 千克，身长 67.5 厘米 ~ 78.7 厘米。长出了 4 ~ 6 颗牙。

11个月宝宝的发育指标

11 个月的宝宝，大人牵起他的一只小手就能走路；已经能准确理解简单词语的意思；会叫"爸爸、妈妈、奶奶、姨"等称呼；会指出身体的一些部位；能竖起手指表示自己 1 岁；不愿意母亲抱别人；有初步的自我意识。

2. 12个月宝宝的生理发育

12个月宝宝的生理指标

满 12 个月时，男婴体重 8.1 千克 ~ 12.4 千克，身长 70.7 厘米 ~ 81.5 厘米；女婴体重 7.4 千克 ~ 11.6 千克，身长 68.6 厘米 ~ 80.0 厘米。头围 46 厘米，胸围 46 厘米。出牙 6 ~ 8 颗。

12个月宝宝的发育指标

不用扶，自己能站稳走几步；认识身体部位 3 ~ 4 处；认识动物 3 种左右；会随儿歌做表演动作；能完成大人提出的简单要求；不做成人不喜欢或禁止的事；开始对小朋友感兴趣，愿意与小朋友接近、做游戏。

宝宝的听力

听的能力，是宝宝学习语言的基础。宝宝更喜欢听妈妈高频度的音调，喜欢听节奏感强、优美、声音适中的音乐。这个月的宝宝虽然还不会说几句话，但是却能听懂许多话的意思。宝宝是靠听父母和周围人的说话，靠观察父母说话时的口型等来学习语言的。宝宝经不断积累词汇，最终学会用语言来表达。所以，父母要懂得创造语言环境的重要性。

宝宝说话的能力

12个月的宝宝，语言发育程度不一。有的宝宝说话早，已经能用语言表达简单的意愿了。如能很清晰地叫"妈妈""爸爸""奶奶"，会说"吃吃""抱抱""饱饱""撒撒""拜拜""汪汪"等，还会说许多父母也听不懂的莫名其妙的词。在宝宝学习语言的过程中，这种现象很常见。妈妈听到宝宝在说这些莫名其妙的话时，要努力去领会，积极配合交

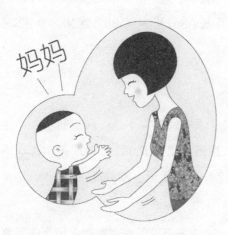

流，并借机教给正确的语汇，这样能鼓励宝宝更多地"说话"。当宝宝嘀嘀咕咕说话时，父母不要在一旁嘲笑，这样会打击他说话的积极性，应该持以鼓励、赞许、参与的态度，使宝宝有更大的兴趣学发音。

玩耍的能力

这个月宝宝自己玩的能力增强了，安静时，能坐在那里玩很长时间的玩具。这个时期的宝宝不喜欢在商场购买的玩具，开始喜欢家里的东西，比如小梳子、妈妈的首饰盒、吃饭的小勺、妈妈做饭的锅碗瓢盆等，都能引起宝宝的兴趣。会走的宝宝，开始到处翻箱倒柜，把东西从箱子里拿出来，这比玩玩具更有意思。

12个月的宝宝喜欢找小伙伴玩，开始了最初始的社交活动。看到和自己差不多大的宝宝会很高兴，上去拉拉手、摸摸脸，很是亲热。这与前几个月有很大的区别。前几个月，看到和自己差不多大的宝宝，通常只是看看、笑笑，很快就没兴趣了。现在不同了，如果有别的大人和宝宝同在一个房间内，婴儿就会走向其他宝宝，进行"交流"。如果有几个宝宝同在一起玩，自己也

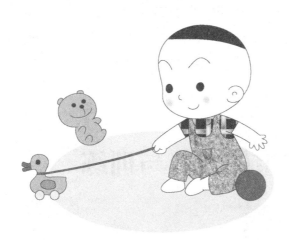

会急着"入伙"，父母要给宝宝创造这样的机会。现在家庭大多是三口之家，很少有机会接触外人，这会降低宝宝和人交往的欲望，使他变得不合群。大人要多让宝宝和其他宝宝接触，为以后上托儿所打基础。

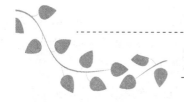

宝宝的喂养与训练

很多 11 ~ 12 个月的宝宝不再以母乳、配方奶为主要的日常饮食，从而可结束断乳期，开始吃离乳后的饮食了。怎样喂养 11 ~ 12 个月的宝宝呢？

宝宝这个时期一般只有 6 ~ 8 颗乳牙，胃肠功能发育也不完全，所以食物仍要做得细、软、烂、碎并且种类多样，以满足宝宝的营养需要。宝宝的胃容量比较小，但身体所需要的营养却相对较多，可一餐不能吃得太多，就只能采取少食多餐的做法，最好一天进餐 5 ~ 6次。要营造良好的就餐环境以刺激宝宝的食欲。甜品不能在饭前吃，会影响宝宝食欲，而且要尽量少给宝宝吃糖果甜

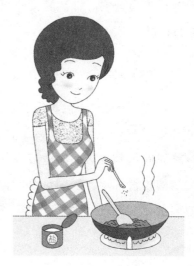

品。要在给宝宝的食品中增加一些面包干等硬性食物帮助磨牙。

这个阶段可以训练宝宝走路和独立生活的能力，让他多与生人接触，克服怕生的现象。

1. 11个月宝宝的喂养与训练

养育要点

辅食开始变成主食，母乳、奶粉成了辅食。

如果辅食中不添加足够的鸡蛋、鱼、牛肉等，就会缺乏动物蛋白。应该保证宝宝摄入足够的动物蛋白，但不必拘泥于书中所说的量，要根据宝宝的饭量而定。辅食不要放盐、味精，少放糖。

逐渐让宝宝与生人接触，使他克服怕生现象。继续发展宝宝的语言能力，可以看画册讲故事。

训练宝宝走路。禁止宝宝做不该做的事情，置之不理会使宝宝养成不良习惯。训练独立生活能力，但一定要保证安全。

温馨提示

给宝宝吃完点心后再喂些水，可预防龋病。宝宝的骨头还软，走路时间不宜太久。家庭应保持文明的语言环境，因为这个时候的宝宝已经能很好地模仿大人说话了。

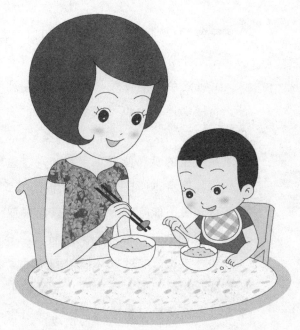

2. 12个月宝宝的喂养与训练

养育要点

断母乳的宝宝，每天要喝 1 ~ 2 次配方奶。如果宝宝发生大便干燥，可再适当增加素菜的量。另外，香蕉、蜂蜜也有润肠作用。继续加强语言训练，尽量为宝宝创造说话的机会。

引导孩子身体及个性向着良好健康的方向发展。明确禁止孩子的不良行为。对于好的行为，家长则要鼓励。

孩子不要过多地看电视，应该在与人、与事物的接触过程中成长。

加强父母与孩子的交流，保持愉快的家庭气氛，保持孩子良好的情绪状态。继续训练孩子走路，每天在户外活动时间不应少于 3 个小时。

温馨提示

要为宝宝选择有防滑功能的软底布鞋，试鞋时，一定要让宝宝穿上鞋后站起来，然后再判断大小，因为站立时脚在鞋里占据的面积最大。孩子的脚长得比较快，2 个月左右就需要换一次鞋，因此家长要经常观察鞋子是否大小合脚，以做到更换及时，使孩子穿着舒适、活动方便。

3. 断奶后的科学喂养

宝宝断母乳后，要注意科学喂养，否则会给宝宝身体带来不可估量的危害。

首先，食物的选择要得当。如可以吃软饭、面包、面条、薯类；蛋、

肉、鱼、肝、豆腐、四季蔬菜、水果，特别要多吃红色、黄色和绿色的蔬菜水果。每日三餐应变换花样，使宝宝有很好的食欲。至于每餐的数量，要适可而止，每天摄入的总

量不明显减少，体重保持继续增加即可。在断奶初期最好要保证每天饮用一定量的配方奶。

其次，食物要色香味俱全，要易于消化，这样才能适应宝宝的消化能力，引起食欲。

此外，还要注意饮食卫生。

4. 健康辅食推荐

虾肉肝菜什锦面条

材料：面条、熟鸡肝末、鲜虾肉、菠菜末、鸡蛋各适量。

调料：高汤、熟植物油、芡粉、葱、姜各适量。

做法：

（1）将虾肉挤干水分切碎，加少量蛋清、芡粉混匀后备用。

（2）起油锅，下葱和姜炒香后捞出，放入虾肉煸炒至熟，放入沸水烫过的菠菜煸炒片刻。

（3）将面条放入沸水锅内，煮软熟后捞入另一小锅内，加入高汤、虾肉、菠菜、鸡肝末。武火煮沸后文火再炖片刻，把打好蛋液的1/4甩入汤内，煮熟即成。

特点及营养：含有多种维生素和矿物质，口感鲜美，很适合婴儿食用。

玲珑馒头

材料：面粉2勺，发酵粉少许，米粉1勺。

做法：

（1）将面粉、发酵粉、米粉和在一起揉匀，放入冰箱，15分钟后取出。

（2）将面团切成3份，揉成小馒头；将小馒头放入上汽的笼屉蒸15分钟即可。

特点及营养：洁白柔软、利于消化，是提供宝宝所需能量的主食之一。

小笼包子

材料： 面粉2勺，肉馅1勺，发酵粉适量。

调料： 葱末、油、盐等适量。

做法：

（1）将肉馅、葱末调和均匀；将发酵粉掺入面粉，把面粉揉成面团。

（2）面团发好后，把它分成3份，擀成包子皮。

（3）将肉馅包在包子皮内，放入屉内蒸熟即可食用。

特点及营养： 皮薄馅满，口感滑嫩、柔软，营养丰富，比较适合婴幼儿食用。

鸡肉白菜饺

材料： 饺子皮、鸡肉、圆白菜、芹菜、鸡蛋液各适量。

调料： 高汤、香油、熟植物油、酱油各适量。

做法：

（1）鸡肉末放碗内，加少量酱油拌匀。

（2）鸡蛋炒熟切成细末；圆白菜、芹菜洗净，分别切成末。加肉末、鸡蛋液、熟植物油拌成馅，包成饺子，下锅煮熟。

（3）在锅内放入高汤，稍煮片刻后，再放入煮熟的小饺子，加少许香油即可。

特点及营养： 鸡肉的脂肪含量很低，蛋白质含量高，大白菜含有较多的维生素。

香甜翡翠汤

材料： 香菇1朵，鸡肉20克，豆腐20克，西蓝花10克，鸡蛋1个。

调料： 高汤100毫升。

做法：

（1）香菇洗净切细丝，鸡肉切粒，豆腐冲洗后，用勺背压成豆腐泥。

（2）西蓝花洗净，用热水烫熟后切碎。

（3）生鸡蛋打散搅拌均匀，高汤加水煮沸后，下入香菇丝和鸡肉粒。再次煮沸后，一次下入豆腐泥、西蓝花和蛋液，焖煮3分钟左右即可。

特点及营养： 香菇中含有香菇素、胆碱、亚油酸、香菇多糖及30多种酶，对宝宝脑功能的正常发挥有重要的促进作用，并可预防甲肝。

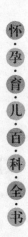

番茄面包鸡蛋汤

材料：番茄1/2个，鸡蛋1个，全麦面包适量。

调料：高汤100毫升。

做法：

（1）用沸水烫番茄，去皮切小三角形，备用。

（2）鸡蛋磕开，打入碗中调匀备用。

（3）锅里加入水（或高汤）和备用的番茄，水沸后，将面包撕成小粒加入小锅中。煮3分钟，再将鸡蛋加入锅中，甩出漂亮的鸡蛋花。接着煮2分钟，至面包片软烂即可。

特点及营养：此汤能为宝宝提供丰富的碳水化合物、多种维生素、蛋白质以及多种微量元素，对宝宝身体发育很有好处。

鸡蛋饼

材料：面粉2勺，鸡蛋1个。

调料：油适量。

做法：

（1）将鸡蛋搅打均匀，加面粉、水继续搅打成糊。

（2）在饼锅内加油适量加热，舀一勺鸡蛋糊均匀倒入饼锅。摇饼锅使蛋糊成薄饼。将薄饼入盘即可。

特点及营养：含有大量蛋白质，口感滑润细嫩，对宝宝的身体发育大有益处。

葱花饼

材料：面粉2勺。

调料：葱末1/2勺，油适量。

做法：

（1）将面粉、水、葱末加在一起搅成糊状。

（2）把适量的油倒入煎饼锅加热，舀一勺面糊倒入，将饼锅顺时针摇，使饼摊成圆形。饼熟后放入盘中，也可用黄瓜片点缀。

特点及营养：葱是一种常用的配料，不仅可以调味杀菌，还可以增添菜肴的色相。葱花饼外焦里嫩、口味酥脆、口感劲道、葱香浓郁。

鲔鱼苹果糊

材料：苹果1个，清理干净的鲔鱼肉适量，米（麦）精适量。

做法：

（1）将鲔鱼放入水中煮熟后压碎。

（2）将苹果清洗干净，苹果去皮磨泥；加入少许的清水调匀米（麦）精，将苹果泥与米（麦）精放在一起搅匀。

（3）撒上碎鱼肉一起搅拌均匀。

特点及营养：鲔鱼的鱼肉中脂肪酸大多为不饱和脂肪酸，含有人体所需的8种氨基酸，还含有维生素，丰富的铁、钾、钙、碘等多种矿物质和微量元素，是宝宝健脑的好食品。

鲜肉馄饨

材料：新鲜猪肉50克，馄饨皮10张。

材料：嫩葱叶5克，香油5~10滴，高汤适量，紫菜少许。

做法：

（1）将紫菜用温水泡发，清洗干净泥沙，切成碎末，备用。

（2）将猪肉清洗干净，剁成极细的肉蓉；将葱叶清洗干净，剁成极细的末。

（3）肉蓉里加入葱末、香油搅拌均匀。

（4）挑起肉馅，放到馄饨皮内包好。

（5）倒入高汤，煮沸，放入馄饨煮熟，然后撒入准备好的紫菜末，煮1分钟左右，盛出即可食用。

特点及营养：鲜肉混沌味香汤鲜，口感软滑柔嫩，很能激起宝宝的食欲。

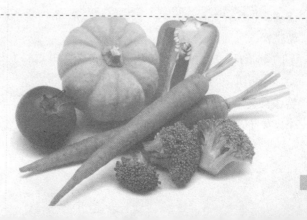

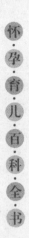

奶油豆腐

材料：豆腐100克，奶油半杯。

调料：白砂糖少许。

做法：

（1）将豆腐切成小块。

（2）将豆腐与奶油加入清水一起煮，煮熟之后加一点点白砂糖调味，即可食用。

特点及营养：豆腐中含有大量的蛋白质和钙，含有8种人体必需的氨基酸，并且含有不饱和脂肪酸和卵磷脂等，能促进宝宝生长发育。

蜜烧红薯羹

材料：红薯500克，枣（干）100克，蜂蜜100克。

调料：植物油15毫升，冰糖30克。

做法：

（1）将红薯清洗干净，去皮，先切成长方块，再分别削成鸽蛋形。红枣清洗干净，去核，切成碎末。

（2）将炒锅上火，放油烧热，放入红薯炸熟，捞出沥油。

（3）炒锅去油置武火上，加入适量的清水，放冰糖熬化。放入过油的红薯，煮至汁黏，加入蜂蜜，撒入红枣末推匀。煮5分钟后，盛入盘中，即可食用。

特点及营养：含有大量维生素和矿物质，口感滑润细嫩，对宝宝的身体成长大有益处。

南瓜肉汤糊

材料：甜南瓜10克。

调料：肉汤一大匙。

做法：

（1）将南瓜去皮之后切成小块，加水炖熟，并过滤（去水）。

（2）将南瓜和肉汤倒入锅中，同煮成糊状即可。

特点及营养：南瓜含有丰富的锌，能参与人体核酸、蛋白质的合成，为宝宝的生长发育提供帮助。

肉馅饼

材料：肉末1勺，鸡蛋1个。

调料：葱末1勺，油适量，香菜末少许。

做法：

（1）将肉末、葱末调和成肉馅炒熟。

（2）鸡蛋搅打成糊；下入烧热油的饼锅内，转动饼锅摊成蛋饼。

（3）把肉馅放入蛋饼中，将蛋饼两边盖在馅上；把熟肉馅饼放在盘中，在饼上撒上香菜末。

特点及营养：营养均衡、口味清香，很适合婴幼儿食用。

小肉松卷

材料：面粉2勺，米粉1勺，肉松1勺，发粉少许。

做法：

（1）将面粉、发粉、米粉揉匀，和成面团。

（2）将面团分成3份，压扁，卷上肉松，上笼屉蒸熟即可食用。

特点及营养：香味浓郁，味道鲜美，干软酥松，易于消化。

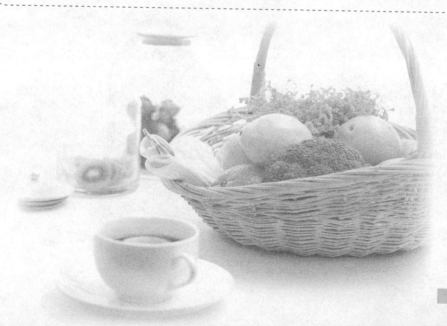

PART

1

2

3

4

5

6

1~12个月宝宝的养育

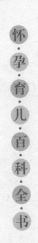
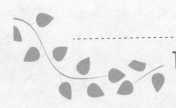

11~12个月宝宝的日常护理

11~12个月的宝宝活动能力增强，喜欢到处爬和扶着东西走，所以父母要增强安全意识，以防意外发生。另外，要注意宝宝的饮食卫生和日常清洁，避免发生疾病。

1. 夏季护理避免肠道传染病

夏季是肠道传染病的多发季节，如细菌性痢疾、肠炎等。注意饮食卫生，是阻断肠道疾病的有效方法。

冷饮是宝宝喜欢的食品，一定要限制摄入量，过多摄入冷饮会引起宝宝胃肠道疾病，也可伤害牙齿。儿童胃黏膜非常娇嫩，很易造成"冷食性胃炎"，

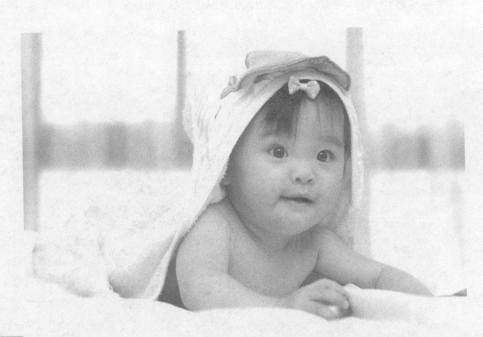

出现腹胀、恶心、呕吐、消化不良等症。若冷饮不合格，还可造成细菌性胃肠疾病。过多食用冷食还可影响宝宝牙齿发育，尤其是在换牙期。

夏季日光中紫外线强度大，应注意避光，防止日光性皮炎。尤其要注意对宝宝眼睛的保护。

正确使用空调、电风扇，不要把室内温度调得太低。一般情况下，室内与室外温度之差不要超过7℃。夏季开窗睡觉时注意不要有对流风，空调的冷风口和电扇不要直接对着宝宝吹，尤其是在宝宝出汗时更应远离风口。有空调的房间，要注意定时开窗通风。

2. 身体的清洗

一般在男宝宝大便后，家长都会给宝宝清洗屁股，这是正常的。但是对于小男宝宝，很多家长做得还很不够。在儿童期，阴茎的包皮都包着龟头，其内温度高、湿度大，易于积垢致细菌繁殖，引起炎症，而且还容易产生一些白色物质叫包皮垢。包皮包盖龟头的地方是"藏污纳垢"之处，应是主要的清洗部位。所以，父母要经常将男宝宝的包皮轻轻翻开，暴露出龟头，用洁净温水清洗，动作要轻；清洗后，要轻轻擦干，将包皮轻轻翻转回去。忌用含药性成分的液体和皂类，以免引起刺激和过敏反应。

女宝宝小便后要及时更换尿布，每天坚持清洗外阴1～2次，并轻轻擦干阴唇及皮肤皱褶处。擦洗时要注意自上而下拭净尿道口、阴道口及肛门周围。皮肤如有皲裂，应涂擦无刺激性的润肤油，最后在外阴及腹股沟处薄而均匀地扑上爽身粉，以保持干燥。清洗阴部时，将阴唇分开，用温开水冲洗。用蘸润肤油的棉签由上至下轻轻擦拭分泌物，再用清水将润肤油冲洗掉。每个女宝宝都会分泌自洁物质，妈妈用不着特别清洗。

3. 看护护理

这个时期的宝宝能爬高了，也很喜欢爬楼梯，所以家长要增强安全意识，看好孩子，防止发生坠落的事故。这个时期孩子吃辅食较多，所以要解决好孩子的饮食问题，尽量不要吃太多的糖，吃完糖后要及时漱口。这个时期，孩子也更依赖妈妈了，所以做母亲的要给孩子温暖的怀抱，使其感到安全和温暖。此外，母亲也要更加呵护宝宝，给孩子积极的反应，根据孩子哭声的长短和高低来判断他的需要，正确辨别信号，及时满足孩子的要求。

4. 排泄护理

宝宝一出世，大便和小便都是天生就有的非条件反射，粪便在直肠内聚积很多就会引起排便反射，再由神经系统发出指令，就会自动排便了。尿在膀胱里充盈到一定程度就会自动排出。这个月龄的孩子小便次数每天10次左右，大便3次以内，如果是吃母乳的孩子，排便次数会更多些，所以家长要重视孩子的排便问题，养成孩子良好的排便规律。

如果大人细心，就会发现孩子在排便前都会有一些诸如凝视、不动、脸发红的表情。一旦发现孩子有这样的表情，就要让孩子坐便盆，并以"嘘嘘"或者"嗯嗯"的声音促进孩子排便，使他逐渐形成条件反射，到时孩子就会排便了。

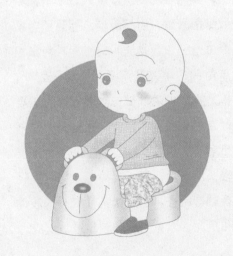

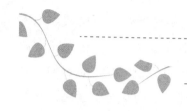

常见疾病防治

虽然宝宝出生之后，父母都是用一万分的精力和细心来照顾，但是病菌却总是能够找到各种各样的机会危害宝宝，所以父母对于一些宝宝常见疾病应该有所了解，并且懂得如何进行护理，而不至于在这些常见疾病面前因为过于关心宝宝而手忙脚乱、不知所措，以至于耽误了最好的治疗时机，使宝宝病情加重。

1. 肺炎

肺炎是呼吸道病变较重的疾病。宝宝患上以后，起病急、病情重、进展快，是威胁宝宝健康乃至生命的疾病。但有时它又与小儿感冒的症状相似，容易混淆。肺炎患儿大多发热，而且多在38℃以上，并持续2～3天以上不退，如用退热药只能暂时退一会儿。

护理患肺炎的宝宝最重要就是保暖，尤其是半夜，很容易着凉，最好让宝宝睡在睡袋里。如果宝宝坐起来，也会带着睡袋，不至于着凉。如果天气暖和，可以盖双层毛巾，就不会让宝宝半夜着凉。

2. 急性上呼吸道感染

急性上呼吸道感染是宝宝的常见疾病，主要症状是发热、流涕、打喷嚏、咳嗽，还可伴有腹疼、腹泻、呕吐等消化道的症状。其他有一些

PART

1

2

3

4

5

6

1～12个月宝宝的养育

病也会表现出上述的症状，所以应该仔细鉴别。

处理方法：马上送医院，由医生确诊后进行对症治疗。如果是单纯的急性上呼吸道感染，应以清热解毒、止咳化痰的中药为主；如果患了细菌性肺炎，可在医生指导下服用抗生素。退热应采取物理降温的方法，比如用冷毛巾冷敷颈部两侧、大腿根部、双腋窝部，或洗温热水澡、头枕凉水袋等。

要使宝宝休息好，环境应该安静舒适，注意保持室内的通风和空气清新。冬季房间有暖气，不能太热、太干燥，一定要定时开窗通风，家长绝对不能在室内吸烟。

如果宝宝的鼻腔、气管内分泌物很多，会造成呼吸不畅时，大人可以用棉签蘸凉开水，慢慢湿润后轻轻掏出来。在护理宝宝的过程中，多注意观察他的精神、面色、呼吸次数、体温的变化，如果宝宝有高热惊厥史，体温在38℃以上，就要在医生指导下服用退热药，以免高热时引起抽风。

患病时要注意营养，饮食以流食、半流食为好，定时多给喝水，用以补充发烧消耗的体液，促进毒素的排出等。菜汁和蔬菜水因含维生素和矿物质，对身体恢复是有好处的，所以不要减少。

3. 倒睫

宝宝的睫毛如果内倒，即医学上所称的"倒睫"。倒睫会对角膜有危害性，还可引起视力下降。倒睫的原因有两种：其一是因为宝宝两颊部很丰满，鼻根部扁平，眼间距宽，这使得有些宝宝的下眼睑皮肤易内卷，眼睫毛向眼球方向生长，形成倒睫。其二则可能是因为宝宝患结膜炎，哭闹或用手揉眼睛时，引起眼睑痉挛，也会形成倒睫。

处理方法：宝宝有了倒睫，家长不要随便用镊子拔睫毛，因为这不仅能破坏毛囊，睫毛拔掉后还会重长，有时还会因细菌感染造成脓肿；拔睫毛时还会有碰伤眼球的危险。正确的方法是用眼膏涂在睫毛上，以避免睫毛擦伤眼睛，每日3～4次。由于宝宝的睫毛比较柔软，对角膜损害不太大，轻度的下睑内翻，会随年龄的增长、面部的发育逐渐自愈，只有一小部分是真正需要手术治疗的，但也要等到2岁以后才可请眼科医生诊治。

4. 包茎

包茎是指男性阴茎包皮口狭窄或包皮与阴茎头粘连，使遮盖阴茎的包皮不能上翻，原因多是先天性包皮开口太小。这种病症是男童易发生却又易被家长忽略的缺陷。包茎严重者会出现排尿困难，并可因逆行压力造成肾脏的损害。有时由于尿道口存积尿碱，导致尿道口发炎，更可加重排尿困难。

处理方法：治疗包茎的最好方法就是做包皮环切术，将过长、过紧或粘连的包皮切除。

5. 隐睾

正常的男孩出生后，阴囊内有两个睾丸。有的男孩只有一个睾丸或两侧全无，医学上称为"隐睾"。单侧隐睾，另一侧睾丸正常，对其将来的生长发育、生育能力均无影响；双侧隐睾对其生长发育和生育能力均有影响。

处理方法：当男孩1岁左右的时候，如果阴囊仍然摸不到睾丸，就应该请医生检查，以便早日进行手术治疗。手术前为了使宝宝精索伸长，睾丸增大，以利睾丸下降，可考虑用激素如人绒毛膜促性腺激素治疗一个疗程。但切忌长期使用激素，以免使宝宝发生性早熟。还有极少数宝宝为睾丸异位，睾丸长在大腿根部、鼠蹊部附近，这种情况需动手术治疗。

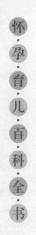

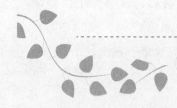

避开婴幼儿的服药误区

当宝宝生病时，喂药就成了一大难题。为了让宝宝快点儿好起来，在给宝宝用药时爸妈会采取各种方法。有些方法是错误的，甚至会伤害到宝宝，下面介绍九种喂药时的常见误区。

误区一：给宝宝干吞药片

造成后果：干吞药片很容易使药片停留在消化道而损害消化道黏膜。

挽救措施：一旦出现这样的情况，要赶紧给宝宝喂一些温开水，让水冲走停留在消化道内的药片。尤其是喂药时一旦发生了呛咳，应立即将宝宝的头略低并偏向一侧，同时用空心掌叩打宝宝背部，防止吸入肺内。

误区二：滥用成人药物

造成后果：大多数的成人用药都不适用于婴幼儿。很多的父母认为：婴幼儿就是比成人的体重小，只要减少用量就行了，这是不对的。药物都有毒性和不良反应，而婴幼儿的肝脏解毒功能弱，肾脏的排毒功能也差。成人服药后的轻微不良反应对于肝肾功能较弱的婴幼儿来说可能就是毒性反应。氨基糖苷类可引起小儿耳聋，肾脏功能损伤；喹诺酮类可引起婴幼儿软骨发育障碍；磺胺类可导致婴幼儿患黄疸病，也会损害肾脏功能；氯霉素可引起灰婴综合征，粒细胞减少症。

正确的做法：一定要根据宝宝的情况服用适合他的专用药物。

误区三：喂药时欺骗宝宝说药物味道像糖果

造成后果：宝宝会误以为药和糖是一个概念，甚至将药当糖果来乱吃。

正确做法：教育宝宝要听医生的话，要勇敢，遵守服药的规定。让宝宝牢记"只有在父母许可的情况下才能吃药"。绝对不能为了让宝宝服药，药明明是苦的，却非说成是甜的，让他产生错觉，同时要将所有的药品放在孩子够不到的地方。

误区四：在宝宝吃药前不摇匀糖浆药剂，任意用饮料服药

造成后果：一些糖浆类的药物是把各种成分混合在一起，放一段时间会产生沉淀，不摇匀会导致一瓶药水的大部分浓度很低，而下部的1/3浓度却很高，服药达不到理想的效果。

此外，不能让宝宝用饮料服药。果汁中的酸性物质会使许多药物提前分解，或使糖衣提前溶化，不利于胃肠吸收，削弱了药物的疗效。尤其是一些碱性药物更不能与果汁同时服用，因为酸碱中和会使药性大减。

用牛奶给宝宝服药也是不科学的，牛奶中含有很多蛋白质和脂肪酸，这些物质会在药片周围形成薄膜将药物包裹起来，影响机体对药物的吸收。同时，牛奶及其制品中含有较多的钙、磷酸盐等，这些物质可与某些药物生成难溶性盐类，同样影响疗效。

正确的做法：糖浆类的药物在服用前一定要摇匀，然后倒入量杯里，按照具体的毫升数让宝宝服下。干糖浆和冲剂只能用温开水送服。

1~12个月宝宝的养育

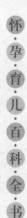

误区五：父母根据自己的经验，盲目用药及滥用抗生素

造成后果：婴幼儿感冒大部分是由病毒引起的，由细菌引起的感冒只有10%左右。平时宝宝的一些小毛病，如喉咙不舒服、流鼻涕、轻微咳嗽之类仅是普通的感冒，只需要让宝宝多休息多喝点儿水，然后口服维生素C就会很快痊愈。很多抗感冒药只是治标不治本，并且药一般都会有不良反应，父母切不可胡乱给宝宝吃药。

有些父母简单地认为抗生素就是消炎药，唯恐宝宝生病，只要宝宝有点儿不舒服便给他服药，即所谓的"预防"。殊不知，过多地使用抗生素非但起不到预防的作用，还有可能对宝宝身体发生损害。使用链霉素、新霉素、庆大霉素、卡那霉素等抗生素，会影响宝宝的听觉神经，引起眩晕、耳鸣，甚至耳聋；喹诺酮类药物会影响宝宝软骨的发育；氯霉素可能引起再生障碍性贫血；四环素、土霉素容易引起牙齿变黄，并使牙釉质发育不良。

正确的做法：在医生的指导下服用抗生素。

误区六：擅自分享处方药

错误原因分析：有时候宝宝害了眼病，家长看到邻家的小宝宝也得过同样的眼病，就拿人家用剩下的眼药给自己孩子用。这样做也是错误的。那么那瓶剩下的眼药水为什么不能用呢？首先在上次使用时，药水的滴管可能已受到了病菌的污染，其次药物也很有可能过期了。另外，即使表面看起来两个孩子症状相同，但却可能是由不同的原因引起的，甚至是不同的病种。

正确的做法：即使同一个宝宝得了和先前完全相同的病，在给宝宝使用相同的处方药之前，也要向医生咨询，告诉医生自己手头现有的药物，由医生来判断是否可以使用，不要擅自给宝宝用药。

误区七：随意加大或减小药量

造成后果：有些家长在喂药时希望宝宝快点儿好，认为加大用药剂量能使宝宝病症早日获愈，便盲目加大服药剂量或服药次数，也有些家长给宝宝重复用药或同时用多种药物。俗话说，是药三分毒，服用药物的剂量越大，其毒性和不良反应也随之增大，严重的甚至会导致宝宝发生急性或蓄积性药物中毒，但是如果家长过于谨慎，害怕宝宝服药后出现不良反应，便随意减少服药剂量，这样又会造成药物剂量过小，在宝宝体内达不到有效浓度，就无法发挥最佳疗效了。还有些家长给宝宝服药随意性很大，想起来就喂药，忘了就不喂了，结果不但治病效果欠佳，还容易使细菌产生耐药性和抗药性。

还有在给宝宝治病时不能过于心急，一种药物才用几天，甚至几次，因为看不到明显的病情好转，便认为该药效果不好，因而频繁地更换药物。其实，频繁地更换药物，不仅难以获得应有的效果，而且会使机体产生耐药性和不良反应，使治疗变得更加麻烦。

正确的做法：一定要按照医嘱服药。

误区八：过长时间吃药

造成后果：有可能延误有效的治疗时间或者造成疾病恶化。

正确的做法：如果宝宝连续吃某些药已两三天却还不见好转时，就不要再吃了，因为这表示宝宝的病症可能不像表面看来那么简单，要尽快带他去看医生。

1～12个月宝宝的养育

误区九：盲目使用退热药

错误原因分析：婴幼儿最常见的症状之一就是发热。家长学会正确合理地使用退热药是很重要的。婴儿退热药中的有效药物浓度相当高，有些药物婴儿服用的量超过孩童配方的 3 倍之多。给婴儿加大剂量的主要原因是婴儿对药物的吸收力相对较小，并且更容易将药吐出来，因此给婴儿用退热药必须谨慎。

正确的做法：仔细阅读药瓶、药盒上所有的说明性文字，特别应该注意是"婴儿配方"还是"儿童配方"，两者之间是有很大区别的。

有时，也会发生这样的情况：新生儿误服退热药后，体温突然下降，皮肤开始脱水，呈现青紫色，严重者还可出现便血、吐血、脐部出血、颅内出血等，甚至会因抢救不及时而死亡。因此，有些退热药，比如阿司匹林、小儿退热片、复方阿司匹林（APC）等是新生儿的禁用药。给新生儿用退热药一定要慎之又慎。新生儿及婴儿比成人更容易发热，这是因为新生儿和婴儿体温调节功能不完善，皮肤的保暖、出汗、散热功能都较差，当生病、环境温度改变或喂水不足时，都会引起发热，如果此时随便服用退热药，往往会给孩子带来更大的伤害。

正确的做法：新生儿发热后，物理降温退热是最好的方法。婴幼儿的发热，如果体温不超过 39℃，以前又没有惊厥史的，可多喝温开水以及用物理降温，可以打开包被暴露孩子的肢体，用浓度不超过 30% 的乙醇擦洗颈部及手心、掌心，还可以给宝宝枕一个冷水袋等。不过，体温一旦下降应立即停止降温，否则将导致体温难以上升。只有体温超过 39℃或者宝宝有惊厥迹象时才能在医生指导下吃由世界卫生组织推荐的对乙酰氨基酚（扑热息痛）或者布洛芬等药。

附 录

附录1 孕期必做的常规检查项目

检查项目	检查时间	检查内容
第1次孕检	怀孕第6~10周	确认妊娠：了解过去病史 身体检查：体重、身高、血压等 实验室检查：血常规、筛查合成血红蛋白的珠蛋白异常而造成的障碍性贫血（地中海型贫血）、血型、Rh血型、梅毒、尿常规、肝功能、肾功能等（上述内容称为"例行检查"） 超声波检查：确认怀孕周数及是否有宫外孕等情况
第2次孕检	怀孕12周	例行检查；相关卫生教育
第3次孕检	怀孕16周	例行检查； 基本测量：子宫底高度测量、测量腹围 实验室检查：在17~21周进行产前筛查
第4次孕检	怀孕20周	例行检查；基本测量 超声波检查：了解子宫内胎宝宝的发育情形
第5次孕检	怀孕24周	例行检查；基本测量 实验室检查：一般在24~28周进行孕期糖尿病筛查
第6次孕检	怀孕28周	例行检查；基本测量 观察：是否有手脚水肿现象
第7次孕检	怀孕30周	例行检查；基本测量；观察水肿情况； 实验室检查：梅毒病毒、风疹、乙肝检测 超声检查：筛查胎宝宝是否表面畸形、心脏发育情况、各脏器发育情况
第8次孕检	怀孕32周	例行检查；基本测量；观察水肿情况
第9次孕检	怀孕34周	例行检查；基本测量；观察水肿情况
第10次孕检	怀孕36周	例行检查；基本测量；观察水肿情况
第11次孕检	怀孕37周	例行检查；基本测量 实验室检查：复查血尿常规、肝肾功能等项目 超声波检查：估测胎宝宝大小及观察发育情况，羊水、胎盘情况 观察水肿情况
第12次孕检	怀孕38周	例行检查；基本测量；观察水肿情况
第13次孕检	怀孕39周	例行检查；基本测量；观察水肿情况
第14次孕检	怀孕40周	例行检查；基本测量；观察水肿情况； 安排分娩相关事宜

附录2

孕期需做的一些特殊检查

检查项目	意 义	检查时机	适合对象
脊髓性肌肉萎缩症SMA基因检测	目前此病尚未有治愈的方法，因此，提早筛查，可避免出现遗憾	随时都可做，最好的时机为怀孕第10～14周或第一次产检时	有脊髓性肌肉萎缩症家庭史者
绒毛膜穿刺采样	可早期发现胎宝宝染色体异常	怀孕第9～12周	有特殊疾病之家族史者
颈部透明带筛查先天愚型（唐氏综合征）	可早期筛查先天愚型（唐氏综合征）的可能性，不过，筛查值并非100%准确	怀孕第12～14周	怀孕早期的女性
母血唐氏综合征筛查	通过此筛查可早期发现唐氏综合征，并及早处理	怀孕第15～20周	怀孕女性都应检查
羊膜腔穿刺	这项检查很重要，可以检查出多种遗传性病症。检查方法是：在腹部超声波的导引下，利用特殊长针，经准妈妈之腹部进入羊膜腔，抽取少量的羊水，进行检测	怀孕第16～21周	30岁以上的高龄产妇前次怀孕有过染色体异常胎宝宝者母血唐氏综合征筛查结果显示为高危人群者
高层次超声波	使用更精良的超声波仪器做更仔细、更完整的胎宝宝状况检测，并针对该准妈妈的相关遗传疾病、某些器官或部位加以仔细检查及测量	怀孕第18～24周	有需求的准妈妈可向医院预约

检查项目	意 义	检查时机	适合对象
妊娠糖尿病筛查	多数医院都会建议准妈妈筛查	怀孕第24～28周	产妇最好都能进行此筛查，有糖尿病家族史者更需进行此项检查
胎宝宝生理评估	利用超声波检查，包含羊水量、胎宝宝呼吸运动、胎动、胎宝宝肌肉张力、非压力试验5项检查项目，每个项目正常时给予2分，如果最后结果低于6分，就可能有异议，需进一步检查	怀孕第29周	产检时发现胎宝宝生长迟滞的准妈妈，怀疑有胎宝宝窘迫的情况时
乙型链球菌筛查	此细菌可能造成早产、羊膜腔炎、产后感染、胎宝宝及新生儿感染等，如发现细菌即可进行治疗。方法是采集阴道及肛门口检体，进行细菌培养，目前有些医院已采用光学惯性分析器（OIA）光学免疫法，可快速检验	怀孕第36周	建议准妈妈最好都能做此筛检
胎动测量NST	可进一步观察胎宝宝是否发生异常。评估胎宝宝在胎动时的胎心率加速情形，借以了解胎盘功能是否正常，其判读指标为：（1）胎心率加速；（2）胎心率基准线变化；（3）胎动显示情形；（4）子宫收缩情形	怀孕28周以上	发现胎宝宝有心跳不正常者超过40周尚未有分娩迹象者

附录3　　新生宝宝测评标准

宝宝出生后 5 分钟之内，可以对宝宝做出生检查并试着打打分，看看自己的宝宝是否健康活泼。每一项的分值为 0 分、1 分和 2 分，最高分是 2 分。一般来说，当然是分数越高，对宝宝的健康就越有信心啦！

评分的主要内容如下：

胎心率

无法听到宝宝心跳	0 分
胎心率 < 100 次 / 分	1 分
胎心率 > 100 次 / 分	2 分

宝宝的呼吸情况

宝宝的呼吸微弱	0 分
宝宝的呼吸缓慢而且没有任何规律	1 分
宝宝呼吸良好	2 分

宝宝的肌肉伸展能力

宝宝的四肢软弱没有力气	0 分
宝宝的四肢不能全部弯曲，较少活动	1 分
宝宝活泼好动	2 分

宝宝对外界事物刺激后所作出的反应

宝宝对刺激毫无反应	0 分
对刺激，宝宝只是表情有所改变	1 分
受到刺激后，宝宝大声哭闹	2 分

宝宝的皮肤颜色

宝宝脸色苍白或是青紫色	0 分
宝宝只有四肢为青紫色，身躯还是粉红色	1 分
粉红宝宝	2 分

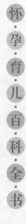

身体状况

体重：3000 克～3500 克，满月后会增加 1 千克左右

身长：50 厘米

头围：35 厘米左右

胸围：33 厘米左右

姿势：双手上举，半握拳，肘关节自然弯曲，手腕外展呈 W 形。两腿分开，脚心向内。

尿液：10 次左右 / 天，以后次数会有所减少，但尿量将有所增加。若是宝宝排出红尿时，你不必慌张。这是因为有尿酸盐的原因，一般数日后会自动消失。

大便：刚出生时宝宝的胎便呈深褐色或深绿色。母乳喂养后转成黄色，便软而次数多；非母乳喂养的宝宝，便色发白，大便干硬而次数少。

睡眠时间：除去吃（喂奶）和拉（换尿布）以外，其他时间均被睡眠所占用，无白天黑夜之分。

呼吸：前 3 天内，呼吸没有规律，快慢不均匀。偶尔会有呼吸暂停的情况发生。以后恢复正常，一般为 40 次 / 分左右。由于宝宝是用腹式呼吸，所以你不可将宝宝腹部绑得太紧。

脉搏：刚刚出生时为 180 次 / 分，大约 1 小时后减至 140 次 / 分。

体温：出生后的宝宝，无法适应较低的室温，所以急需保温。小人儿的中枢神经尚未发育完全，所以体温常常受外界温度的影响。

皮肤：肌肉幼嫩，皮下毛细血管隐约可见，所以肤色呈玫瑰色。宝宝出生后，胎脂开始吸收。因皮脂堆积，所以在鼻尖和鼻翼之间，会出现黄色小点。千万不能挑破，否则容易感染细菌。

生殖器：男孩子的阴囊大小不同，睾丸可降到阴囊内，也有可能仍停留在腹沟处。龟头和包皮会有轻微的粘连。女孩子的小阴唇相对比较大，而大阴唇尚不能遮盖住小阴唇。在阴道口可看到粉红色的黏膜，这就是"处女膜"，以后会自然缩入阴户内。

感官

视觉：宝宝对光亮有反应，但只能看到物体的大致轮廓。

听觉：无法辨认声音，但会熟悉妈妈的声音。

嗅觉：对强烈的气味表示厌恶。

味觉：相当发达。对乳汁和配方奶十分感兴趣。

触觉：知冷知热，若是尿片湿了或不舒服会大声啼哭。

条件反射

第一出现的是惊吓反应：比较大的声音或者突然抱起宝宝都会使宝宝双手向前伸直，好像要拥抱什么似的。

第二是吸吮反应：当你用手或其他物品碰到宝宝小嘴的时候，你会看到宝宝的吸吮动作。

第三是握持反应：当宝宝的小手触摸到东西时，会做握拳动作。

第四是颈部反应：当宝宝仰卧时，脸若朝左，那么左手和左脚都会伸直，而右边的手脚则会弯曲。

第五是走路反应：当你撑着宝宝，让他的脚心着地时，他会煞有其事地做出走路的姿势。

附录4

十月怀胎日程表

妊娠早期

1月

- 受精卵结合并在子宫安顿下来。
- 基础体温保持高温状态。
- 没感到妊娠的自觉症状。
- 胎儿的器官开始发育。妊娠13周以前应避免 X 线照射或服药，预防风疹。

2月

- 基础体温仍处于高温状态。
- 月经如推迟 2 周左右，仍未来可疑是妊娠。
- 开始出现妊娠反应。
- 乳头和乳晕发黑，乳房发胀。
- 尿频。
- 有发困、烦躁等症状。
- 接受初诊（检查尿中人绒毛膜促性腺激素）。

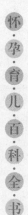

3月

● 用超声波多普勒法可听到胎心音。
● 妊娠反应最难受的时期。
● 乳头、外阴部的色素沉着明显。
● 分泌物增多，要注意清洁卫生。

● 此时是容易流产的时期，要格外注意。
● 避免或控制性生活。
● 开始练习孕妇体操。
● 职业女性要早些向上级报告。

妊娠中期

4月

● 胎盘完全形成，流产的危险性减少。
● 妊娠反应平息，舒服多了。
● 食欲旺盛，要注意饮食营养的均衡。
● 适度地运动、散步，保持体力。
● 申请加入孕妇学校，学习有关知识。

5月

● 进入稳定期。
● 开始感觉胎动。
● 可根据自身情况考虑用托腹带。
● 开始对乳头保养和矫正。
● 孕中期可以进行性生活。
● 应该多进行运动。

6月

● 大部分人感觉胎动。
● 体重明显增加。
● 不得不去的外出旅行，可放在这个时期。
● 有必要穿着孕妇服装。
● 开始准备婴儿用品。
● 进行蛀牙的治疗。

7月

● 24周以后出生的婴儿，有生存的可能性。
● 变大了的子宫压迫下半身，容易出现静脉曲张。
● 容易便秘、长痔疮，因此要注意饮食。
● 这个时期要做一次贫血检查，如发现贫血，应在分娩前治愈。

8月

- 胎儿的成长显著，可强烈地感觉到胎动。
- 一般胎儿的位置稳定在头位。
- 如果感到因子宫收缩而致的肚子疼痛或发胀，要立即休息。
- 容易引起妊娠中毒症，因此要注意用低盐饮食，并充分休息。
- 肚子大，不易看清脚下，步行和上、下楼梯时要特别注意。

9月

- 子宫底伸展到心口窝的下面，已压迫肺、胃、心脏，因此心跳稍快，呼吸困难，食欲不振。
- 尿频。
- 开始练习分娩辅助动作。
- 准备在家中分娩的人，要在这个月末待在家中。
- 做好住院的准备（物品、车的安排、家庭生活等方面）。

10月

- 由于胎儿和子宫底的下降，胃部畅快，食欲增加。
- 压迫膀胱出现尿频的情况，分泌物增加，注意清洁卫生。
- 不知什么时候临产，所以避免远行。
- 充分休息、保证充足的睡眠、营养，积蓄体力。
- 严禁性生活。
- 检查住院的准备工作。
- 如果发现破水或大量出血，要立即住院。
- 阵痛的间隔时间如缩短，要尽快洗澡住院。

附录5

孕期40周身体变化

孕早期 尽管在怀孕的前12周，孕妇的体重不会增加很多，体形也显露不出已经怀孕，但孕妇的体内已经发生了重大的变化。在情感上，要开始调整自己，使自己意识到已经怀孕，要开始适应不可思议的口味变化。在这期间孕妇的体重将增加0.9千克~1.8千克，其中胎儿所增加的重量约有0.65千克。

第1周 妇产科医生根据最后一次月经的第一天来确定怀孕期，在产前记录上记为LMP。怀孕期通常持续280天即40周。

第2周 在卵巢中开始孕育一个成熟的卵子，卵子被释放出，进入输卵管，这个过程叫做"排卵"。排卵的时间通常在下次月经到来之前的第12~16天。

此时阴道分泌物增多，且为无色透明。在排卵时某些妇女甚至会感到轻微的疼痛。

第3周 妊娠开始。卵子与一个精子结合，形成一个独特的细胞，这个细胞将发育成可爱的宝宝。

第4周 子宫开始增大、变软，子宫颈充血水肿。

当受精卵植入子宫内膜时可能有意外的流血。

1~4周

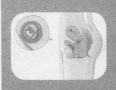

● 孕妇看起来没有什么变化，但是胎儿开始发育，他的脑和脊髓开始形成。

有些妇女在下次月经没来之前就"感觉"到怀孕了。

第5周 月经没有按照正常的时间来，可以用购买的怀孕测试纸测试，以便证实是否怀孕了。

一旦证实，应马上与妇产科医生预约。

第6周 由于激素刺激乳腺，会感到乳房胀痛，乳头突出更加明显。乳晕，也就是乳头周围的那一圈棕色皮肤，颜色加深，由于乳房的血液供应增加，透过皮肤可以看到青蓝色的静脉血管。

第7周 开始出现恶心呕吐，即"晨孕吐"或"害喜"，并且感到很疲劳。

心跳速度徒然增快，新陈代谢率增加了25%。

第8周 第一次产前检查时间应定于从现在起到12周之间。产前检查包括身体检查、测血压，还有一些常态检查。还可以用超音波来确定预产期。

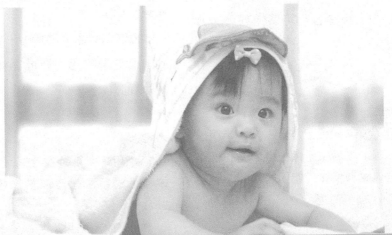

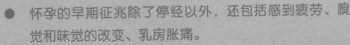

5~8周

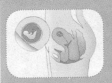

- 从月经没按时来的第一天起，通过家用怀孕测试纸就可以准确地检测出是否怀孕了。
- 怀孕的早期征兆除了停经以外，还包括感到疲劳、嗅觉和味觉的改变、乳房胀痛。
- 对以前喜爱的食物现在一点儿胃口也没有的现象是很常见的。
- 情绪不稳也是常见的现象，现在感情敏感而脆弱。

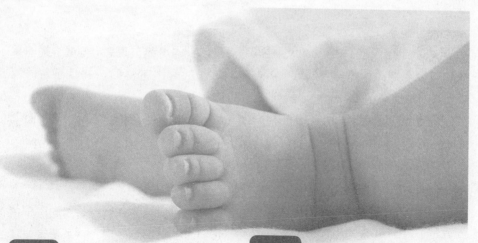

第9周 自从怀孕以后，子宫已经增大了2倍。

尽管从身体外观上还看不出怀孕的迹象，但是自己可感觉到腰带越来越紧。

第10周 孕妇会因为一点儿小事而感到烦躁。这是由于体内激素变化而引起的，这种情绪可能因为对怀孕和当母亲的焦虑而加重。

第11周 由于血液循环加强，孕妇的手和脚会变得更加温暖。也会感到比平时更容易口渴，这个迹象表示身体需要更多的水分。

在这期间体重增加1千克是正常的。有些孕妇因为呕吐，体重反而会减轻。

第12周 医生可能会为孕妇做胎儿颈部半透明区超音波扫描检测唐氏综合征。

如果以前的早上会感觉恶心及呕吐，现在症状会开始减轻。

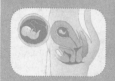

9~12周

- 感到更频繁地排尿。
- 血压的变化常使孕妇感到软弱无力或头晕，尤其当体位变动时，如坐在椅子上突然站起来的时候。
- 乳房上的血管很容易看到，在乳头周围会出现乳晕小结。
- 因体内激素的变化会导致情绪波动，容易生气。

孕中期 在这个时期，孕妈妈身上那些不舒服的害喜现象开始逐渐消失，并且会感到相当舒服。现在可以看出是个孕妇了。在这期间，孕妇的体重将增加5.4千克，其中胎儿增加的重量约0.9千克。

第13周 本周胎儿的重要器官和结构都已基本发育，标志着第一时期的结束。

流产的可能性降低了大约65%。

第14周 由于黄体素水平的升高，使小肠的平滑肌运动减慢，使孕妇遭受便秘的痛苦。同时，扩大的子宫也压迫肠道，影响其正常功能。解决便秘的最好方法就是：多喝水、多吃含纤维素丰富的水果和蔬菜。

第15周 现在会发现自己的衣服变紧了，这时就应该考虑穿孕妇装。至于适合穿什么样的孕妇装，可按自己的实际情况进行选择。

第16周 在本周应进行一次产前检查，这时可让孕妇用一个带手柄的超音波传声器来听听胎儿的心跳。并且要做一次血液检查，以判定胎儿有无唐氏综合征。

第17周 如果以前曾经怀孕过，本周就会感觉到第一次胎动。

尿频现象将会消失。

13~17周

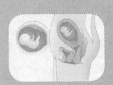

● 胎盘此时完全形成，开始承担分泌激素的工作。
● 现在，通常害喜现象完全消失，能感觉到又像怀孕前一样舒服了。
● 激素的变化可能影响皮肤和头发的质感。
● 孕妇可能对某一种食物特别偏爱。

第18周 在这一时期，精力逐渐恢复，并发现性欲增强。这主要是由于体内雌激素大量增加，导致骨盆腔的血流量增多，使性欲提高，且更易达到高潮。在怀孕期间，动作温柔的做爱是相当安全的，如果有什么顾虑，可以向妇产科医生咨询。

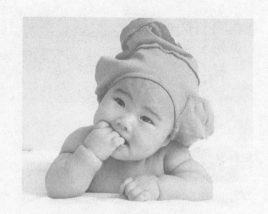

第19周 新陈代谢加快，血流量也明显增加。

　　大量的雌激素致使少数孕妇的脸上出现黄褐斑和黑斑。

第21周 由于体重增加，会比平时更容易出汗，此时要注意及时擦干，预防感冒。

第20周 本周做一次产前检查。

　　如果是第一次怀孕，在20～24周可以感觉到胎动。

第22周 乳房开始分泌初乳，这是婴儿的食物。乳晕小结（在乳晕四周的小结节）开始分泌油脂样的物质，使乳头保持滋润，保护哺乳时的乳头。

18~22周

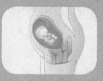

● 有色素沉着区的皮肤发生变化——乳晕、胎记、雀斑等处颜色加深。

● 随着脱发周期的停止，头发变得浓密起来，一直持续到分娩以后。

● 骨盆腔血流量的增加及乳房更加敏感，使性欲增强，且更易达到高潮。

● 在肚脐下方应该能触摸到子宫的顶部。

第23周 由于腹部的正常隆起，影响了消化系统。某些孕妇会引起消化不良以及胃有灼热感。

少量多餐比一天吃两三顿饭要好些，可以减轻胃灼热感等不适。饭后轻松地散散步将有助于消化。

第24周 可在本周做一次产前检查。

如果还没有做骨盆运动，现在可以开始做，以加强骨盆肌肉的紧张力。

第25周 随着腹部的增大和沉重，会感到背痛、骨盆受压以及小腿痉挛，还会出现气短、呼吸急促的症状。注意身体的姿势，加上足够的休息将有助于缓解这些情形。

第26周 通常在腹部和乳房处开始出现妊娠纹，这是皮肤伸展的标记。

第27周 本周腹部明显隆起，无论以前是否怀孕过，腹部隆起的程度与孕妇的身高、体重、体格以及包围胎儿的羊水量有关。

第28周 在过去的1个月里，子宫增长大约4厘米，现在向上升至胸廓的底部，使胸廓下部的肋骨向外扩张，会感到有些不舒服。

从现在到第32周，需做一次葡萄糖耐量测试检查和确定是否贫血的血液检查。

PART

1

2

3

4

5

6

23~28周

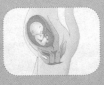

- 随着激素的分泌趋于平稳，孕妇会感到心情比较放松和愉快。
- 骨盆底肌紧张，可导致压力性尿失禁（当大笑或咳嗽时会尿失禁）。
- 胸部和臀部开始堆积脂肪，怀孕前的衣服不再合适。
- 心脏和肾更加努力工作以保证充足的血液供应，并排出多余的水分。

孕晚期 在怀孕的最后3个月，从心理上和生理上孕妇都会进入一个兴奋而吃力的时期。在最后3个月，有些孕妇觉得自己很伟大，有一些则感到精疲力竭。临近分娩的焦虑感也很常见。在最后这3个月，孕妇的体重一般可增加4.5千克~5.4千克。

第29周 从现在起到第36周，应至少每2周做一次产前检查。

有时负责把腿部血液运回心脏的静脉因压力大而发生曲张。

第31周 可能会发现自己变得非常健忘。随着分娩的临近，越来越关注的是你即将出生的宝宝。

第30周 产前检查是讨论对分娩担心问题的好机会。

宝宝不断增加的体重和孕妇身体重心的改变会增加背部的肌肉紧张。

第32周 随着怀孕的进程，孕妇的体重继续增加，而且增加的速度比孕期的任何时候都快得多。子宫的顶端已上升到最高点，到达肚脐以上12厘米处。

29~32周

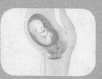

- 肚脐可能会被牵拉延长，向外突出，分娩后会恢复原状。
- 怀孕后期会感到双腿沉重而疲倦，更需要经常休息。
- 由于走动更加费力，常感到憋气，因为要同时提供胎宝宝呼吸，所以必须每次多吸进20%的氧气，并呼出更多的二氧化碳。

第33周 如果这是第一个宝宝，他可能转为头朝下的姿势，为出生做好准备。

一旦胎宝宝的头朝下了，孕妇的呼吸会容易些，消化不良的症状也会得到改善。

第34周 每次产前检查都要测量血压和化验尿液。

可能注意到手上的戒指紧了，或者手脚肿胀。这是因为液体潴留，如果紧身的衣服限制了血液流动，情况会变得更糟。

第35周 黄体素、松弛素及胎宝宝的体重作用引起骨盆连接部位扩张，为分娩做准备。可能感觉到这些部位有些不舒服。

第36周 发现睡觉时做梦增多，而且梦境都非常生动。

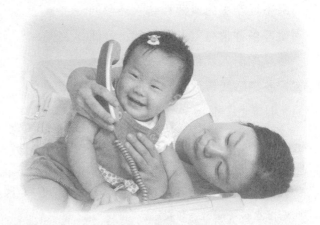

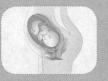

33～36周

- 胎盘大约在第34周完全成熟并开始老化。
- 体内的血量在妊娠的早期和中期增加了50%，从第34周后直到分娩血量保持恒定。
- 由于胎宝宝在子宫向下移动的缘故，所以在这个阶段常见的症状是骨盆部有压痛的感觉。
- 乳头增大，乳房也变得更加丰满。

第37周 从现在直到分娩为止，最好每周做一次产前检查。这些检查包括B型链球菌抗体检测等。在每次产前检查时都要检查胎宝宝的大小和位置。从现在起，很可能会经历"演练性收缩"，这时子宫收缩变硬，持续大约30秒后再松弛下来。这种收缩感觉不到疼痛。

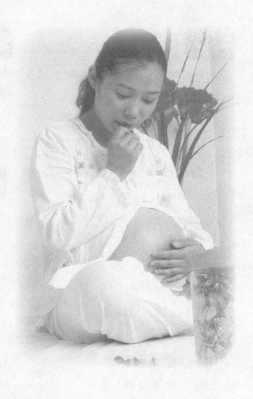

第38周 产前检查包括以前每次所进行的常规检查。

在怀孕晚期，分娩来临的焦虑、睡眠不足产生的疲劳和结束怀孕的渴望等多种情绪混杂到一起，会使一些孕妇陷入忧郁。如果有这种感觉，要将感受告诉妇产科医生，尽量暂时停止工作。

第39周 由于子宫占据了骨盆和腹部的大部分空间，会感到非常不舒服。产前检查时可探讨所有疑虑。

第40周 本周该分娩了，但只有约5％的宝宝在预产期出生。多半在预产期前后2周内分娩。

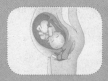

37～40周

- 兴奋或紧张的感觉会随着预产期的来临而增加。
- 体重达到高峰，少数孕妇在分娩前1周或更接近分娩时体重减轻。
- 由于血液循环的量比以前加大，可能看起来面色潮红。